食品におけるGMP・サニテーション

GMP and Sanitation of Food Processing Plants

《普及版／ Popular Edition》

編集　藤井建夫，日佐和夫

シーエムシー出版

はじめに

近年，わが国の食品業界ではHACCPやISO22000などの高度な衛生管理システムの導入を図ることにより食品の安全性を確保していく考え方がかなり普及してきたが，実際にはまだ十分機能していないのが実情である。理由はいくつかあるが，一つには，承認・認証をとることが目的となっていて，きちんと運用することに目が向いてないということである。もう一つは，HACCP方式で食品の安全性を確保していくためには，そのベースとなる一般衛生管理事項について，ハード・ソフトの両面から理解して製造環境を整備していくことが必要であるが，その点が十分ではないという点である。一般衛生管理事項は欧米，特にアメリカではGMP（適正製造規範）として制度化され，従来から定着しているのに対し，わが国では，主に微生物制御の面でとくに衛生上の配慮が求められる弁当・そう菜，漬物，洋生菓子，生めん類など，一部の品目に対して，衛生規範が定められているが，GMPについては全般的にはまだまだ理解に乏しいように思われる。

本書はそのような現状に鑑み，食品工場におけるGMP・サニテーションの考え方と各種食品への応用についてまとめたものである。まず第1章において，食品におけるGMP・サニテーションの基本を述べた後，第2章ではGMPハード（構造設備の構築）について，第3章ではGMPソフト（管理組織の構築及び作業管理）について，第4章では文書管理とその実際について，最後の第5章では各種食品における実施例についてまとめた。

本書で編者が特に力を入れたのは第5章である。GMPは加工場や製品ごとにその要点が異なるため，その適用に際しては特に各論が求められるため，ここでは，多様な食品を取り上げ，それぞれについて，①ポイントとなる管理事項，②考えられる事故事例（社外クレーム），③考えられる工程管理不良（社内クレーム），④記録から見た問題点（記録をどう読み取るか）について，なるべく具体的な例を挙げて解説するように努めた。

執筆者もそのような趣旨に合うよう配慮して，各企業の衛生管理，品質保証などの専門家にお願いした。お忙しい中，その趣旨を理解下さった各社責任者および執筆者の皆様に厚くお礼を申し上げたい。

本書が，特に意識を持ってより高度な衛生管理を進めようとされている食品企業の経営者および現場の衛生・品質管理責任者の皆様にお役立て頂ければ幸いである。

最後に，本書の刊行に当っては㈱シーエムシー出版の和多田史朗氏に多大なご支援を頂いた。厚くお礼を申し上げる次第である。

2013年3月

藤井建夫
日佐和夫

普及版の刊行にあたって

本書は2013年に『食品におけるGMP・サニテーション』として刊行されました。普及版の刊行にあたり、内容は当時のままであり加筆・訂正などの手は加えておりませんので、ご了承ください。

2019年11月

シーエムシー出版　編集部

編　集

藤　井　建　夫	東京家政大学　特任教授，生活科学研究所所長
日　佐　和　夫	元東京海洋大学大学院　教授

執筆者一覧（執筆順）

日　佐　和　夫	元東京海洋大学大学院　教授
藤　井　建　夫	東京家政大学　特任教授，生活科学研究所所長
佐々木　静　郎	㈱熊谷組　技術研究所　地球環境研究グループ　グループ部長
春　田　正　行	㈱消費経済研究所　関西総合検査センター担当　部長
森　田　幸　雄	東京家政大学　家政学部　栄養学科　食品衛生学第二研究室　准教授
西　坂　嘉代子	一般社団法人　食肉科学技術研究所　専務理事
藤　岡　浩　史	㈱明治　品質本部　品質戦略部　品質マネジメントグループ
吉　田　照　展	㈱明治　品質本部　品質保証部　品質管理３グループ長
畑　本　　　修	平成食品工業㈱　本社工場　工場長代理
佐々木　　　努	平成食品工業㈱　中野台工場　工場長
間　處　博　子	イオンフードサプライ㈱　南関東センター　センター長
長　尾　宣　秀	味の素冷凍食品㈱　品質管理部　品質技術グループ　グループ長
立　道　元　博	山崎製パン㈱　食品安全衛生管理本部　食品品質管理部　元部長
京　極　伸　夫	サントリービジネスエキスパート㈱　品質保証本部　品質保証推進部　課長
中　村　　　純	生活協同組合コープさっぽろ　品質管理室　室長
竹　林　祥　哲	生活協同組合コープさっぽろ　石狩食品工場　工場長
戸　波　　　篤	横浜冷凍㈱　東北水産事業部　次長
森　　　光　國	元 公益社団法人　日本缶詰協会　専務理事
石　内　幸　典	全国蒲鉾水産加工業協同組合連合会　総務課長

執筆者の所属表記は、2013年当時のものを使用しております。

目　　次

第1章　食品におけるGMP・サニテーション　日佐和夫，藤井建夫

第2章　構造設備の構築（GMPハード）　佐々木静郎

第3章　管理組織の構築及び作業管理　春田正行

第4章　文書管理　春田正行

第5章　各種食品における実施例

第1章　食品におけるGMP・サニテーション

日佐和夫[*1]，藤井建夫[*2]

食品安全領域におけるGMP（Good Manufacturing Practice：適正製造規範）については，食品の種類，製法や工場規模及びその環境などが異なるため一定の手順及び基準などが決められないことが多い。このことは，HACCP（食品ごと，工程ごと，工場ごと異なる）でも同じであると考えられる。特にGMPに係わる前提条件は，それぞれの手順やマニュアルなどが多種多様である。

近年，食品業界において，作業手順やマニュアル化が重要視され，手順やマニュアルを逸脱した場合は，厳しく叱責される（しかし，手順やマニュアルを順守して事故が起こった場合は容認されることが多い)。これは「必要条件」として重要であるが，一方では，マニュアル人間と批判されるように「十分条件」ではないようである。食品の安全領域では，「必要・十分条件」を満たすことによって，食品の安全が確保できるとする考え方もある。一方，社会科学的領域において，「形式知」と「暗黙知」という言葉[1)]がある。

「形式知」とは，明示知（客観的・理性的な知）とも言われ，主に文章化・図式化・数式化して説明・表現できる知識であり，論理的に正しいこと（正論）を言うことといわれ，いわゆる，計画力及び企画力のある組織エリートの資質であると解釈できる。これに対して「暗黙知」とは，経験・勘などに基づく知識であり，言葉ではうまく表せない現場経験から得られるもの（いわゆる，叩きあげ）のことをさす。食品安全におけるGMPにおいては，「形式知」が重要視され，「暗黙知」が軽視される傾向にある。しかし，生産がスムーズな場合は，この「形式知」に基づく手順・マニュアルは評価されるが，生産能力を超えるような生産時，多品種少量生産におけるラインの切り替え時，ラインや工程の変更時などのように，通常の手順・マニュアルでは対応できないアクシデント対応などでは，「暗黙知」が評価されるであろう。

食品安全・衛生・品質領域では，「形式知」に基づく，食品事故・衛生不良・品質不良などの予測がどこまで可能かどうか「エリート層」の力量が問われ，食品事故・衛生不良・品質不良などの瞬時の事前事故予測及び事後対応能力が「暗黙知」の中で求められるであろう。

従って，食品GMPいわゆるPRP（Pre-requisite Programs[注1)]）：前提条件プログラム）導入にあたっては，正論のみでの思考は事故を誘発する可能性が高いという認識を持ってGMPの導入・指導・監査などを行う必要があると考える。

＊1　Kazuo Hisa　元東京海洋大学大学院　教授
＊2　Tateo Fujii　東京家政大学　特任教授，生活科学研究所所長

1 食品安全管理の背景

食品安全管理の背景としては，消費者及び小売業などの社会が求める動向が無視できない（図1）。さらに，消費者の意向に基づいて，小売業がメーカー直接あるいは問屋を介して厳しい衛生管理を求めている（図2）。しかし，食品のリスクは，生産リスク（生鮮3品：食肉，水産魚介類，農産物など）由来のリスク頻度が高くなっている現状において，その侵入防止のための製造リスク対策は，対象リスクの不明確さ，リスク存在の予測困難さなどからリスクターゲットが定まらないにもかかわらず，オールリスク対策としてGMP対策の強化が叫ばれているのが現状である。

しかし，多くのGMP対策は「あった方がよい」「やった方がよい」といったリスクヘッジをしているが，この考え自体がリスクを高めている。特に，第二者監査においてはこの傾向が顕著であると考えている。本来のリスク分析あるいはハザード分析は，リスク（ハザード）原因物質を明確にし，そのリスク（ハザード）の起こりやすさと重篤性を判断し，それがそれぞれのステー

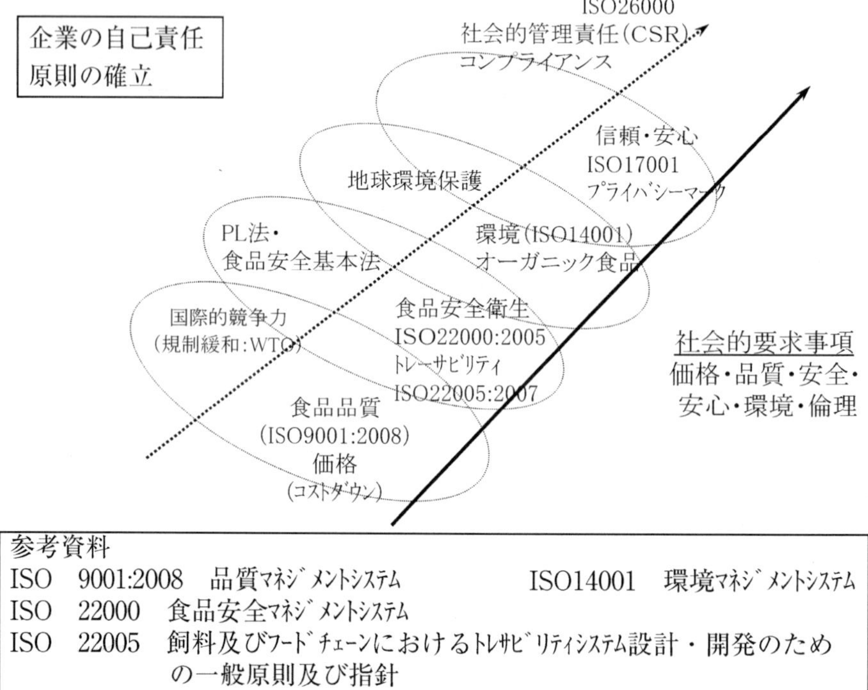

図1 社会が求める要求事項

注1） Programは通常の英文として用いている。しかし，ISO関連文書ではその原文であるProgrammeを用いた。

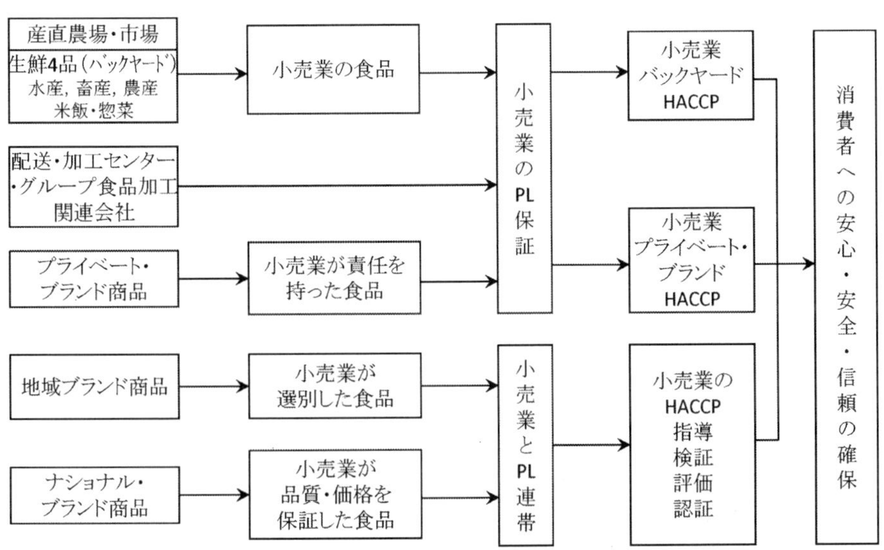

図2　小売業の商品供給実態と安全・安心の概念

ジ（段階）で認められれば対策を講じるべきであろう。監査員が指摘する多くの事項は，そのほとんどが「目に見える汚れ（リスク・ハザード）」の指摘である。監査員（技術者）としての「目に見えない汚れ（リスク・ハザード）」の指摘は少ない。すなわち，前者は，本来，内部監査員が指摘すべき事項であり，被監査企業の内部監査システムの問題をあたかも自分が不適合を発見したかのように「威張っている」自信過剰な監査員がみられるが，本来，監査員は現場での指摘事項からマネジメントシステム（PDCAサイクル）としての欠陥がどこにあるのかという指摘（コンサルティングの場合はアドバイス）を行うことであり，単なる現象面での指摘は，監査員の力量不足を自分で証明しているようなものである。

2　食品安全に関するISO規格

ISO規格は，基本規格として，ISO 9001：2008（JIS Q 9001）（品質マネジメントシステム－要求事項）[2]がある。それをベースにして，食品安全規格が構成され，その規格としてISO220005：2005（食品安全マネジメントシステム）[3]が公表されたと理解すべきであろう。

表1は，安全（一般）・品質・食品安全に関するISO規格である。ISO/IETガイド51[4]は，一般的な安全を論じており，その規格の構成は，表2のISO/IET Guide 51の構成の通りである。この内容は，①基本的には絶対安全はないこと（食品で言うゼロリスク），②許容できるリスクの確保，③受容できないリスクの排除，④受容できるリスクの達成である。さらに，これらの要件を踏まえて，費用対効果に基づいたリスクアセスメントを行い判断されるであろう。従って，このコンセプトで基本的には，食品安全やGMP（適正製造規範＝前提条件プログラム）を検討

表1　安全（一般）・品質・食品安全に関するISO規格

1. ISOガイド51：1999（ISO Guide 51：1999）安全面：安全面を規格に含めるための指針（Safety aspects-Guidelines for their inclusion in standards）
2. ISO 9001：2008（JIS Q 9001）品質マネジメントシステム－要求事項（Quality management systems Requirements：QMS）
3. ISO22000：2005食品安全マネジメントシステム要求事項（Food safety management system-Requirements for any organization in the food chain：FSMS）

表2　ISO/IET Guide 51の構成

序文　1. 適用範囲　2. 引用規格　3. 定義　4.「安全」及び「安全な」という用語の使用　5. 安全という概念　6. 許容可能なリスクの達成　7. 規格における安全側面　参考文献

表3　ISO9001：2008（品質マネジメントシステム）規格の目次

序文	6. 資源の運用管理
0.1　一般　0.2 プロセスアプローチ	6.1　資源の提供
0.3　JIS Q 9004との関係	6.2　人的資源
0.4　他のマネジメントシステムとの両立性	6.3　インフラストラクチャー
1. 適用範囲	6.4　作業環境
1.1　一般　1.2 適用	7. 製品実現
2. 引用規格	7.1　製品実現の計画
3. 用語及び定義	7.2　顧客関連プロセス
4. 品質マネジメントシステム	7.3　設計・開発
4.1　一般要求事項	7.4　購買
4.2　文書化に関する要求事項	7.5　製造及びサービス提供
5. 経営者の責任	7.6　監視機器及び測定機器の管理
5.1　経営者のコミットメント	8. 測定，分析及び改善
5.2　顧客重視	8.1　一般
5.3　品質方針	8.2　監視及び測定
5.4　計画	8.3　不適合製品の管理
5.5　責任，権限及びコミュニケーション	8.4　データの分析
5.6　マネジメントレビュー	8.5　改善

すべきであろう。

ISO22000：2005（以下FSMSと略す）を検討するにあたっては，前述の通り，ISO9001：2008（以下QMSと略す）の概念を認識することが重要である。ISOにおける代表的な3つの認証規格（QMS，EMS[注2]，FSMS）においては，QMSとFSMSの関係においてはQMSが基本となるとなるであろう。従って，FSMS規格を考える場合，QMS規格の認識が必要である。表3にQMSの目次を示したので参考にされたい。

注2）EMS：ISO14001：2004：環境マネジメントシステム（Environmental Management Systems）[5)]

表4はFSMSの目次である。この規格要求事項の7.安全な製品の計画及び実現の中の7.2前提条件プログラム（PRP）などの中にその基本的要件であるGMP（適正製造条件）などが記述されている。

表5は，ISO/TS22002-1：2009（食品製造）：技術仕様書[6]の目次である。この技術仕様書はCodex：食品衛生の一般的原則に関する規則[7]を基本としている。従って，今回の本書の対象は，ISO/TS22002-1，Codex：食品衛生の一般的原則に関する規則，食品事業者が実施すべき管理運営基準に関する指針（ガイドライン）[8]などの内容がその対象となる。

GMPあるいはPRP（前提条件プログラム）であるISO/TS22002-1：2009以外に，ISO/TS22002-3：2011（農場）[9]を検討する必要がある。表6はISO/TS22002-3：2011（農場）の目

表4　ISO22000：2005（食品安全マネジメントシステム）規格要求事項の目次

序文	6.4　作業環境
1. 適用範囲　　2. 引用規格	7. 安全な製品の計画及び実現
3. 用語及び定義	7.1　一般
4. 食品安全マネジメントシステム	7.2　前提条件プログラム（PRP）
4.1　一般要求事項	7.3　ハザード分析を可能にするための準備段階
4.2　文書化に関する要求事項	7.4　ハザード分析
5. 経営者の責任	7.5　オペレーション前提条件プログラム（PRP）の確立
5.1　経営者のコミットメント	7.6　HACCPプランの作成
5.2　食品安全方針	7.7　PRP及びHACCPプランを規定する事前情報並びに文書の更新
5.3　食品安全マネジメントの計画	7.8　検証プラン
5.4　責任及び権限	7.9　トレーサビリティシステム
5.5　食品安全チームリーダー	7.10　不適合の管理
5.6　コミュニケーション	8. FSMSの妥当性確認，検証及び改善
5.7　緊急事態に対する備え及び対応	8.1　一般
5.8　マネジメントレビュー	8.2　管理手段の組み合わせの妥当性確認
6. 資源の運用管理	8.3　モニタリング及び測定の管理
6.1　資源の提供	8.4　FSMSの検証
6.2　人的資源	8.5　改善
6.3　インフラストラクチャー	

表5　ISO/TS22002-1：2009（食品製造）：技術仕様書の目次

1. 適用範囲	10. 交差汚染の予防手段
2. 引用規格	11. 清掃・洗浄及び殺菌・消毒
3. 用語及び定義	12. 有害生物の防除（ペストコントロール）
4. 建物の構造と配置	13. 要員の衛生及び従業員のための施設
5. 施設及び作業区域の配置	14. 手直し
6. ユーティリティ-空気，水，エネルギー	15. 製品リコール手順
7. 廃棄物処理	16. 倉庫保管
8. 装置の適切性，清掃・洗浄及び保守	17. 製品情報及び消費者の認識
9. 購入材料の管理（マネジメント）	18. 食品防御，バイオビジランス及びバイオテロリズム

次を示したので参考にされたい。

また，食品関連トレーサビリティシステム規格としては，FSMS規格の7.9項にトレーサビリティについての要求事項があるが，運用規格として，ISO22005：2007規格要求事項（飼料及びフードチェーンにおけるトレーサビリティシステム設計開発のための一般原則及び指針）[10]が制定されている。表7にその目次を示したので参考にされたい。

また，ISOファミリー規格は，上記を含めて表8のISO22000ファミリー規格に示したので参考にされたい。

一方，GFSI（Global Food Safety Initiative）では，その推奨12規格の中の一つであるFSSC22000：2011[11]が注目され，この中にもPAS220（Prerequisite Programmes on Food Safety for Food Manufacturing（前述の注1参照））[12]が含まれ，GMPが重要視されている。表9にFSSC22000の動向を示した。

表6　ISO/TS22002-3：2011（農場）：技術仕様書の目次

1. 適用範囲 2. 引用規格 3. 用語及び定義 4. 一般要求事項 5. 共通の前提条件プログラム 5.1 一般，5.2 立地，5.3 構内の建設及び配置，5.4 装置の適切性及び保守，5.5 要員の衛生，5.6 作業動物，5.7 購買管理，5.8 農場での保管及び輸送，5.9 清掃・洗浄，5.10 廃棄物・排泄物の管理，5.11 農場内における有害生物の防除，	5.12 安全でないと疑われる生産物の管理，5.13 外部委託された活動 6. 作物生産特有の前提条件プログラム 6.1 一般，6.2 潅漑，6.3 施肥，6.4 植物保護製品，6.5 収穫及び収穫後の活動 7. 動物生産特有の前提条件プログラム 7.1 一般、7.2 動物のための飼料と水，7.3 衛生管理，7.4 搾乳，7.5 殻付き卵の採卵，7.6 とさつのための準備，7.7 水産動物の育成，捕獲及び取扱

表7　ISO22005：2007規格要求事項（飼料及びフードチェーンにおけるトレーサビリティシステム設計開発のための一般原則及び指針）の目次

まえがき	5.5　設計のための諸段階
序文	5.6　手順の確立
1. 適用範囲	5.7　文書化に関する要求事項
2. 引用規格	5.8　飼料及びフードチェーンの調製
3. 用語及び定義	6. 実施
4. トレーサビリティの原則及び目的	6.1　一般
4.1　一般	6.2　トレーサビリティプラン
4.2　原則	6.3　責任
4.3　目的	6.4　教育・訓練プラン
5. 設計	6.5　モニタリング
5.1　設計に関する一般的考慮事項	6.6　キー・パフォーマンス・インディケーター
5.2　目的の選択	7. 内部監査
5.3　規則及び施策上の要求事項	8. レビュー
5.4　製品及び／又は原料	

表8　ISO22000ファミリー規格

規格番号	ISO規格名称	規格の概要
ISO22000：2005 （翻訳）	食品安全マネジメントシステム-フードチェーンの組織に対する要求事項	HACCPシステムとISO9001の要求事項を組合わせた規格
ISO/TS22002-1：2007 （翻訳）	技術仕様書：食品安全のための前提条件プログラム 第1部　食品製造	ISO22000では，食品安全ハザードを確立し，実施し，維持することのための技術仕様書である。その内容はCodex委員会勧告国際衛生取扱規範-食品衛生の一般原則（CAC/RCP1-1969 Vol.4、2003）を参考としている。
ISO/TS22002-3：2011 （翻訳）	技術仕様書：食品安全のための前提条件プログラム 第3部　農業	ISO22000では，食品安全ハザードを確立し，実施し，維持することのための技術仕様書である。その内容はコーデックス基準などを参考としている。
ISO/TS22003：2007	食品安全マネジメントシステム-食品安全マネジメントシステムの認定及び認証機関に対する要求事項	食品安全マネジメントシステム審査登録機関に対する審査のための要求事項（2007年2月に発行）
ISO/TS22004：2005	食品安全マネジメントシステム-ISO 22000適用のための指針	ISO22000導入のための解説，また中小企業への規格適用の際の留意点などをまとめた（2005年11月発行）
ISO22005：2007 （翻訳）	飼料及びフードチェーンにおけるトレサビリティシステム設計・開発のための一般原則及び指針	ISO22519から変更。2007年7月発行
ISO/TS22002-2 （準備）	技術仕様書：食品安全のための前提条件プログラム 第2部　ケータリング	未定（検討中）それ以外，ISO/TS22002-X　水産養殖

表9　FSSC22000：2010の動向

FSSC22000（Foundation for Food Safety Certification）：2011

GFSI（Global Food Safety Initiative）が認証する12規格の一つFSSC22000がある。12規格は次のとおりである。

1）Safe Quality Food（FQF）1000&2000　2）British Retail Consortium Global Standard（BRC）
3）International Food Standard（IFS）　4）Dutch HACCP　5）Global GAP
6）Global Red Meat Standard　7）FSSC22000（Foundation for Food Safety Certification）：2011
8）Synergy22000　9）PrimusGFS　10）CanadaGAP　11）Global Aquaculture Alliance（BAP）
12）Global Aquaculture Alliance BAP Issue2（GAA Seafood Processing Standard

FSSC22000規格の概要はISO22000＋PAS220（Prerequisite Programmes on Food Safety for Food Manufacturing）：2008またはISO/TS22002-1：2009（食品製造）である。一方，米国では，2011.1.4に食品安全強化法（Food Safety Modernization Act）が公布され，日本から米国に輸出あるいは並行輸出されている食品が対象にされ，2012年には，米国の査察官が我が国の食品工場100箇所程度の査察を行うようである。

わが国への影響が大きいと思われる。

表10　FSSC22000：2001の目次

特徴　食品安全システム認証：ISO22000：2005及びPRPs技術仕様書に適合している食品安全システムのための認証スキーム
コンテンツ
目的
スキームの特徴
要求事項と規則
パートⅠ　認証を必要とする組織のための要求事項
パートⅡ　審査登録期間のための要求事項と規制
パートⅢ　認定を提供するための要求事項と規制
利害関係者の委員会による決定の現在のリスト
参考書類
用語と定義
第1部　認証を必要とする組織のための要求事項
1. はじめに
2. 適用範囲（スコープ）
3. 食品安全システムの要求事項
3.1　食品安全マネジメントシステム　　3.2　前提条件プログラム
3.3　追加的な要求事項　　3.4　指針
別添文書ⅠA　追加要求事項　別添文書ⅠB　認証をどのように申請するか
第2部　認証機関（CB）のための要求事項及び規則
1. はじめに
2. 認証の要求事項
2.1　要求事項　　2.2　追加要求事項　　2.3　適合性認定
3.　認証機関のための規制
別添文書ⅡA　追加要求事項　別添文書ⅡB　監査報告書の様式
別添文書ⅡC　GFSIにより定義された認証機関に関する要求事項
第3部　認定を提供するための要求事項及び規則
1. はじめに
2. 認定のための要求事項
2.1　要求事項　　2.2 追加要求事項　　2.3　指針
第4部　利害関係者の委員会（BOARD）に関する規則
1. はじめに
2. 利害関係者の委員会（BOARD）に関する規則

また表10にFSSC22000の目次及び表11にGFSIガイダンスドキュメント第6.2版[13]が発行されたので，その目次を記載した。

2.1　食品監査における指摘事項監査とMS監査の概念

食品監査においては，主にGMPあるいはPRPの中で監査されており，前述したように，その多くは「目に見えるものを対象とした監査」がなされ，「目に見えないものを対象とした監査」には，経験と力量が求められ，その結果，監査とは，「目に見えるものを対象とした監査」と思われている。一方，本来マネジメントシステム（以下MSと略す）の有効性を判断するISOに

表11　GFSIガイダンスドキュメント　第6.2版　目次

概要
　まえがき，序文-グローバルフードセイフティイニシアチブ（GFSI），
　適用範囲，各章の概要，引用規格

パートⅠ：ベンチマーキング・プロセス
　序文，1. ベンチマーキング・プロセス，2. ベンチマーキング委員会，付属書類1-スキーム申請ガイドライン，付属書類2-GFSIベンチマーキング委員会組織規定，付属書類3-GFSI異議申し立て手順-GFSIベンチマーキング

パートⅡ：スキーム管理に関する要求事項
　1. GFSIベンチマーキング申請に対する要求事項，2. 食品安全スキームに対する要求事項-所有と管理，3. 食品安全スキームに対する要求事項-システム，付属書類1-GFSIの承認範囲，付属書類2-ISO/IEC17011：2004の適用に関するGFSI要求事項，適合性評価-適合性評価団体を認定を行う機関に対する一般要求事項，付属書類3-審査員の力量-資格，教育・訓練，経験

パートⅢ：スキームの適用範囲と主な要素
序文，
表1-食品安全マネジメント要求事項
　承認適用範囲-A1（動物の生産），AⅡ（魚介類の生産），BⅠ（植物の生産），BⅡ（穀類・豆類の生産），C（動物の処理），D（植物性食品の前処理），EⅠ（動物性要冷蔵生鮮食品の処理），EⅡ（植物性要冷蔵生鮮食品の処理），EⅢ（動・植物性要冷蔵生鮮食品（混合食品）の処理），EⅣ（常温保存食品の処理），L（化学物質・生化学物質の製造）
表2-食品安全マネジメント要求事項
　追加特定要求事項　AⅠ（動物の生産）
表3-食品安全マネジメント要求事項
　追加特定要求事項　AⅡ（魚介類の生産）
表4-食品安全マネジメント要求事項
　追加特定要求事項　BⅠ（植物の生産）及びBⅡ（穀類・豆類の生産）
表5-食品安全マネジメント要求事項
　追加特定要求事項　C（動物の処理）
表6-食品安全マネジメント要求事項
　追加特定要求事項　D（植物性食品の前処理），EⅠ（動物性要冷蔵生鮮食品の処理），EⅡ（植物性要冷蔵生鮮食品の処理），EⅢ（動・植物性要冷蔵生鮮食品（混合食品）の処理），EⅣ（常温保存食品の処理），L（化学物質・生化学物質の製造）
表7-食品安全マネジメント要求事項
　承認適用範囲　F（飼料の製造）
表8-食品安全マネジメント要求事項
　承認適用範囲　M（食品包装の製造）
表9-適正農畜産規範
　要求事項　AⅠ（動物の生産）
表10-適正養殖規範
　要求事項　AⅡ（魚介類の生産）
表11-適正農業規範
　要求事項　BⅠ（植物の生産）
表12-適正製造規範
　要求事項　BⅡ（穀類・豆類の生産）
表13-適正製造規範
　要求事項　C（動物の処理）
表14-適正製造規範
　要求事項　D（植物性食品の前処理）
表15-適正製造規範
　要求事項　EⅠ（動物性要冷蔵生鮮食品の処理），EⅡ（植物性要冷蔵生鮮食品の処理），EⅢ（動・植物性要冷蔵生鮮食品（混合食品）の処理），EⅣ（常温保存食品の処理），L（化学物質・生化学物質の製造）
表16-適正製造規範
　要求事項　F（飼料の製造）
表17-適正製造規範
　要求事項　M（食品包装の製造）
表18-HACCP
　要求事項　A1（動物の生産），AⅡ（魚介類の生産），BⅠ（植物の生産），BⅡ（穀類・豆類の生産）
表19-HACCP
　要求事項　C（動物の処理），D（植物性食品の前処理）
表20-HACCP
　要求事項　EⅠ（動物性要冷蔵生鮮食品の処理），EⅡ（植物性要冷蔵生鮮食品の処理），EⅢ（動・植物性要冷蔵生鮮食品（混合食品）の処理），EⅣ（常温保存食品の処理），L（化学物質・生化学物質の製造）
表21-HACCP
　要求事項　F（飼料の製造）
表22-HACCP
　要求事項　M（食品包装の製造）

パートⅣ：用語解説
　用語及び定義

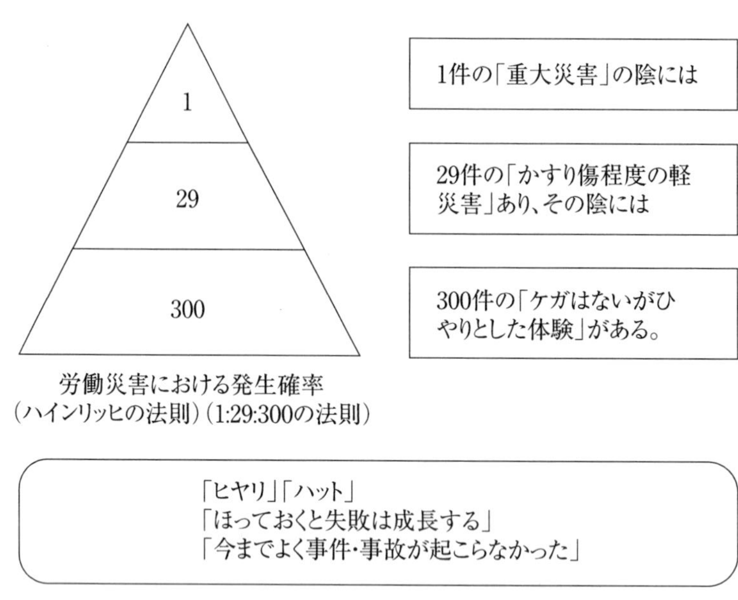

図 3　ハインリッヒの法則

おいても，「目に見えるものを対象とした監査」での指摘に終わり，その指摘が現象的に解決できれば由としているケースが多い。このような監査手法の繰り返しが，同じような事故，苦情，ミス，「ヒヤリ」「ハット」(参考) や図 3 のハインリッヒの法則などを繰り返すことになると思われる。このような監査指摘事項に関しては，MS に基づく指摘であり，その改善を現象面での解決なのか，内部監査システムでの不備や作業手順（以下 SOP と略す）あるいは衛生作業手順（SSOP）の不備・見直し不良などであるのかの確認が必要である。このように MS に基づく事項を指摘することにより，その根本的問題点が社内システムの中で解決することにある。従って，監査員の現象面的改善指摘事項のみでは，本来の ISO の MS よる継続的改善（PDCA サイクル：Plan Do Check Action）にはならない。すなわち，多くの現象面的改善指摘事項が PDCA サイクルの中で活用されていくのかが重要である。つまり，現象面的の指摘事項である「目に見えること」の指摘から技術的根拠に基づいた「目に見えないこと」への改善指摘ができるかどうかが，さらに，前述のように MS の有効性についての指摘・評価などの力量を有する監査員の育成が課題になるであろう。

(参考)「ヒヤリ」「ハット」(ハインリッヒの法則)

労働災害における法則で「ハインリッヒの法則」（ハーバート・ウィリアム・ハインリッヒが 1929 年に提唱）といわれている。図 3. ハインリッヒの法則は，300 件の「ヒヤリ」「ハット」（軽度の災害）を見過ごすと 29 件の中等度の災害が発生し，この対策を怠れば 1 件の重大な災害が発生するという考えであり，事故が発生していない「ヒヤリ」「ハット」の段階で対策を講じることが重要であるという考え方である。

表12　ISO19011：2011（JIS Q 19011：2012）規格の目次

序文 1. 適用範囲 2. 引用規格 3. 用語及び定義 3.1 監査　3.2 監査基準　3.3 監査証拠　3.4 監査所見　3.5 監査結論 3.6 監査依頼者 3.7 被監査者 3.8 監査員 3.9 監査チーム 3.10 技術専門家 3.11 オブザーバー3.12 案内役 3.13 監査プログラム 3.14 監査範囲 3.15 監査計画 3.16 リスク 3.17 力量 3.18 適合 3.19 不適合 3.20 マネジメントシステム 4. 監査の原則 5. 監査プログラムの管理 5.1 一般 5.2 監査プログラムの目的の設定 5.3 監査プログラムの策定 5.4 監査プログラムの実施 5.5 監査プログラムの監視 5.6 監査プログラムのレビュー及び改善	6. 監査の実施 6.1 一般 6.2 監査の開始 6.3 監査活動の準備 6.4 監査活動の実施 6.5 監査報告書の作成及び配布 6.6 監査の完了 6.7 監査のフォローアップ 7. 監査員の力量及び評価 7.1 一般 7.2 監査プログラムのニーズを満たす監査員の力量の決定 7.3 監査員の評価基準の設定 7.4 監査員の適切な評価方法の選定 7.5 監査員の評価の実施 7.6 監査員の力量の維持及び向上 付属書A（参考）分野に固有の監査員の知識及び技能に関する手引き及び例 付属書B（参考）監査を計画及び実施する監査員に対する追加の手引き 参考文献 解説

表13　監査の種類

監査の種類	監査の内容
第一者監査（内部監査）	・組織の構成員又はその組織の代理人が実施する。 ・効果的なマネジメントレビュー，是正措置，予防。 ・処置又は改善処置のための有益な情報を提供する。
第二者監査（外部監査）	・ある契約又は継続的な契約が考慮された場合。 ・組織の顧客又は顧客の代理人が実施する。 ・これにより，顧客の信頼を得る。
第三者監査（外部監査）	・しかるべき審査登録機関から審査/登録を得るために実施。 ・これにより，潜在的顧客からの信頼を得る。

表14　監査依頼者／監査者／被監査者の相関性

監査種類	依頼者	監査員	被監査者	目的/狙い
第一者監査（内部監査）	トップマネジメント	自組織内の監査チーム又は外部委託監査員	被監査部門	MSの継続的効果的改善のため，及びその組織の適合性を自己宣言するための基礎とするため
第二者監査（顧客監査）	顧客	顧客（自ら）の監査チーム又は顧客に指定された代理人	組織	顧客との取引契約のため
第三者監査（外部監査）	審査登録機関へ依頼する組織	審査登録機関の審査チーム	審査登録機関に依頼した組織	ISO（QMS，EMS，FSMS）への適合の認証を受け，審査／登録／維持をすることにより，組織のISOの社会的公平な評価を受けるため

表12にISO19011：2011（JIS Q 19011：2012）規格（マネンジメントシステム監査のための指針）の目次である。GMP監査など多くの監査を実施するにあたって参考になると思われるので下記に目次を示した。

ISO19011：2011（JIS Q 19011：2012）[14]は，マネジメントシステム監査のための指針である。なお，監査の種類については表13に，監査依頼者／監査者／被監査者の相関性については表14に示したので参考にされたい。

2.2　監査員の力量

GMP監査においても，監査員の力量がその監査に影響を及ぼすこともある。被監査組織は，監査員と被監査組織は対等であるという視点を持つべきであろう。ISO審査の場合，審査員が不適合を指摘した場合，その根拠を規格要求事項の中の項番号（要求事項）を提示する。これが根拠となる。しかし，見解が異なる場合，その項番号（要求事項）の解釈による差異であるので，監査者及び被監査者との議論が可能である。

しかし，GMP監査などでも用いられる監査チェックリストは，その根拠が明確でなく（監査時における不適合の説明がないなど），同じ監査組織であっても監査員が異なれば，その評価が異なることがしばしば見受けられる。

今後，GMP監査における監査チェックリストが課題となると考えられる。

3　前提条件プログラム（PRP）の概要

FSMSにおける用語の定義に関する重要用語の定義[3]とその問題点については下記の通りである。

3.1　フローダイアグラムの定義

ハザードを管理する上で必要な原料受入から製品出荷までの段階と順序を表したもの。

ここで重要なことは，原料から製品出荷までの詳細フローダイアグラムを被監査組織が作成能力があるのか，一方，被監査組織が作成したフローダイアグラムの問題点を監査員が指摘できる能力があるかどうかであろう。すなわち，ウオークスルー監査で，これらのフローダイアグラムに係わるGMPに関する問題点を把握できるかどうかであろう。

フローダイアグラムをベースにした製造加工工程上のGMP問題点，加工工程周辺のGMP問題点，設備機械／器具などに関する保守管理／サニテーションなどのGMP問題点，建物構造上のGMP問題点，建物外周におけるGMP問題点などが挙げられる。これらのチェックに基づくGMP問題点を対象箇所別，項目別などに整理し，SOP，SSOP，記録などを監査し，規定／基準などについて文書管理及び記録管理をチェックする。

従って，フローダイアグラムを用いずに監査を行うことはあり得ない。図面はフローダイアグラムの参考資料であると考える。

3.2　管理手段の定義

食品安全に係わるハザードの予防，または排除するか，許容水準まで低下させるために行う食品安全のための処置又は活動

監査業務において，管理手段をどのようにしているかは重要な監査事項となる。HACCPにおいては，CCP（重要管理点）であるかどうかの判断である。しかし，GMP管理は，一般的に衛生管理であるのでこの管理手段が失敗しても重大な事故が発生することは少ない。しかし，ヒヤリ・ハット（ハインリッヒ法則）などに見られるように，軽微なトラブルが重大事故につながることも考えられる。従って，対象となるGMP管理事項が，合理的にどのような管理手段であり，妥当性があるのかどうかの評価が求められる。

ある事例では，殺菌加熱と調理加熱が挙げられる。すなわち，調理が目的の加熱の場合，殺菌を目的としていないので，この工程はCCPであるかないかの論争をよく見かける。ここで重要なのは，調理加熱であっても殺菌効果は十分ありえることである。問題は，その商品の特性，賞味期限などの条件と，この食品のターゲット微生物の殺菌条件であろう。これらのことを含めて論議しないでCCPであるかないかの議論は無意味であろう。また，商品特性や保存性特性，加熱（殺菌及び調理）条件によっては，冷却方法と目的冷却到達温度と時間がCCPになるであろう。

3.3　PRP（前提条件プログラム）の定義

安全な最終製品，安全な食品の生産，取扱，提供に関するフードチェーンの衛生環境の維持に必要な基本的活動

PRPは，一般的衛生管理プログラム（食品等事業者が実施すべき管理運営基準に関する指針（ガイドライン），GMP（適正製造規範），GHP（適正衛生規範），GAP（適正農業規範）など，食品衛生の一般的原則に関する規則（Codex））などがこれに該当する。チェックリスト監査は，これを中心に食品企業全体あるいは業界全体を対象とした総合的なチェックリストが，行政機関，小売業，業界団体などの主導で作成されている。本来，チェックリストとは，組織（食品企業）としての総合的な項目，業種別の総合的な項目，工場特定の個別工程などにおける詳細かつ特異的項目などに分類されるものである。さらに，継続的に同一工場を監査するにあたっては，その工場としてのチェックリストが作成されるべきであろう。食品工場チェックリストの機能としては，食品工場の横並び評価としての監査，特定工場のリスク低減としての評価監査などに機能分別されると思われる。今後，画一的な監査から個別評価監査に移行するものと思われ，更な

る監査員の力量アップが求められるものと考えられる。

HACCPでいうフローダイアグラムは原料から製品出荷までとされているが，PRPでは，フードチェーン全体について言及している。すなわち，フードチェーンフローダイアグラムあるいはフードチェーントレーサビリティシステムであるかも知れない。近年での事故では，生産（農場や酪農あるいは水産養殖及び漁獲）段階でのハザード原因物質が，加工段階に混入／侵入し，加工段階でのハザード原因物質の汚染／増殖／拡散などや管理不足などによって事故が発生したものと推測されるものがある。多くの事故報告書は，原因菌のDNA一致や有害物質の化学構造の一致などを根拠に製造メーカーの衛生管理不良や殺菌不良，あるいは混入などでかたづけられている。今後は，GMP監査手法の高度化などにより，ハザード原因物質の汚染／増殖／拡散などや管理不足などが特定されることにより，原因物質の特定と共に原因工程も特定され，その対策も明確になるものと予測している。

3.4　オペレーションPRPの定義

ハザード分析によって特定した，ハザードの管理のために必要なPRP

オペレーションPRP（以下OPRPと略す）は，ハザード管理のために必要と判断した管理手法であるため，PRP（前提条件プログラム）より明確な管理と問題発生時の速やかな対応が要求される。また，OPRPは，許容限界を決めることを要求していないことがHACCPプランのCCPとは異なる。

以上のことからPRP，OPRPについては，PRPの中からヒヤリ・ハットである事故に結び付く可能性が高いOPRPを選択することが重要であり，その力量が監査員に求められる。その点で第二者監査（取引先監査），第三者監査（認証・認定審査など）の意味がある。さらに，企業風土として，第一者監査（内部監査）が有効に機能していれば，実質的に第二者監査，第三者監査の必要性はないものと考える。しかし，それでも第二者監査，第三者監査を行うことは，消費者／顧客信頼性においては，安易な信頼性獲得手段に過ぎないと思われる。

4　GMPの具体的事例

表15と表16は，GMPの基礎となる事項が述べられている。これらの事項に従って，工場エリア，フローダイアグラムなどに従ったGMP各項目が導入されたり，又は，その妥当性の確認（評価）に基づくリスクの重篤性などを加味し，適用除外される。また，適用可であっても，そのランク別による対応が可能となる。特にランク別対応のガイドラインの作成（確認）が監査員及び被監査員の課題となろう。

表15　食品等事業者が実施すべき管理運営基準に関する指針（ガイドライン）

第1農林水産物の採取における衛生管理
第2食品取り扱い施設等における衛生管理
1. 一般事項
2. 施設の衛生管理
3. 食品取扱設備等の衛生管理
4. そ族及び昆虫対策
5. 廃棄物及び排水の取扱
6. 食品等の取扱
7. 使用水等の管理
8. 食品衛生責任者の設置
9. 記録の作成及び保存
10. 回収・廃棄
11. 管理運営要領の作成
12. 検食の実施
13. 情報の提供
第3食品取扱施設等における食品取扱者等の衛生管理
第4食品取扱施設等における食品取扱者等に対する教育訓練
第5運搬
第6販売
第7表示

4.1　5S概論

5Sとは，整理・整頓・清潔・清掃・しつけである。食品関係では，整理とは不急・不要品の処理であり，整頓とは定位置管理であり，清潔とは手洗い・身だしなみであり，清掃は清掃そのものの他に洗浄，あるいは殺菌も含まれる。また，しつけは教育・訓練であり，拡大解釈すると礼儀作法，コミュニケーション，作業における基本動作，個人の力量アップなど多岐にわたり，企業が抱える課題でもある。時としてこれがヒューマンエラーとなり，企業の信頼性をなくすことがある。

従って，整理・整頓・清潔・清掃は，規定，基準，手順（マニュアル）などで対応がある程度可能であるが，しつけについては，経営者として，社是の明確化，品質及び食品安全などの方針の明確化を従業員に明示し，従業員へのしつけに関する教育・訓練あるいは手順などの作業の適正化や社員の仕事に対する意識付けなどが課題となる。

4.2　整理・整頓

整理・整頓は製造業をはじめとする全ての業種業態，さらには事務部門にも適用できる。製造業では，これらの成果を上げているのが「トヨタの看板方式」であろう。これは工具類の整理，同じ位置に戻すという定位置管理をすることによる作業時間の短縮と作業の軽減である。これは工具だけでなく，食品工場での食品機械の保守管理，原材料管理などに活用され効果を上げているケースが多い。

表16　食品衛生の一般的原則に関する規則（CAC/RCP 1-1969, Rev.3（1997））

緒論
1. 目的
2. 範囲，仕様及び定義 2.1 範囲　2.1.1 食品の一連の流れ　2.1.2 政府，企業及び消費者 2.2 使用　2.3 定義
3. 原料の生産 3.1 環境衛生　3.2 食品の源における衛生的生産　3.3 取扱，貯蔵及び輸送 3.4 原材料の生産時の洗浄，保守管理及びヒトの衛生
4. 施設：設計及び設備 4.1 立地 4.1.1 施設　4.1.2 装置 4.2 施設の構内及び部屋 4.2.1 デザイン及び配置　4.2.2 内部構造及び配置　4.2.3 臨時／可動部分及び自動販売機 4.3 装置 4.3.1 一般的　4.3.2 食品の管理及びモニタリング装置 4.4 設備 4.4.1 給水　4.4.2 排水及び廃棄物処理　4.4.3 洗浄　4.4.4 ヒトの衛生設備及び便所　4.4.5 温度管理 4.4.6 空調及び換気　4.4.7 照明　4.4.8 貯蔵
5. 取り扱いの管理 5.1 食品危害の範囲 5.2 衛生管理システムのキーポイント 5.2.1 時間及び温度管理　5.2.2 特定の製造加工段階　5.2.3 微生物学的及びその他の目標値　5.2.4 微生物学的交差汚染　5.2.5 物理学的及び化学的汚染 5.3 搬入物の要件 5.4 包装 5.5 水 5.5.1 食品と接触する場合　5.5.2 構成要素である場合 5.6 管理及び監督 5.7 文書化及び記録 5.8 回収手順
6. 施設：保守管理及び衛生 6.1 保守管理及び洗浄 6.1.1 一般　6.1.2 洗浄手順及び方法 6.2 洗浄プログラム 6.3 鼠属・昆虫管理システム 6.3.1 一般的　6.3.2 侵入防止　6.3.3 隠れ場所及び群生場所　6.3.4 モニタリング及び検出　6.3.5 根絶 6.4 廃棄物の取り扱い 6.5 モニタリングの効果
7. ヒトの衛生 7.1 健康状態　7.2 病気及び傷害　7.3 ヒトの清潔　7.4 ヒトの品行　7.5 訪問者
8. 輸送 8.1 一般的　8.2 必要条件　8.3 使用及び保守管理
9. 製品の情報及び消費者の意識 9.1 ロットの識別　9.2 製品の情報　9.3 表示　9.4 消費者教育
10. 教育・訓練 10.1 意識及び責任　10.2 教育・訓練プログラム　10.3 研修及び管理　10.4 再教育・訓練

この整理・整頓を成功させるためには現場がし易いように，現場からの提案を重要視し，現場での自主管理に期待することであろう。

4.3 洗浄

洗浄には，洗浄・殺菌として二つの機能を兼ね備えた用語が使われることがある。その多くは，洗浄剤と殺菌剤が混合されて洗浄・殺菌剤として販売されている。この2つの薬剤を混合することによってそれぞれの有効性がアップすればよいのだが，使用者側からの意見は必ずしもそうではないようである。

ここでは洗浄についてのみ記述する。本来，洗浄の目的は異物（食品成分も含める）除去と微生物の排除（低減）である。その時に問題とされるのが，除去する物質特性（食品成分），機械・器具の材質及び機械・器具周辺の工場内床・側壁・天井などの材質である。これらが特定されると，ほぼ洗浄剤の種類が特定される。

次に問題になるのは洗浄方法である。すなわち，機械・器具の分解要求性が高いか低いかによって，洗浄マニュアルが異なる。この場合，機械の取扱説明書を十分理解しながらSOP（標準作業手順書）を作成し，SOPの中から衛生に関して重要事項と判断される手順についてSSOP（衛生標準作業手順書）として整理すべきであろう。HACCPにおいては，SSOPが重要と言われ，特に機械類については，SOPを無視してSSOPが作成されているような工場が見受けられる。これは衛生の専門家に依存することによる「落とし穴」であろう。また，機械を購入しても取扱説明書の中のSOPを読んでいないケースが多々見受けられ，機械メーカーの口頭説明だけで終わっているケースが多い。これらの対応では，微生物汚染や異物対策としての洗浄マニュアルに欠陥を生じる場合が見られる。

洗浄とそのマニュアルの重要性は十分認識する必要がある。設備機械類・器具類の洗浄と殺菌は，GMPの中で最重要な要件である。

異物・微生物対策において，洗浄管理が十分出来ていれば，ほぼその要件は満たすことになろう。一方，洗浄後の殺菌は，加熱蒸気や熱水による殺菌の場合は，機械に影響を及ぼすことは少ない。しかし，洗浄後の薬剤殺菌は，食品成分との反応による変色異物及び異臭などや機械材質によっては，錆などの影響を及ぼすことがあるので，洗浄・殺菌プログラム作成にあたっては注意が必要である。

表17は食品工場設備・機械・器具用洗剤の選択基準[15]を示したので参考にされたい。

5 工程管理

一般的に工程群の全体管理を生産管理と言える。HACCPでは，この工程管理を実施しなければならない工程をフローダイアグラムで記載し，それぞれの工程のハザード分析を実施し，工程ごとにCCP，OPRP，PRPとに区分している。HACCPでは，健康ハザードについてのみ論じて

表 17　食品工場設備・機械・器具用洗剤の選択基準

	汚れの種類	ステンレス鋼	軟　鉄	錫メッキ表面	亜鉛メッキ表面	アルミニウム	ガラス	プラスチック	ゴ　ム
アルカリ洗剤（苛性ソーダ又はメタ珪酸ナトリウム基剤	重質な又は加熱処理した蛋白・脂肪の汚れ	可	可	不可	不可	不可	高濃度のアルカリを高温で長時間使用することは不可	不可	アルカリ洗剤液中の浸漬保管・湿式保管が適
弱アルカリ洗剤（炭酸ソーダ基剤）	軽度のタンパク・脂肪の汚れ	可	可	メタ珪酸塩，亜硫酸ナトリウム配合	燐酸塩，炭酸塩を基剤とした弱アルカリ洗剤は可	メタ珪酸塩を配合したものは使用可	可	可	可
酸，酸性洗剤（リン酸，鉱酸などを利用）	有機，無機混合の汚れ，乳石など	塩酸，硫酸は不可	腐食防止剤加用酸のみ可	すべての酸で腐食されやすい	不可	ある程度適切な方法で使用は可能	可	ある濃度と温度内では可	硝酸は低濃度，低温でのみ可
備考		ミガキ砂，ワイヤーブラシ，スチールウールの使用不可		ステンレス鋼と同様	メッキの部分的はがれの注意・防止が必要	ステンレス鋼と同様		高温の洗浄液は不可	多孔質のため洗浄性不良，長時間接触させる

表18　CCP，OPRP，PRPの定義

項目	定義
前提条件プログラム（PRP：Prerequisite Program）	人間による消費にとって安全な最終製品（3.5）及び安全な食品の生産，取扱い及び提供に適切なフードチェーン（3.2）の衛生環境を維持するために必要な〈食品安全〉基本条件及び活動。参考：必要なPRPは，組織が活動するフードチェーンの部分及び組織の種類に依存する（附属書C参照）。同義の例：適正農業規範（GAP），適正獣医規範（GVP），適正衛生規範（GHP），適正生産規範（GPP），適正流通規範（GDP），適正取引規範（GTP）
オペレーション前提条件プログラム（OPRP：Operational Prerequisite Program	食品安全ハザード（3.3）の製品又は加工環境への混入及び/又は加工環境における食品安全ハザードの汚染又は増加の起こりやすさを管理するために不可欠なものとしてハザード分析によって明確にされたPRP
重要管理点（CCP：）Critical Control Point	管理が可能で，かつ，食品安全ハザード（3.3）を予防若しくは除去，またはそれを許容水準まで低減するために不可欠な〈食品安全〉段階

表19　CCP，OPRP，PRPの管理レベル

	HACCP	PRP（PRP全体を表す）	
	CCP	OPRP （SSOPを含む）	PRP（SOPを含む） 多くのPRPはこれに含まれる
検証	◎	○	○
妥当性確認	◎	○	×
測定	◎	○	×
記録	◎	○	×

いるが，本来は，品質ハザードも含めたメーカー・小売業・消費者などが「ハザードである」と判断されるすべての事項について論じる必要がある。

表18にCCP，OPRP，PRPの定義及び表19にその管理レベル[16]を記載した。

一方，HACCPにおける前提条件プログラム（PRP）が重要であると言われている。これは冒頭で述べた「形式知」であると考えている。すなわち，「形式知」になると膨大な作業が発生することになり，HACCPにおけるCCPの重要度が薄れることになる。結果として，重要度の低い作業や管理項目などが増えることにより，工場内での管理過剰や管理の分散など，さらには，それに伴う作業負担を生じ，事故が発生しやすい環境を招くことになる。「暗黙知」の視点から述べれば，「形式知」に基づく管理システムの導入ではなく，個々の企業，個別の製品群，個別の導入された機械特性の工程などを加味しながら自社の管理能力レベルに適応した管理を実施することが結果として安全性を確保していることになる。このことは，牛乳における「総合衛生管理製造過程の承認制度」に関連して，中小の牛乳メーカーの間には，「HACCPを導入（承認制度の認証）したら事故に気をつけろ」との合い言葉があることからも分かる。これは，従来，認証される以前は，事故もなく，それなりに管理運営できていた工場が，HACCPという「バケモノ的な管理システム」を導入することによって，現場での「管理パニック（管理過剰や管理の分散など)」「作業パニック（意味のない作業の増加)」を生じ，事故が発生した。あるいは，する可能性を言っているものと推測される。

以上のことからいくつかの項目を挙げて，具体的な工程管理の重要性について述べてみたい。

5.1　腸管出血性O157などの対策のための75℃1分（殺菌加熱と調理加熱）

調理加工施設などにおいて，調理加熱での殺菌条件に腸管出血性大腸菌O157などを対象として75℃1分とされている。調理加工施設におけるターゲット微生物として，腸管出血性大腸菌O157やサルモネラ属菌をターゲットとして，その殺菌条件である75℃1分というのは科学的根拠に基づいた製造・加工基準であると考えられる。しかし，多くの調理・加工食品は，75℃1分の加熱条件では調理そのものが完了していないケースが多い。従って，75℃1分調理加熱（ターゲット微生物側からすると殺菌加熱）を基準として，それ以下で加熱調理する食品，75℃1分と同等な調理時間で加熱調理する食品，75℃1分以上の加熱調理する食品を区分し，前者では，モニタリングを行い，後者では品質の中に安全管理が含まれている視点からモニタリングを行わないといった業務軽減が必要であろう。品質管理の基本から言えば，工程（作業）が増えると事故率が増えることは周知の通りである。工程（作業）が増えて安全が確保できるものと，工程（作業）が増えて事故が増える確立が高くなるかどうかは，安全管理の基本である工程管理の問題である。工程管理（工程分析）を行わずして製造基準（殺菌条件）は，無意味なものであることを認識する必要がある。

すなわち，製造管理，品質管理，衛生管理，安全管理における管理の大きさ（図4）の判断基準として，工程管理の役割を理解していただければ幸いである。

この図から安全管理のみを考えることにより，結果として安全を失うこともあり，また，逆もあり得ることを認識する必要がある。食品製造現場での多様な状況の中で，絶えず「必要・十分条件」に基づいて安全管理が出来る人材（専門性の中でのバランス能力）を教育することが求められるであろう。

生産（製造）管理
↓
品質管理
↓
ＰＲＰ管理（衛生管理）
↓
HACCP管理（安全管理手法）

「木(安全)を見て森(生産)を見ず」

図4　HACCPにおける管理の大きさ

5.2　加熱と冷却

前項では病原微生物の殺菌除去としての加熱条件について述べた。しかし，多くの食品は，いわゆる低温加熱（100℃以下）が多く，耐熱性微生物が残存し，冷却条件が悪ければ微生物は増殖する。一方，レトルトパウチや低酸性缶詰などは，120℃ 4分（F4）以上のいわゆる「商業的無菌性」[注3) 17)]が確保されている食品では，冷却が不十分であっても品質が低下することがあっても，通常，微生物は殺菌されており，その増殖は認められない。

しかし，加熱された食品の多くは，加熱あるいは冷却不足により腐敗などのクレーム原因となる。従って，このような場合は，加熱と冷却のセットでもってCCPとするべきであろう。そのためには，加熱殺菌工程の生産能力とそれを目標冷却温度及び時間内に冷却できる冷却能力とのライン（工程）バランスを考える必要がある。このように，加熱殺菌とその冷却についての工程分析が重要になる。当然，この工程設計において，食品の特性とそれらに基づく食品中のターゲット微生物を明確にすることは言うまでもないであろう。

5.3　食品の薬剤殺菌

前項では，調理加熱と殺菌加熱及び加熱と冷却について述べた。本項での殺菌は，薬剤による食品（特に原材料）の殺菌についての問題点について述べてみたい。

2012年8月に発生した札幌市の白菜漬けもの（白菜きりづけ）による食中毒を例に考えてみたい。下記の図5は推測したフードチェーンフローダイアグラムの概要である。

今回の白菜漬けもの事件は，腸管出血性大腸菌O157によるもので原因は工程番号⑤白菜等の洗浄工程での白菜等の次亜塩素酸ソーダによる殺菌不足であるといわれている。しかし，一般的には食品に対する薬剤の使用は，その殺菌性，残存性，着臭などの問題があり，その殺菌効果には疑問がある。すなわち，本事例での洗浄時における塩素殺菌効果は，相当量の濃度で連続的かつ均一的に薬剤が分散し，均質的に対象殺菌食材に接触しないとその効果は期待できないものと推測される。このような殺菌効果を期待した白菜漬けものは，異臭（おそらく塩素臭や薬品臭な

白菜収穫（生産地帯広？）→②段ボール入り出荷→③札幌A食品入荷→ ④白菜等のカット→⑤白菜等の洗浄→⑥水切り→⑦漬け込み→⑧包装→⑨出荷

図5　白菜漬けもの（白菜きりづけ）のフードチェーンフローダイアグラム

注3）商業的無菌性[17)]

「缶詰加工」とは，加熱処理のみによって，またはpH，水分活性あるいはその他化学物質とか熱処理との組み合わせによって，食品およびその容器を商業的無菌状態となし，食品を保存する方法を言う。ここでいう「密封容器（hermetically sealed container）」とは，食品の無菌性を維持しうるものをいう。「商業的無菌性（commercial sterility）とは，通常の非冷蔵の貯蔵および流通条件下で，当該食品中で発育できるすべての微生物が死滅していることを言う。商業的無菌と「常温貯蔵可能（shelf stability）」とは同義である。

ど）の苦情となるであろう。本白菜漬けものでの洗浄時における殺菌を実施することは必要であるが，その効果は加熱殺菌のような一定の均一的な効果は期待できない。今回の白菜等の野菜原料（O157の汚染があると仮定すれば）を用いた製品が，A食品だけであることには疑問を感じる。すなわち，野菜原料の殺菌不足ではなく，洗浄工程における機械器具（特に水槽）での構造上の問題やその付属部品などの洗浄・殺菌不足により，それらの箇所での微生物の増殖があった可能性も推測される。

腸管出血性大腸菌O157などは，少量で感染・発病するといわれている。一方では，原料野菜の多くは，牛糞堆肥による汚染であるともいわれている。これらについては，自家堆肥でのリスク（発酵不十分によるO157の残存）を低減するには，工業生産的に堆肥製造（発酵）管理を行う体制を作ることが必要であると思われる。他方では，これら原料野菜を使用した未加熱食品（発酵食品を除く）は，その工程における微生物の増殖工程を特定し，その工程に関係する機械器具等の洗浄・殺菌が重要となるものと考える。

6　作業標準書（SOP）と衛生作業標準書（SSOP）

食品衛生分野においては，衛生作業標準書（SSOP）が重要視され，作業標準書（SOP）は余り重要視されない。しかし，本来，SOPが基本となり，それに基づいてSSOPが作成されていると考えられている。したがって，食品製造機械類においては，取扱説明書を参考にSOPを作成し，その中で，機械の分解・組み立て手順の中にSSOPの概念を取り入れると良いであろう。また，取扱説明書に基づき，部品であるパッキンやOリングなどのゴム・樹脂系物質やボルト・ナットなどの金属系物質の洗浄方法（材質別，構造別など）が異なることやさらに，これら部品の劣化・損傷や紛失などにも注意することが重要である。これらの基本的情報は取扱説明書にあり，SOPの中で見いだすことが出来るのである。特に，監査員はSSOPのみを確認するのではなく，SSOPに疑問を持てば，SOPや取扱説明書に遡って確認する姿勢が必要である。

以下に，SOP，SSOPに関する事例様式を記載したので参考にされたい。

6.1　作業標準規定書

作業標準（SOP）規定書の参考例は下記の通りである。

分類コード	作業標準（SOP）規定書	制定年月日 ／　／　／ 最終変更年月日 ／　／　／	ページ識別 ／
当該部署：	作成者氏名：	承認者氏名：	
目的	各製造機器・関連設備の作業手順を明確に管理し，製品の品質の維持と事故を防止すること		
適用範囲	原料段階から製造・出荷までの設備の作業に適用する。		

責任者			
記述内容			参照文書
各製造機器・関連設備については，その操作手順に管理し，製品の品質と事故防止するための，手順書並びに記録書をここに規定する。 関連下位文書を次にあげる。			
手順書		記録書	左記関連下位文書
作業手順書 　各製造機械作業手順書		記録書 　各製造機械作業記録 　各製造機械点検結果記録	
当規定書に基づく関連文書群の見直し頻度と責任者は下記に記す。 　見直し頻度：個別に規定 　見直し責任者： 　見直し方法：責任者が必要に応じて文書を見直し，修正がある場合は関連担当者と打合せをし，結果を専門家チームにて承認する。			

6.2　衛生作業標準（SSOP）規定書：全般

衛生作業標準（SSOP）規定書：全般の参考例は下記の通りである。

分類コード	衛生作業標準（SSOP） 規定書（全般）		制定年月日 ／　／　／ 最終変更年月日 ／　／　／	ページ識別 ／
当該部署：		作成者氏名：	承認者氏名：	
目的	各製造機器・関連設備を衛生的に管理し，製品の衛生性の維持と異物混入を防止すること			
適用範囲	原料段階から製造・出荷までの設備の衛生作業に適用する。			
責任者				
記述内容				参照文書
各製造機器・関連設備については，衛生的に管理し，製品の微生物品質の向上と異物混入防止するための，手順書並びに記録書をここに規定する。 関連下位文書を次にあげる。				
手順書		記録書		左記関連下位文書
衛生作業手順書 　各製造機械衛生作業手順書		記録書 　各製造機械衛生作業記録 　各製造機械拭き取り検査結果		
当規定書に基づく関連文書群の見直し頻度と責任者は下記に記す。 　見直し頻度：個別に規定 　見直し責任者： 　見直し方法：責任者が必要に応じて文書を見直し，修正がある場合は関連担当者と打合せをし，結果を専門家チームにて承認する。				

6.3 衛生作業標準（SSOP）手順書：事例 1　おにぎり成型機

衛生作業標準（SSOP）手順書：おにぎり成型機の参考例は下記の通りである。

<table>
<tr><td>分類コード</td><td colspan="3">衛生作業標準（SSOP）
手順書：おにぎり成型機</td><td>制定年月日
／　／　／
最終変更年月日
／　／　／</td><td>ページ識別
／</td></tr>
<tr><td colspan="2">当該部署：</td><td colspan="2">作成者氏名：</td><td colspan="2">承認者氏名：</td></tr>
<tr><td>目的</td><td colspan="5">手巻きおにぎり成形包装機を衛生的に管理し，製品への異物混入を防止すること</td></tr>
<tr><td>適用範囲</td><td colspan="5">手巻きおにぎり成形包装機に適用する。</td></tr>
<tr><td>責任者</td><td colspan="5"></td></tr>
<tr><td colspan="5">記述内容</td><td>参照文書</td></tr>
<tr><td colspan="5">1．作業終了確認後，電源を OFF にする。
2．海苔サーバーに残っている海苔フィルムを海苔番重に戻し，ホッパー及び成形機に残っている飯をケースに戻す。
3．洗浄用シンクに水（ぬるま湯）を溜める。
4．高台車，深番重を用意し，ホッパー，成形機，包装機を取扱説明書に従って分解して，深番重に入れ洗浄シンクに入れる。
5．専用ビニール手袋をはめスポンジに洗剤を付けて，汚れ・飯粒が残ってないことを確認しながら洗浄する。
6．洗浄した部品類は隣の濯ぎ用シンクに入れて，同じく汚水，飯粒が残ってないことを確認して濯ぐ。※水道は開栓したままにしておく。
7．予め洗浄しておいた容器に水 200L 入れる。
8．備え付けの 500cc カップ一杯に洗浄殺菌剤を上記容器に掻き混ぜながら入れる。
9．濯ぎの終了した部品類は，上記容器に全ての部品が完全に没するように入れ，20 分以上浸漬する。
10. 本体（機械）はアルコールナプキンにて汚れ・飯粒が残らないように綺麗に拭き取る。この時アルコールスプレーにて噴霧を頻繁に行う。
11. 本体拭き取り後，清掃用具ロッカーより，ほうき・塵取りを出し，床を拭きゴミを塵取りにて回収する。終了後，用具はきちんとロッカーに戻す。
12. 部品消毒が 20 分終了したら取扱説明書に従い専用ビニール手袋をはめ，組み立てを行う。
＊部品を落として破損させないように丁寧に取扱う
＊部品（特にネジ）をなくさないように取扱う
綺麗に清掃を行う。</td><td>各機械器具類サニテーション記録

機械器具類拭き取り検査結果記録</td></tr>
<tr><td colspan="6">作業頻度：適宜・便毎・1 日 1 回・週 1 回・月 1 回・その他（　　　　　）</td></tr>
<tr><td colspan="6">実施時期：作業開始前・作業終了後・その他（　　　　　）</td></tr>
<tr><td>使用器具</td><td>高圧ジェットポンプ・電池式噴霧器
タオル・ナイロンたわし
ラップ
ガーゼ</td><td>使用薬剤</td><td colspan="3">洗浄剤
洗浄殺菌剤
アルコール製剤</td></tr>
</table>

6.4 衛生作業標準（SSOP）手順書：事例2　施設環境

衛生作業標準（SSOP）手順書：施設環境の参考例は下記の通りである。

<table>
<tr><td>分類コード</td><td colspan="3">衛生作業標準（SSOP）
手順書：施設環境</td><td>制定年月日
／　／　／
最終変更年月日
／　／　／</td><td>ページ識別
／</td></tr>
<tr><td colspan="2">当該部署：</td><td colspan="2">作成者氏名：</td><td colspan="2">承認者氏名：</td></tr>
<tr><td>目的</td><td colspan="5">製造施設を衛生的に管理すること</td></tr>
<tr><td>適用範囲</td><td colspan="5">床・排水溝・壁・天井・ダクト・蛍光灯・高所水平面・エアコンに適用。</td></tr>
<tr><td>責任者</td><td colspan="5"></td></tr>
<tr><td colspan="5">記述内容</td><td>参照文書</td></tr>
<tr><td colspan="5">1. 製造施設のサニテーションは，当手順書に基づいて実施する。
床：(作業終了後)
①希釈した強アルカリ洗剤をつけ，デッキブラシでこすり洗う。
②ホースの流水で洗い流す。
排水溝：(月2回)
ウォータージェットで洗い流す。汚れのひどい時は，強アルカリ洗剤で洗う。
壁：(月3〜4回（ただし汚れている時は随時))
(フライヤーまわりは1･3便の作業終了後)
①ナイロンたわしでこすり洗う。汚れのひどい時は，強アルカリ洗剤で洗う。
②ホースの流水で洗い流し，自然乾燥するか，タオルで拭く。
天井：(汚れのひどい時随時)（手のあいた時期)
①天井・パイプなどを強アルカリ洗剤をつけたタオルでこすり洗う。
②タオルで拭く。
ダクト・蛍光灯・高所水平面：(月2回)
①強アルカリ洗剤をつけたタオルでこすり洗う。
②水でぬらしたタオルで拭く。
エアコン：(週1回)（汚れのひどい時随時)
②アルカリ洗剤をつけたタオルでこすり洗う。
②でぬらしたタオルで拭く。</td><td>各設備環境関係サニテーション記録</td></tr>
<tr><td colspan="6">作業頻度：適宜・便毎・1日1回・週1回・月1回・その他（　　　　　）</td></tr>
<tr><td colspan="6">実施時期：作業開始前・作業終了後・その他（　　　　　）</td></tr>
<tr><td>使用器具</td><td colspan="2">デッキブラシ・ホース
ウォータージェット
ナイロンたわし
タオル</td><td>使用薬剤</td><td colspan="2">洗浄剤
強アルカリ洗剤</td></tr>
</table>

文　献

1) 野中郁次郎：『知識創造の経営』，日本経済新聞社（1990）
2) 『JIS Q 9001：2008（ISO 9001：2008）：品質マネジメントシステム-要求事項』，㈶日本規格協会（2008）
3) 『ISO22000：2005：食品安全マネジメントシステム-フードチェーンの組織に対する要求事項』，㈶日本規格協会（2005）
4) 『ISO/IEC GUIDE 51：1999』，㈶日本規格協会（1999）
5) 『ISO14001：2004：環境マネジメントシステム』，㈶日本規格協会（2004）
6) 『ISO/TS22002-1：2009：食品安全のための前提条件プログラム-第1部食品製造』，㈶日本規格協会（2009）
7) Codex 委員会：「食品衛生の一般的原則に関する規則」，CAC/RCP 1-1969，Rev.3（1997）
8) 食安発第0227012号：食品事業者が実施すべき管理運営基準に関する指針（ガイドライン）（2004）
9) 『ISO/TS22002-3：2011：食品安全のための前提条件プログラム-第3部農業』，㈶日本規格協会（2011）
10) 『ISO22005：2007：飼料及びフードチェーンにおけるトレーサビリティシステムの設計及び実施のための一般原則及び基本要求事項』，㈶日本規格協会（2007）
11) 豊福 肇監訳，宮澤公栄ほか翻訳，食品流通安全研修会企画，第三者審査登録機関オーディス（編）：『対訳 FSSC22000』，鶏卵肉情報センター（2012）
12) "PAS220：2008"，British Standards Institution（2008）
13) 「GFSI ガイダンスドキュメント第6.2版」，GFSI 財団（2012）
http://www.tcgfjp.org/foodsafety/pdf%20datas/GFSI_Guidance_Document_Sixth_Edition_Version_6.2_JPN_.pdf
14) 『JIS Q 19011：2012（ISO19011：2011）：マネジメントシステム監査のための指針』，㈶日本規格協会
15) 好井久雄：『食品工業の洗浄と殺菌（辻 薦編）』，p.13，衛生技術協会（1979）
16) 日佐和夫：『よくわかるISO22000の取り方・活かし方—食の安全・安心への手引き（池戸重信編）』，p.106，p.46，日刊工業新聞社（2006）
17) The Food Processors Institute（㈳日本缶詰協会研究所訳）：『缶詰食品第5版』，p.1，日本缶詰協会（1991）

第2章　構造設備の構築（GMPハード）

佐々木静郎*

1　GMPハードの重要性

衛生的な食品製造環境を実現するために最も重要な基本事項は，食品が汚染されないようにすることである。その判断基準の一つにGMP（Good Manufacturing Practiceの略，「適正製造規範」と訳される）があり，「常に正しく製造と品質管理を行う」という意味で理解されている。我が国においては，医薬品製造などの分野で，厚生労働省令により薬品の製造販売承認の要件と定められており，医薬品GMPや治験薬GMPなどとして法制度化が進んでいる。

一方，食品の分野では，厚生労働省が定めている次の5つの衛生規範が食品に関するGMPに相当すると考えられるが，法的な規制力はない。

・弁当及びそうざいの衛生規範[1)]

・漬物の衛生規範[2)]

・洋生菓子の衛生規範[3)]

・セントラルキッチン/カミサリー・システムの衛生規範[4)]

・生めん類の衛生規範[5)]

しかし，「食の安全・安心」が今日の社会での大きなキーワードになっていることを背景として，食品の各製造工程において高い安全性を維持し，高い品質を確保するために，食品業界ではGMPに関する自主基準を作成し，その普及に努めているところである。

食品工場におけるGMPの基本的な考え方として，次の3原則が上げられる[6)]。

①　人による間違いを少なくする

②　異物による汚染をなくす

③　一定の品質保証をする

GMPによる食品の製造においては，これらの原則に基づいて，原材料の受け入れから最終製品の出荷までのすべての工程において施設，設備，組織，作業，記録などについて「規則」が作られ，「規則」通りに運用される必要がある。言い換えれば「食品の品質を保つための大きな目標」であり，目標を達成するための手段として，ソフト面からのアプローチ（GMPソフト）とハード面からのアプローチ（GMPハード）がある。GMPソフトとは，定められた「規則」や，「規則」通りに運用されているかを判断するためのチェック事項などを記録として文書化するための手順書のことであり，GMPハードとは，食品を製造する設備や場所に関わる基準のことである。

＊　Shizuo Sasaki　㈱熊谷組　技術研究所　地球環境研究グループ　グループ部長

表1　GMPの3原則と対応するハードの主なポイント

GMPの3原則	ハード
人による間違いを少なくする	・作業に必要な広さを確保すること ・間仕切りを設けること　など
異物による汚染をなくす	・空気の汚染を防ぐ設備を設けること ・各作業室を専用化すること ・作業室の床・壁・天井は清掃しやすい材質にすること　など
一定の品質保証をする	・機械・設備を合理的に配置すること ・品質管理の試験室を設けること　など

GMPを構築するに当たっては，ハードとソフト両側面が一体となった包括的システムの設計が必要である。しかし，GMPの目的を達成するためには，たとえば，油まみれで埃が溜まっているような施設や，ネズミやゴキブリが徘徊しているような施設などで作られた食品は，当然のことであるが論外となるので，「ハード（構造設備の構築）」の整備を行うことがまず重要となる。前述した食品工場のGMP 3原則に対応するハード面の主なポイントを表1に示す[7]。

また，GMPハードの基本要件を以下に列記する[6]。

① 作業室は作業に支障のない広さを持ち，例えば表示包装作業室では，ラベルの貼り違いを防ぐために異品目の作業台の間に仕切りをしたり，十分な間隔をとる等により，混同等の間違いを防ぐことができるような広さと構造をもつこと。

② 粉塵等によって製品が汚染されることを防ぐことができること。

③ 作業室を専用化するなど，交叉汚染を防止できること。

④ 作業室の床，壁，天井等の材質は清掃しやすいものであって必要に応じて消毒ができること。

⑤ 製品の製造に使用する機械器具及び容器等で特に原材料，製品等に直接接触する部分は，製品を変化させない材質のものであり，製造機械は潤滑油により製品を汚染しない構造となっていること。

⑥ 作業室及び機械設備が，製造工程の順序に従って合理的に配置されていること。

⑦ 手洗い設備及び更衣室を有すること。

2　建築計画

2.1　ゾーニング

食品工場のGMPを確立する上でまず大切なことは，原料の入荷から最終製品の出荷までの製造システムを十分に把握し，製造施設を作業場とそれ以外の付帯施設（事務室，更衣室，休憩室，便所，試験検査室等）とに分け，製造施設のゾーニングを行うことである。ゾーニングとは同じ性格の部屋をグループ化し，レイアウトや大きさ等を計画することである。一例として，図1に

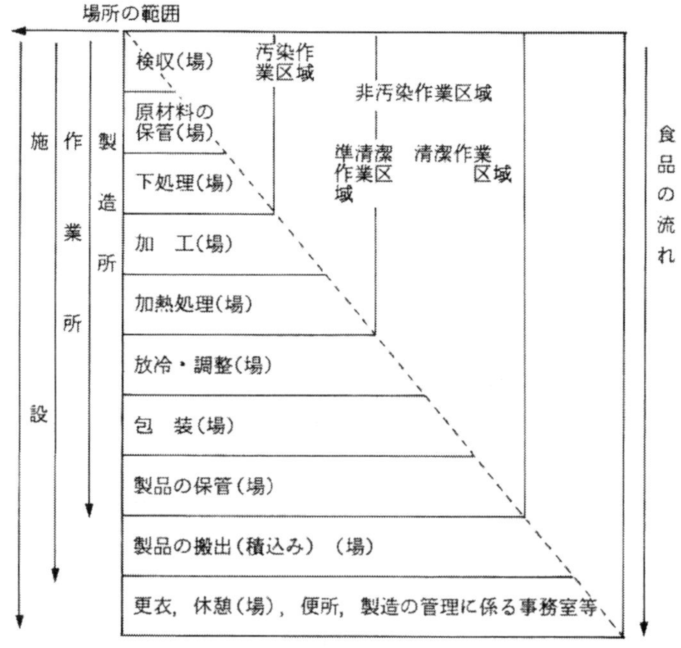

図1　施設内各場所の区分と食品の流れの一例
（弁当およびそうざいの衛生規範）

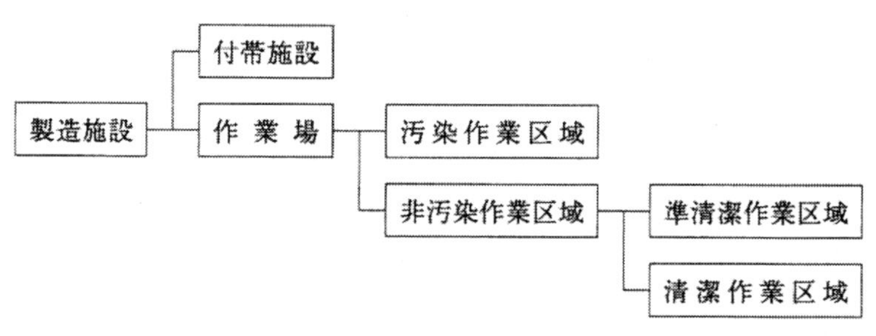

図2　製造施設の区分

弁当及びそうざいの衛生規範[1)]に示されている，施設内各場所の区分と食品の流れを示す。

次に重要なことは，図2に示すように，作業場の作業区域を汚染作業区域と非汚染作業区域に明確に区分することである[8)]。さらに，非汚染作業区域は，準清潔作業区域と清潔作業区域に分類される。汚染作業区域とは，原材料や包装資材等の受け入れ室や前処理室，倉庫等の外部からの汚染が考えられる場所，準清潔作業区域とは，調理・加工場や仕分け・搬出場等の微生物汚染・拡散を防止する処置を行う場所，清潔作業区域とは，秤量・包装場や製品保管場等といったように最終製品として微生物制御を必要とする場所であり，また洗浄済運搬器具の保管場もこの区分に該当する。なお，清潔作業区域の中で特に高度な清浄度が要求される作業区域を高度清潔

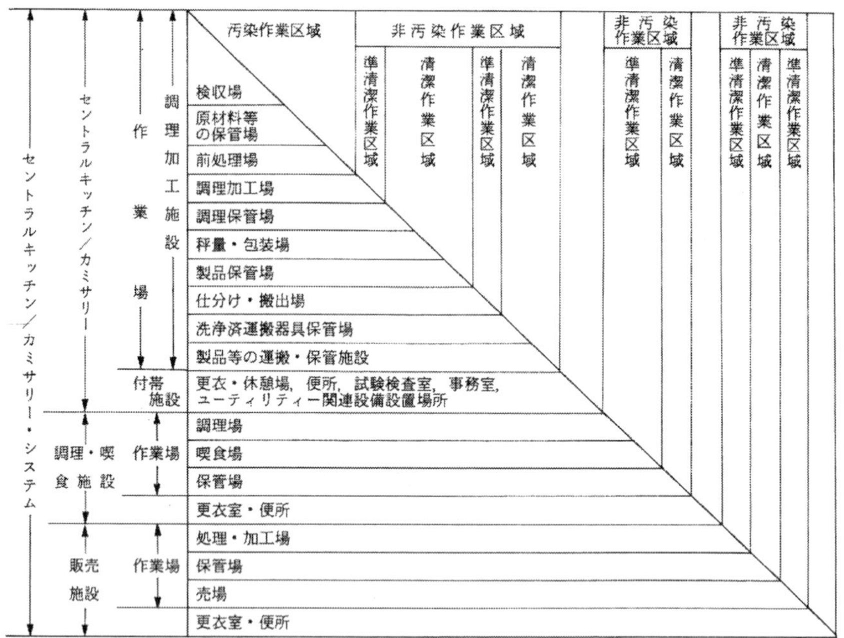

図3　施設内各場所の区分例（セントラルキッチン/カミサリーの衛生規範）

作業区域とすることもある。図3に，施設内各場所の区分例（セントラルキッチン/カミサリー・システムの衛生規範）[4] を示す。

2.2　清浄度区分

食品の質を維持するためには，製造環境の質を維持する必要がある。そのためには，まず食品製造施設の清浄度区分と清浄度基準を明確にしておくことが重要となる。空気清浄度の規格には，表2のようにいくつかの規格が用いられており[9]，医薬品製造や半導体製造工場では明確に基準が定められている。しかし，食品の場合，前述の各衛生規範では「各作業区域においては，防塵，清掃，消毒その他の措置により，室内環境を清潔に保ち，空気中の浮遊微生物を極力少なくすること。」と記述され，表3に示すように落下細菌数と落下真菌数の基準が設けられている[10]。また，清浄度区分に対する微生物数や各種規格との関係を表4に示す[11]。

表2に示した，米国連邦規格209Dで規定しているクラス1000とは，1立方フィートの空気中に0.5 μm以上の粒子が1,000個以下のときを意味する。一方，ISO規格のISO3とは，1立方メートルの空気中に0.1 μm以上の粒子が1,000個以下のときで，1,000は10^3であるので3乗の3をとってISO3と呼ぶ。

2.3　動線とレイアウト

動線とは，人や物等が移動する道筋のことで，無駄な動きをできるだけ少なくし，作業効率が

表 2　主な清浄度クラス規格

	米国連邦規格		JIS B	ISO
	209D	209E	9920	14644-1
基準粒径	0.5 μm 以上		0.1 μm 以上	
単位体積	ft^3	m^3		
			クラス 1	ISO 1
			クラス 2	ISO 2
		クラス M1		
	クラス 1	クラス M1.5	クラス 3	ISO 3
		クラス M2		
	クラス 10	クラス M2.5	クラス 4	ISO 4
		クラス M3		
クラス表示	クラス 100	クラス M3.5	クラス 5	ISO 5
		クラス M4		
	クラス 1000	クラス M4.5	クラス 6	ISO 6
		クラス M5		
	クラス 10000	クラス M5.5	クラス 7	ISO 7
		クラス M6		
	クラス 100000	クラス M6.5	クラス 8	ISO 8
		クラス M7		
				ISO 9

粒径分布は，規格ごとに多少異なるので，横並びでのクラスはまったく同一ではないが実用上，同一と考えて問題はない。

表 3　衛生規範における環境微生物基準

（単位：数/平板）

衛生規範	汚染作業区域	非汚染作業区域		
		準清潔作業区域	清潔作業区域	
	落下細菌数[*1]			落下真菌数[*2]
弁当および惣菜の衛生規範（昭和 54 年）	100＞	50＞	30＞	10＞
漬物の衛生規範（昭和 56 年）		100＞	50＞	10＞
洋生菓子の衛生規範（昭和 58 年）	100＞	50＞	30＞	10＞
セントラルキッチン/カミサリーシステムの衛生規範（昭和 62 年）	100＞	50＞	30＞	10＞
生めん類の衛生規範（平成 3 年）	100＞	50＞	30＞	10＞

＊1　5 分開放による。
＊2　20 分開放による。

表4　清浄度区分に対する微生物数，NASA 規格等との関係

清浄度区分		対象	落下微生物数 （落下菌法*）	清浄度		用途例 （対象となる主な作業場など）
				NASA 規格	ISO 基準	
非汚染作業区域	高度清潔作業区域	特に清潔を要求される区域		100～1,000	クラス 5～6	無菌室や滅菌製品などの放冷調整 包装，クリーンルーム クリーンブース
	清潔作業区域	清潔作業室	30 以下 （カビ，酵母 20 分開放，10 以下）	1 万～10 万	クラス 7～8	中間品冷却，仕分け，包装
	準清潔作業区域	清潔作業区域に準じた区域	50 以下	10 万～30 万	クラス 8 以上	成型，調味，加熱，加工，乾燥，熟成
汚染作業区域	汚染作業区域	汚染を管理すべき区域	100 以下	30 万以上		原料搬入，保管，解凍，下処理 梱包，食材庫，資材保管，製品保管，返品処理
	一般区域	汚染を管理すべき区域				事務室，厚生施設，便所 廃棄物室，機械室

（注）*：径 9 cm シャーレでの 5 分間曝露

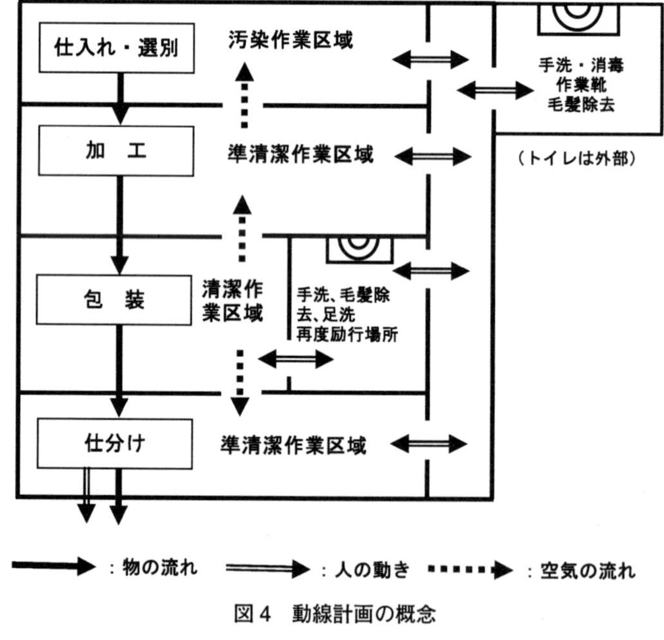

図4　動線計画の概念

向上するように計画することを動線計画という。動線としては図 4 に示すように[12)]，大きく「物」「人」「空気」の 3 つがある。

①「物」の動線：原材料・製品の運搬経路

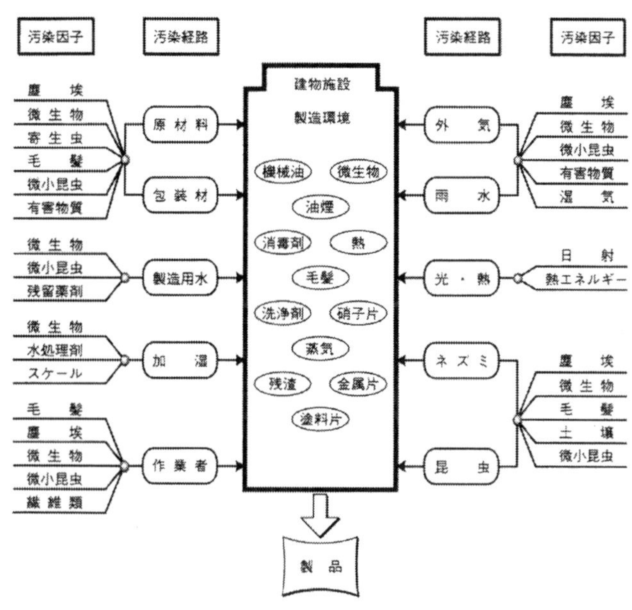

図5　汚染因子

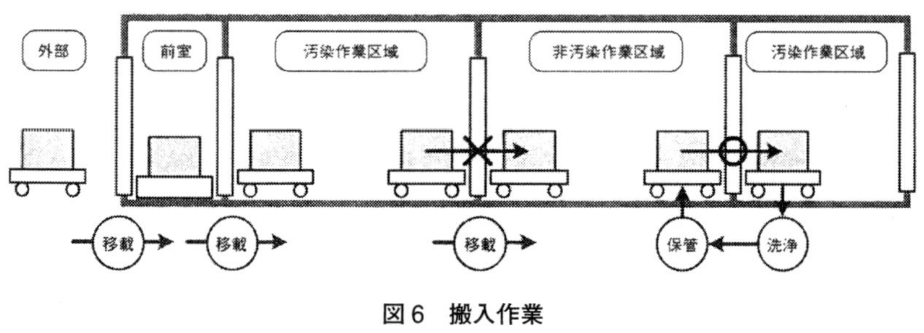

図6　搬入作業

②「人」の動線：就労・作業に伴う出入りや歩行経路

③「空気」の動線：汚染作業区域から非汚染作業区域へ逆流しないような空気の流れ

さらに，食品工場では製品への汚染防止という視点を加えて計画を立てることが要求されるため，製品への危害となる汚染因子についても考慮する必要がある。汚染因子としては，塵埃，微生物，寄生虫，微小昆虫，土壌などがあり，「人」「物」「空気」の移動に伴い，これらも移動する（図5参照）[13]。

2.3.1　物の動線

原材料・製品の動線は，製造フロー（入荷→保管→前処理→加工→包装→保管→出荷）そのものであり，基本的には工程の流れに応じて一方通行になるようにする。すなわち，汚染物と非汚染物の動線は交差させないようにすることが重要となるので，図6に示すように[14]，台車や運搬用具は汚染作業区域から非汚染作業区域には移動させないこと，外部と汚染作業区域との間は，

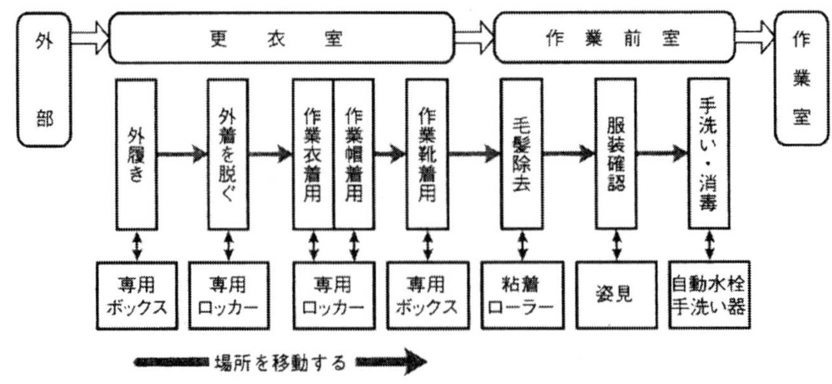

図7　更衣室・作業前室の動線計画

二重扉等により空気の流れが遮断できるようにしておくことなどに留意する必要がある。

2.3.2　人の動線

食品に対する最も重要な汚染源は「人」である。「人」には，「従業員」「外部業者」「その他一般人」などが含まれるが，ここでは「従業員」について記述する。「従業員」の動線も，基本的には物の動線と同様に，汚染作業区域から非汚染作業区域へは移動できないようにし，作業範囲は作業区域内に限定する。また，作業者が各作業区域に直接到達できるようにすることや，清潔な物の動線に汚染作業をする人の動線が交わらないようにすることなどがポイントである。図7は，更衣室・作業前室の動線計画を示したものであり，交差汚染防止を考慮した更衣手順を簡単に説明すると次のようになる[15]。

① 汚染度が高いと考えられる外履きや外着と，作業衣・作業靴の保管は別の場所にする。

② 靴の履き替え，作業着着用と外着を脱ぐ場所は別にする。

③ 手洗い設備は，外着脱衣と作業着着衣の間に設置することが望ましい。

④ 作業着，作業靴着用後，毛髪除去を行う。

⑤ 服装確認後，手指の洗浄，消毒を行い作業室に入室する。

2.3.3　空気の動線

空気の動線の基本的な考え方は，空気の流れを清浄度の高い方から低い方に流れるようにすることである。すなわち，清潔作業区域→準清潔作業区域→汚染作業区域→屋外と気流を制御することにより，空気を媒体とする汚染因子の侵入を防ぐようにする。

具体的な方法としては，図8に示すように[16]，室内を正圧に保つことにより外からの汚染物質が侵入できないようにすることが上げられる。この場合，送風機を利用した機械換気としなければならない（第一種換気または第二種換気）。また，室内空気の圧力は，清潔作業区域が最も高く，次いで準清潔作業区域，汚染作業区域の順になるようにすることが重要である。

図9は，給食センターにおける「物」「人」「空気」の動線を各作業区域に落とし込んだ例を示したものである[17]。

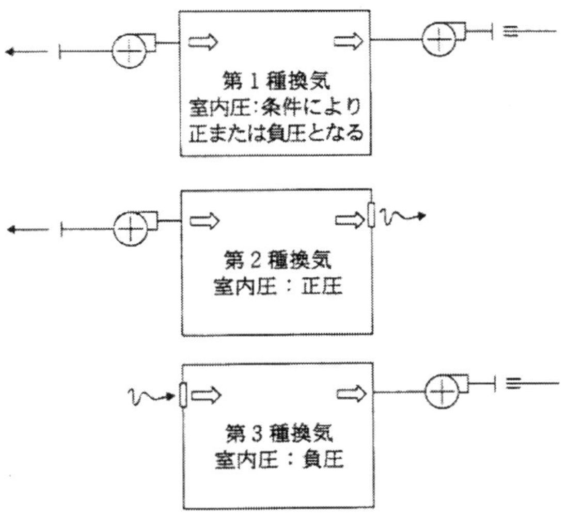

図８　換気方式の種類

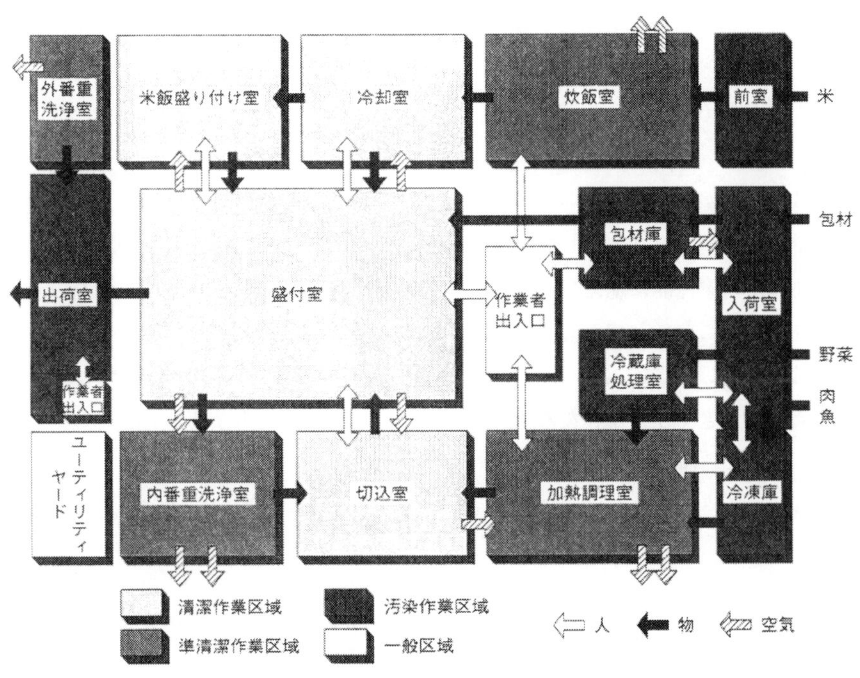

図９　動線計画の一例

2.4　建築材料

2.4.1　建築材料の分類

建築材料には，建物の構造に関わるもの（構造材料）と表面の仕上げに関わるもの（仕上げ材料）の２つに大きく分けられる。構造材料は，すなわち建屋構造を決定することであり，工場建物の階高や広さ（柱スパン）を考慮し，耐震性・耐久性・耐火性・断熱性・気密性などの項目について比較評価を行い，選定することになる。構造材料（工法）としては，鉄骨造，鉄筋コンクリート造，鉄骨鉄筋コンクリート造などが考えられる。仕上げ材料は，外部仕上げ材料（外装材料）と内部仕上げ材料（内装材料）に分類され，以下に概説する。

2.4.2　外装材料

外装材料には，耐久性，対候性，耐水性，断熱性などといった，構造材料の性能を補完する機能が求められることに加えて，施工性，メンテナンス性，経済性などについても勘案しながら選定する。外装材料のうち，外壁材料としては，気泡・発泡コンクリート板（＋吹付け塗装），断熱サンドイッチパネル，角波鋼板（＋断熱ボード），フレキシブルボード複合パネル（＋吹付け塗装），押し出し成形セメント板（＋吹付け塗装）などが挙げられる。

また，屋根材料としては，断熱露出アスファルト防水，外断熱シート防水，断熱材充填ダブル折板葺き，断熱サンドイッチパネル，シングル折板葺きなどが考えられる[18]。

2.4.3　内装材料

内装材料の選定に際しては，表層だけでなく下地材の材質や施工性を考慮した上で，作業室の各室の性格に最も適した材料と工法を採用する。健康補助食品GMP構造設備基準では[19]，内装材料の持つ基本性能として，表面が平滑で，耐水性があり，剥がれたり割れたりし難く，清掃が容易な材料などが求められている。

(1)　床

通常，床は作業員が常時接している所であり，また機械が設置されたり台車などが動き回るところでもあるので，壁・天井よりも要求性能は厳しくなる。選定に当たっての考慮すべき事項としては，上述した基本性能に加えて，耐薬品性・耐摩耗性・耐衝撃性を有し，クラックが生じ難いこと，滑りにくいことなどである。

また，床は図10に示すように，ウエット床（熱湯・水使用）かドライ床（水など不使用）かという使用条件で大きく仕様が異なる[20]。可能ならばドライ床の方が菌・カビ対策になるとともに，隣室への靴による床汚染を低減できるので望ましい。

塗り床には，表5[21] に示したようにエポキシ樹脂，ウレタン樹脂等があり，熱水・薬品使用の

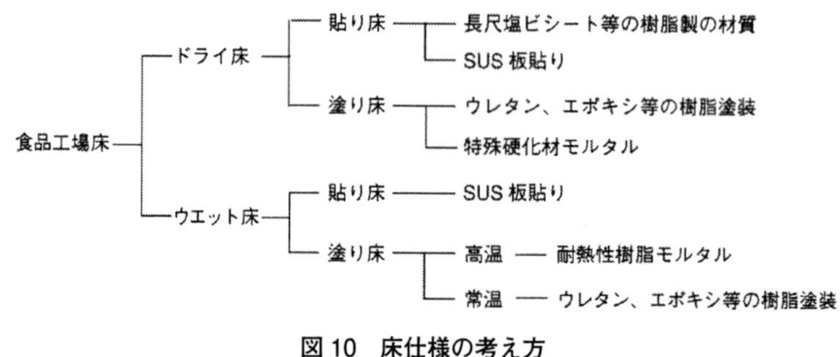

図10　床仕様の考え方

表５　主な床仕上げ材の種類と性質

床材料の種類	性　　質
エポキシ樹脂	すべての方法で広く一般的に使われている。 接着力・耐薬品性・耐摩耗性がある。 耐滑り性もノンスリップ工法により可能である。
ポリエステル樹脂	耐酸性に優れた材料であるがアルカリ性には弱い。 耐薬品性・耐摩耗性がある。 硬化時の収縮が大きく施工性（平滑性）に欠ける。
ウレタン樹脂	施工性（平滑性）・伸びがよく，歩行感もよい。 耐衝撃性・耐摩耗性・耐滑り性・耐薬品性はエポキシ/ポリエステルに比べ劣る。
表面硬化剤	床の水洗いを要しない，原料保管室，資財倉庫，荷捌き場等に使用される。合成樹脂の塗り床に比べて，比較的廉価な材料であるが，色むらは避けられない。コンクリートを打った後，まだ固まらないうちに施工する。 フェロコン，カラークリート等の商品名で知られている。

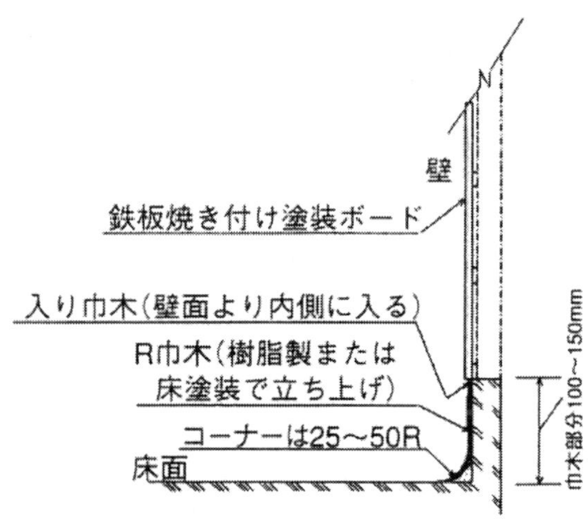

図11　床と壁の接合部

有無，床積載荷重などにより選択する。食品工場では，塗り床のエポキシ塗装仕様が広く普及している。理由としては，ドライ・ウエット両方に対応しており，また耐薬品性・防滑性・耐熱性・抗菌性など，使用用途に応じた性能を組み合わせた選択が可能であるためである。

⑵　壁・天井

壁・天井材に対しては，上述した基本性能が要求されるが，このほかに不浸透性，防かび性や塵埃がつき難く，また溜まり難いこと等が要求される。材料としては，プラスターボード＋珪酸カルシウム板（＋塗装），プラスターボード＋クリーンクロス，樹脂焼付鋼板パネル，アルミパネル，ステンレスパネルなどが考えられる。これらの中ではステンレス材が最も有効な材料とされているが，施工費が高くなることや蒸気の発生する場所では結露の発生が懸念されるというデメリットもある。

また，壁と床の接合部及び隅（角）は，図11[22]に示すように，清掃・洗浄が容易にできるようにするためにアール付け（半径25mm～50mm程度）することが推奨されている。

3　設備計画

3.1　空気調和システム

3.1.1　食品工場の環境条件

工場の空気調和システムの目的には，製品の品質維持，製造装置，設備の稼働環境の適正化と，従業員の労働環境の適性維持・快適化の2つがあるが，食品工場の場合には前者が最優先となる。すなわち，まず製品の製造環境条件（温度，湿度，清浄度等）を決定し，次に，室内への熱負荷（機器装置類，人，照明）や必要換気量（蒸気，燃焼ガス等）を洗い出し，空調負荷を設定する。食品工場は多種多様であるので，すべての環境条件を網羅することは難しいが，表6に食品の製造・貯蔵のために必要な室内温度，湿度条件の例を示す[23]。従業員の労働環境としては，労働安全衛生法において事務所衛生基準規則として定められているので表7に示す[24]。

3.1.2　空調方式

空調方式については，熱源システムの違いにより，工場全体の熱源を一括して供給するセントラル空調方式と，ゾーンごとに独立して熱源をもつ個別空調方式とに分けられる。セントラル空調方式は，ターボ冷凍機等により冷水を製造し，外調機や空調機（内調機）に供給して温調する方式で，温湿度条件が厳しく，高清浄度が要求される部屋に適している。個別空調法式と比較して高価であるが，集中管理できるメリットがある。個別空調法式は，いわゆるパッケージ型空調機による方式で，一台のユニットに冷凍機と空調機が組み込まれており，中央からの冷水の供給が不要であるため，中小規模の工場では多く採用されている。温湿度条件が比較的ゆるく，低清浄度の部屋に適している。また，冷熱の搬送媒体には，水・蒸気・空気・冷凍ガス等があり，それぞれの特色を比較検討してシステムを計画する。

部屋への供給方法には，それぞれの方式に，図12に示すように[25]，直接吹出しやダクト吹出しによる方式がある。ダクト吹出しの場合，天井吹出しの方が横吹きよりも気流分布が良く，グレードが高い。

空調システムは，製品の特徴，各部屋の用途，清浄度，温湿度条件，大きさや立地条件（気候条件）等に応じた，最適なものを検討，選定することが重要である。この場合，コスト面だけでなく，周辺環境への負荷やLCAの面からの検討も行うことが望ましい。

3.1.3　保守・メンテナンス

空調システムで，最も保守・メンテナンスが必要とされるのは，エアフィルターと考えられる。保守・メンテナンスが十分でないと，空調システムの初期の性能が確保できないだけでなく，製

表6　食品製造・貯蔵に対する適正な温度・湿度[26]

業種	工程（製造・貯蔵）	温度〔℃〕	湿度〔%RH〕
製パン	ミキサー	24～27	40～50
	発酵	24～27	70～75
	オーブン	190～230	
	パン冷却器	21～24	80～85
	包装	16～18	60～65
	乾燥原料貯蔵	21	55～65
	新鮮原料貯蔵	−1～7	80～85
	小麦粉貯蔵	18～27	50～65
	バター・ラード貯蔵	7～21	55～65
	砂糖貯蔵	27	35
チョコレート	キャンディセンター	27～29	40～50
キャンディ	ハンド・ディッピング室	16～18	50～55
	包装	18	55
	キャンディ貯蔵	18～21	40～50
ビール醸造	ホップ貯蔵	−1～0	55～62
	液体イースト貯蔵	0～1	
	ラガー貯蔵	0～1	75 以上
	ラガー発酵室	4～7	75 以上
蒸留酒製造	穀類貯蔵	15.5	35～40
	液体イースト	0～1	
	一般製造	15.5～24	45～60
	エージング	18.5～22	50～60
茶	包装	18.5	65
バター	バター製造	16	60
マカロニ	マカロニ製造	21～27	38
マヨネーズ	マヨネーズ製造	24	40～50

表7　事務所衛生基準規則

①空気中の浮遊粉じん量	0.15mg/m^3 以下
②一酸化炭素含有率	10ppm 以下
③二酸化炭素含有率	1,000ppm 以下
④ホルムアルデヒド	0.1mg/m^3 以下
⑤室内の気流	0.5m/sec 以下
⑥室内の気温	17℃以上 28℃以下
⑦相対湿度	40%以上 70%以下

品の汚染や交差汚染の原因ともなりかねないので，設置場所・方法・頻度などについて計画・設計段階から考慮する必要がある。表8に，主なエアフィルターの保守・メンテナンス例を示す[27]。

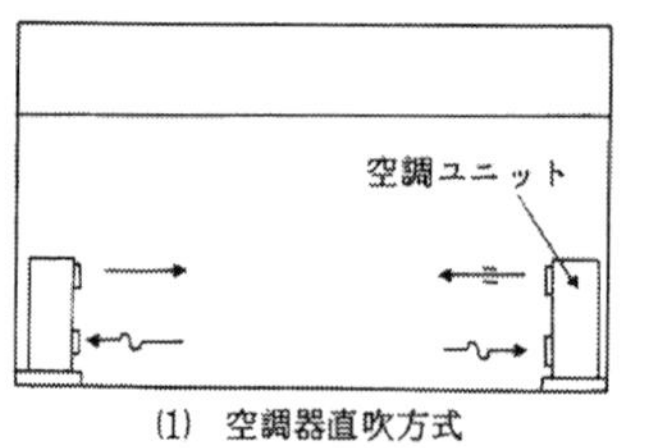

(1) 空調器直吹方式

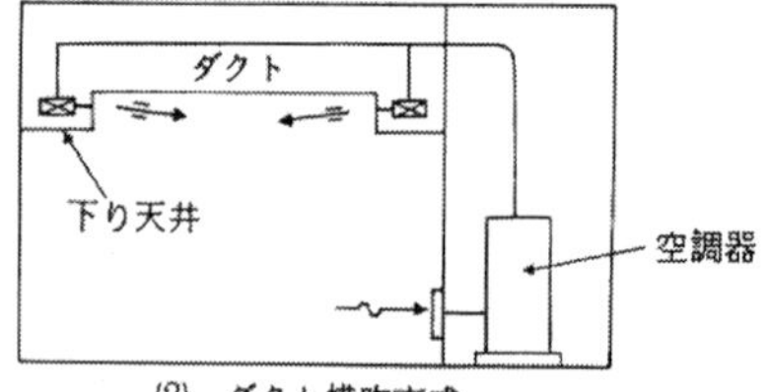

(2) ダクト横吹方式

(3) 天井吹出し方式

図 12　空調吹出し方式

表 8　エアフィルターの保守・メンテナンス例

エアフィルターの種類	設置場所	管理方法 (交換時期)	点検頻度	保守方法
粗じんフィルター (重量法)	外気取入口 空調機入口 室内吸込口	・フィルター差圧 ・タイマー自動巻取 ・目視	0.5～3ヵ月	・吸引清掃 ・水洗浄 ・新品と交換
中性能フィルター (比色法 60%以上)	空調機入口 空調機出口	・フィルター差圧 (所定圧損到達時)	3～6ヵ月	・新品と交換
高性能フィルター (準 HEPA フィルター) (計数法 95%以上)	吹出口	・フィルター差圧 (所定圧損到達時) ・吹出風速 (所定風量を下回った時)	1～3年	・新品と交換
超高性能フィルター (HEPA フィルター) (計数法 99.97%以上)	吹出口	・フィルター差圧 (所定圧損到達時) ・吹出風速 (所定風量を下回った時)	1～3年	・新品と交換

3.2　製造用水設備

3.2.1　用途と要求品質

食品工場で使用される水の用途は，大きく次のように分けられる。

① 製品に直接使用する水，器具の洗浄水

② 従業員の飲料用

③ トイレ，厨房床等の洗浄用

④ 熱源用冷却水，ボイラ用水，空調用補給水

①，②については，上水を使用することが望ましいとされており，井水を適用する場合でも飲

用可能か検査と管理が必要となる。③，④については，井水や工業用水が経済的な理由から用いられる場合が多いが，上水のような高度な処理が行われていないのでその水質には留意する必要がある。

食品衛生法では，食品を製造するための水は，「飲用適」の水でなければならないとされている。表９に「飲用適の水」の基準値を示す[28]。

3.2.2　用水の高度処理法

用水の処理方法は大別して，通常処理と高度処理がある。通常処理とは，凝集・分離・ろ過の工程により，水中の懸濁物質の除去と殺菌消毒を行うものである。一般に，上水や飲用適の井水はこの方法により供給されている。一方，高度処理は，上水あるいは飲用適の井水をさらに浄化して使用するもので，近年，食品工場において需要が急増している処理法である。目的は，清涼飲料水の割水や茶系飲料の抽出用水などとして高品質の水を製造するためであり，臭気物質，トリハロメタン前駆物質，色度，微粒子，溶存イオン等の処理が対象である。現在用いられている主な処理法には，以下のような方法がある。

⑴　活性炭処理

活性炭（1nm～20nm 程度の微細孔を持つ炭素）を用いて，水中の微量有機物，重金属類，カビ臭等を吸着させて除去する方法。

⑵　イオン交換法

イオン交換樹脂を用いて，水中の無機性溶解不純物を除去する方法。イオン交換樹脂には，陽イオンを除去するもの，陰イオンを除去するものがあり，水の浄化の目的に応じて使い分けたり，組み合わせたりすることが重要である。なお，除鉄，除マンガン処理にはこの方法が使われる。

⑶　膜処理法

有機もしくは無機の多孔質のフィルターに原水を通すことで，主として篩い分けの原理により懸濁質の除去を行う処理方法。表 10 に代表的な膜処理法を示す[29]。膜ろ過のメリットは，一定量の水中の不純物を確実に除去できる，自動運転が容易である，所要スペースが少なくてすむ，

表９　食品衛生法　飲用適の基準　（単位：mg/l）

項　目	基準値	項　目	基準値	項　目	基準値
一般細菌	100 個/ml	フッ素	0.8	陰イオン界面活性剤	0.5
大腸菌群	不検出	有機リン	0.1	フェノール類	0.005
カドミウム	0.01	亜鉛	1.0	有機物等（過マンガン酸カリウム消費量）	10
水銀	0.0005	鉄	0.3		
鉛	0.1	銅	1.0	pH 値	5.8～8.6
ヒ素	0.05	マンガン	0.3	味	異常でない
六価クロム	0.05	塩素イオン	200	臭気	異常でない
シアン	0.01	Ca，Mg 等（硬度）	300	色度	5 度
硝酸性窒素及び亜硝酸性窒素	10	蒸発残留物	500	濁度	2 度

注）pH 値，味，臭気，色度，濁度については，単位はない

表10　主な膜ろ過方法

種類	原理	応用例
精密ろ過	0.1 μm より大きい粒子や高分子を篩い分けする。 分離性能はこの孔径で示す。	除菌，上水
限外ろ過	0.1 μm～2nm（分子量数百～数百万）の範囲の粒子や高分子を篩い分けする。	果汁や乳製品の濃縮
ナノろ過	2nm より小さい程度の粒子や高分子を篩い分けする。	果汁濃縮，上水
逆浸透	浸透圧を超える圧力を掛けることにより分離する。	海水淡水化

建設工期が短いなどがある。

3.2.3　運転管理

前述した高度処理法のうち，最も多く採用されている膜処理に関しての運転上の留意事項について以下に述べる。膜処理は多少の運転条件の変動に対しては，処理水質は影響しにくいとされているが，適切な運転がされなかった場合は維持管理費の増加という形で影響が現れる。

(1)　精密ろ過膜，限外ろ過膜の場合

・懸濁物質や菌の除去を主目的として採用されることが多いので，膜面への付着・堆積を防ぐために，膜面流速を大きくして汚れが蓄積しにくい運転方法や，逆洗等の物理洗浄や薬品洗浄を頻繁に行い安定した性能が維持できるような工夫が必要である。

・膜透過流速（Flux）を大きく設定しすぎないことや，早めの洗浄が安定運転に効果的である場合が多い。

(2)　ナノろ過膜，逆浸透膜の場合

・溶解成分を分離することを目的とする場合が多いので，あらかじめ懸濁成分を前処理にて除去しておくことが望ましい。

・シリカやカルシウム等によるスケーリングを防止するために，原水の pH 調整などの工夫が必要である。

・高圧をかけて多量の透過流速で運転すると，膜のファウリングが大きくなり寿命が短くなるため，適切な膜面流速となるようにモジュール数や膜面積を設定する。

3.3　ユーティリティ設備

3.3.1　ユーティリティの種類

ユーティリティ（用役）は，生産設備の稼動に必要な電力（電源，照明，受変電，情報伝送等），水（製造用水，冷却水等），空気，蒸気，ガス（空気，窒素）や燃料（天然ガス，LP ガス，灯油，重油）等のことを言い，これらのユーティリティを供給する設備をユーティリティ設備と呼ぶ。ユーティリティは工場全般に関わる設備であるものや，製造装置に付随した設備であるものもある。ここではそれぞれの詳細は専門書に譲り，主なユーティリティにおける GMP におけるハード対応からみた計画のポイントの概略を記す。

3.3.2　電気設備のポイント

(1)　電源設備

①　信頼性の確保

電源設備は工場の心臓部である。工場が全停電になると生産がストップすることになり，一部の停電であってもそれが製造エリアの空調であれば室内の清浄度が維持できず，製品の品質も低下する。したがって，電源設備の計画に当たっては，受電ラインを二系統にする，バックアップ体制を確保する（自家発電設備を並置する，無停電電源設備を設置するなど），といったように電源供給信頼性の高いシステムの構築をめざしてコスト面からの検討も含めて考慮することが重要である。

②　安全性の確保

食品工場の場合，洗浄，清潔や製造のために「水」を利用することが多いため，電源設備には防湿，防水，防食，防爆，防塵などへの対応が必要となる。特に，食品衛生上，鉄製品のさびには留意しなければならない。また，感電，漏電の対策として，漏電遮断器の設置などは必須である。

③　フレキシビリティの確保

トランス容量は，現在または当初の使用量だけでなく，将来の使用量を予測して決定することが望ましい。そのため，電気室やキュービクルの増設スペースをあらかじめ見込んでおくことや，増設幹線ルートの確保，分電盤のブレーカー増設スペースの確保などが必要である。

④　省エネルギー

福島第一原発事故を契機とした我が国のエネルギー政策の有り方，地球環境問題，製造コスト低減をふまえると，これからの食品工場の設計・計画においては，省エネルギー・省ランニングコストを十分に検討する必要がある。すなわち，高効率電気機器（高効率電動機，省エネ型トランス，LED 照明等）の採用，高効率運転制御（熱源等の台数制御，スケジュール運転等）の対策を講じることが求められている。

(2)　照明設備

食品工場における照明の目的には，製品の品質維持，生産性の確保，安全性の確保，良好な作業環境維持などがあり，これらを十分に考慮した上で，照明器具類の選定を行う。照度の設定に際しては，表 11 などに示されているデータ[30] を参考とする。また，冷凍室（庫），冷蔵室（庫）等の低温室においては，照明ランプは周囲温度により明るさ（光束）が変化するため，選定に際しては十分な検討が必要であることや，殺菌ランプの選定に際しては，その放射光が眼に有害であるため運用取扱いには要注意であることに留意しなければならない。

照明方式には，表 12 に示すような方式[31] があり，それぞれの特徴から適切な方式を選定することが望ましい。

3.3.3　ガスのポイント

(1)　窒素ガス

使用する窒素の品質は，品質基準書や設計仕様書に記載された品質を満足させることが必要で

表11　主な作業領域・活動領域の照度範囲

JIS Z9110：2011

単位：lx

領域，作業又は活動の種類	推奨照度	照度範囲
設計，製図	750	1000～500
キーボード操作，計算	500	750～300
事務室	750	1000～500
電子計算機室	500	750～300
集中監視室，制御室	500	750～300
受付	300	500～200
会議室，集会室	500	750～300
宿直室	300	500～200
食堂	300	500～200
書庫	200	300～150
倉庫	100	150～ 75
更衣室	200	300～150
便所，洗面所	200	300～150
電気室，機械室，電気・機械室などの配電盤及び計器盤	200	300～150
階段	150	200～100
廊下，エレベータ	100	150～ 75
玄関ホール（昼間）	750	1000～500
玄関ホール（夜間），玄関（車寄せ）	100	150～ 75

表12　照明方式の区分と特徴

区分	内容	特徴
全般照明	作業所や作業室など，ある領域全体をほぼ一様に照明する方式。	①照明器具が統一的で保守が容易。 ②作業内容に変化が多い場合，きめ細かい対応が困難。
局部照明	作業に必要な個所など，比較的狭い区域だけを局部的に照明する方式。	①対象に応じた細かい条件の設定が可能。 ②照明の変化にアクセントがつけやすい。
局部全般照明	作業場や室内の，一部分の領域をほぼ一様に照明する方式。	①作業内容の変化をある程度予測した対応が可能。 ②経済的である。
補助照明	全般照明または局部照明を必要に応じて補助するか，または必要な時だけ照明する。	①作業の変化に応じ，きめ細かく対応が可能。 ②昼光照明との併用に便利。

ある。品質基準としては，JIS基準（高純度窒素：K1107）などを参考にする。

配管の材質については，耐食性，耐久性，可撓性等をふまえて，SUS，プラスチック，銅などから選択する。また，オイル除去のために使用するフィルターについては，繊維質以外の材質を使用することが重要である。

⑵　**プロセス用空気**

プロセス用空気の品質は，窒素と同様に，品質基準書や設計仕様書に記載された品質を満足させることが必要である。配管の材質については，耐食性，耐久性，可撓（かとう）性などをふまえて，SUS，プラスチック，銅等から選択する。また，オイル除去のために使用するフィルターについても窒素と同様に，繊維質以外の材質を使用することが重要である。

食品工場では生産設備，包装設備等に圧縮空気が幅広く利用され，その供給源としては，オイルフリー型コンプレッサーを採用されることが多い。一般に所要動力が大きいので，設備のシステム構成や運転管理の成績が，工場のコストパフォーマンスを左右する。

⑶　**計装用空気**

通常，計装用空気の供給源としてオイルフリー型コンプレッサーが使用されるが，配管内では発錆防止，帯電防止等のため塗油処理が行われることがある。したがって，そのような処理がなされた場合には，オイルセパレーター，フィルター等を設置し，計装用空気にオイル成分が混入しないようにする必要がある。

3.3.4　熱源（加熱系・冷却系）システムのポイント

⑴　**温熱源**

食品工場の機械設備においては，温水や蒸気を加熱源とするものが多い。また，空気調和システムの暖房用の熱源としても利用される。

ボイラは，温水ボイラと蒸気ボイラに大きく分けられるが，選定上の主なポイントは次のとおりである。

- ・供給圧力，蒸気量，蒸気品質等の要求性能の確保
- ・燃料の種類
- ・原水の水質レベル，水処理設備の種類
- ・還水回収方法と熱回収システム
- ・各種法令手続き

また，熱水や蒸気用の配管材質には，ステンレス鋼等の不錆鋼（たとえば，SUS304）を使用することが重要である。

⑵　**冷熱源**

多くの食品加工プロセスにおいては，冷却や冷凍工程が必要であり，その熱源として冷凍機が使用される。機器内の食品を冷却・冷凍する冷却器には，冷熱を送る方式として，冷媒液を直接送る方式と，冷却した水を送る間接方式（チラーユニット方式）に分けられる。さらに低温が必要な場合には，水の代わりにブラインが用いられる。冷凍機には，圧縮式（往復動式，ターボ式，スクリュー式等），吸収式等がある。これらに冷凍機の選定上の主なポイントは次の通りである。

- ・供給温度，供給熱量等の要求性能の確保
- ・騒音，振動特性
- ・有資格管理者の必要性の有無

・省エネルギー性，環境負荷低減性
・冷却塔設置の可否

文　献

1）厚生省環境衛生局：「弁当及びそうざいの衛生規範について」，環食第161号（1979）
2）厚生労働省医薬食品局：「漬物の衛生規範の改正等について」，食安-監発1012第1号（2012）
3）厚生省環境衛生局：「洋生菓子の衛生規範について」，環食第54号（1983）
4）厚生省環境衛生局：「セントラルキッチン/カミサリー・システムの衛生規範について」，衛食第6号（1987）
5）厚生省環境衛生局：「生めん類の衛生規範について」，衛食第61号（1991）
6）厚生労働省医薬食品局：「錠剤，カプセル状等食品の適正な製造に係る基本的な考え方について」及び「錠剤，カプセル状等食品の原材料の安全性に関する自主点検ガイドラインについて」，食安発第0201003号（2005）
7）平成23年度厚生労働科学研究　食品の安心・安全確保推進研究事業：健康食品の評価に関する研究　研究報告書，p.33（2012）
8）金澤俊行ほか：『はじめてのHACCP工場　建設の進め方・考え方』，p.10，幸書房（2011）
9）川又　亨：食品と開発，**35**（7），7-9（2000）
10）環境科学フォーラム（編）：『わかりやすい空気清浄化のしくみ』，p.123，オーム社（1999）
11）矢野寿人：食品と開発，**37**（8），4-7（2002）
12）HACCP，ISO22000など食品工場のための総合情報サイト「HACCP99」HP http://www.haccp99.com/ より
13）金澤俊行ほか：『はじめてのHACCP工場　建設の進め方・考え方』，p.14，幸書房（2011）
14）金澤俊行ほか：『はじめてのHACCP工場　建設の進め方・考え方』，p.15，幸書房（2011）
15）海老沢政之：防菌防黴，**36**（3），161-166（2008）
16）㈳日本空気清浄協会（編）：『室内空気清浄便覧』，p.313（2000）
17）金澤俊行ほか：『はじめてのHACCP工場　建設の進め方・考え方』，p.21，幸書房（2011）
18）GMPハード研究会（編）：『医薬品原薬工場のGMPハード対応に関するガイドブック　第2版』，p.74，じほう（2009）
19）㈶日本健康・栄養食品協会：『2010年版健康補助食品GMPガイドライン』，p.39-41（2010）
20）金澤俊行ほか：『はじめてのHACCP工場　建設の進め方・考え方』，p.44，幸書房（2011）
21）工業技術会：『新しい食品工場の設計と建設』，p.94（1993）
22）金澤俊行ほか：『はじめてのHACCP工場　建設の進め方・考え方』，p.45，幸書房（2011）
23）工業技術会：『新しい食品工場の設計と建設』，p.111（1993）
24）厚生労働省：「労働安全衛生法事務所衛生基準規則」，労働省令第43号（1972）
25）工業技術会：『新しい食品工場の設計と建設』，p.114（1993）

26)　吉田照男：化学装置, **53**（6）, 17-25（2011）
27)　GMP ハード研究会（編）：『医薬品原薬工場の GMP ハード対応に関するガイドブック　第 2 版』, p.92, じほう（2009）
28)　厚生省：食品,「添加物等の規格基準」, 厚生省告示第 370号（1950）
29)　日本ガイシ HP　http://www.ngk.co.jp/academy/course01/03.html　より加筆修正
30)　日本工業標準調査会：「JIS Z 9110-2011 照明基準総則」（2011）
31)　GMP ハード研究会（編）：『医薬品原薬工場の GMP ハード対応に関するガイドブック　第 2 版』, p.115, じほう（2009）

第3章　管理組織の構築及び作業管理

春田正行*

安全な商品を提供することは食品企業の責務であり，企業は規模の大小に関わらず安全確保のための管理体制の構築に取り組むことが求められる。加えて，取引先や消費者の食品に対する要求レベルは高まるばかりであり，安全性のみならず“不良”に対しての反応も驚くほど厳しくなってきている。安全性は確保されていても，こうした不良は企業の信頼性を損なうばかりか，時として重大なトラブルに繋がることもある。

昨今の食品事故や苦情をみると，原材料の品質不良あるいは加工環境の不備や工程での単純ミスに起因する品質不良は意外に多い。不良として認知される基準は厳しくなる一方であり，これは当然ロス率の向上に繋がり，企業経営にも影響を与えることとなる。

企業防衛のためには，HACCPによる安全管理とともに，こうした事故，苦情の防止，あるいは低減が不可欠である。衛生管理，工程管理の体制をしっかりと整備しておくことが必要となる。

1　食品施設に求められるGMP

安全で安定的な商品を生産するためには，適切な衛生状態を維持することが不可欠である。そのためには構造面のみならず，一定のレベルを維持するための“管理”が重要となる。HACCPにおいても，PRP（前提条件プログラム）としてこれらの管理体制を確立しておくことが求められている。

一般に食品加工場における衛生管理の対象は次の3つに分けられる。

・施設：施設・設備の構造とその衛生の維持・管理

・物：食品（原材料，添加物，中間製品，最終製品），製造工程，容器・包装材料，製品の規格基準（食品衛生法関連，社内基準など），保管及び流通（販売）条件など

・人：営業者及び従事者（服装，衛生的習慣，健康管理，衛生教育など）

わが国の食品衛生法の規制や食品衛生監視もこの3つが対象となっており，その指針として，「食品等事業者が実施すべき管理運営に関する指針（ガイドライン）」及び「衛生規範」[1]が制定されている。

食品事業者に関するGMPとしては，前述のほか，Codex委員会による「食品衛生の一般的原則に関する規則」(Code of Practice)[2]，FDA適正製造規範[3]，ISO/TS22002-1「食品安全のた

* Masayuki Haruta ㈱消費経済研究所　関西総合検査センター担当　部長

めの前提条件プログラム-第1部食品製造」[4]，ISO/TS22002-3「食品安全のための前提条件プログラム-第3部農業」[5] などが挙げられる。

また，米国において2011年1月4日に「食品安全強化法（Food Safety Modernization Act）」[6] が発行され，わが国からの食品輸出品などがその対象となり，当然わが国の食品工場へのFDA監査が実施されている。

下記に主なGMPの概要を示す。自社の管理体制の構築の際の参考としていただきたい。

① Codex「食品衛生の一般的原則に関する規則」[2]

FAO/WHO合同のCodex委員会により制定された規則であり，日本の食品衛生法をはじめ各国の法規制の中にはこの「食品衛生の一般原則」に基づいた内容が取り入れられている（表1）。前述の「食品等事業者が実施すべき管理運営に関する指針」もこれに基づいたものである。
その目的は，次のように示されている。

- 食品が安全で安定してヒトに消費されることの保証を目的として，（原材料の生産から最終消費に至る）食品の一連の流れに対して一貫して適用できる食品衛生の基本的原則を決定する。
- 食品の安全性を向上させる手段として，HACCPに基づいたアプローチを勧告する。
- これらの原則を如何に実施すべきかを示す。
- 食品の一連の流れの各分野，工程，生産品のために，これらのそれぞれの範囲で衛生要件を明確にするための特定規則のガイドラインを作成する。

② ISO/TS22002-1「食品安全のための前提条件プログラム-第1部食品製造」[4]（技術仕様書）

ISO22000ファミリー規格における前提条件プログラムでは，表2 ISOファミリー規格における食品安全のための前提条件プログラム要求事項にISO22000：2005の第7章 安全な製品の計画及び実現の中で，7.2.3項の前提条件プログラムについて，7.2.3項のa-j項，及びISO/TS22002-1[4] の第4-13項の10項目の要件を考慮することと要求している。さらにISO/TS22002-1では，14. 再加工，15. 製品の回収手順，16. 倉庫保管，17. 製品情報および消費者意識，18. 食物防御，バイオビジランスおよびバイオテロリズムの5つの要求事項を示している（表2）。

表1　Codex　食品衛生の一般原則[2]　項目

1. 一次生産（原材料の生産）
2. 施設：設計および設備
3. 食品の取扱い管理
4. 施設：保守管理および衛生管理
5. 食品従事者の衛生
6. 食品の搬送
7. 製品の情報および消費者の意識
8. 食品従事者の教育・訓練

表2　ISO22000ファミリ-規格における食品安全のための前提条件プログラム要求事項

ISO22000 規格要求事項（7.2.3）及び ISO/TS22002-1 技術仕様書（第4-13項）の対比	
ISO22000 規格要求事項（7.2.3）	ISO/TS22002-1 技術仕様書（第4-13項）
a）建物および関連設備の構造ならびに配置	4．建物の構造と配置
b）作業空間と従業員施設を含む構内の配置	5．施設及び作業区域の配置
c）空気，水，エネルギー及び他のユーティリィティの供給源	6．ユーティリティー—空気，水，エネルギー
d）廃棄物と排水処理を含めた支援業務	7．廃棄物処理
e）装置の適切性，ならびに清掃・洗浄，保守および予防保全のしやすさ	8．装置の適切性，清掃・洗浄及び保守
f）購入した資材の管理	9．購入材料の管理（マネジメント）
g）交差汚染の予防手段	10．交差汚染の予防手段
h）清掃・洗浄及び殺菌・消毒	11．清掃・洗浄及び殺菌・消毒
i）ペスト・コントロール（有害生物の防除）	12．有害生物の防除（ペストコントロール）
j）要員の衛生	13．要員の衛生及び従業員のための施設
ISO/TS22002-1 技術仕様書（第14-18項）	
14. 再加工 15. 製品の回収手順 16. 倉庫保管 17. 製品情報及び消費者意識 18. 食物防御，バイオビジランスおよびバイオテロリズム	

なお，GFSI[※注] でのFSMS（Food Safety Management System）認証スキームとして開発されたFSSC22000（参考：「対訳FSSC22000」）[7] では，前提条件プログラムとしてこのISO/TS22002-1を考慮し，文書化することを要求している。

2　推進・責任体制の構築

“管理”を実行するのは「人」である。人をコントロールし，抜けやミスをできる限り防止することが最も重要となる。

そのためには，組織体制・責任体制を明確に示しておかなければならない。

① **衛生管理を運営・推進するための組織及びその役割の明確化**（図1）

HACCPチーム（食品安全チーム）のように独立した組織化が望まれる。自社の総意として構

※注）GFSI（Global Food Safety Initiative）とは
「全世界の消費者に安全な商品を提供し，消費者との信頼を築き，その信頼を揺るぎないものとするために，食品安全マネジメントシステムの継続的改善を行うこと」を目的として設立された非営利組織。GFSIに関連する小売り・メーカー・検査機関・行政などが協力し合って食品安全マネジメントシステムを継続的に改善させることを目的としている。
GSFIは，世界中の食品安全に関する認証の仕組みと認証規格をベンチマーク（GFSIのガイダンス文書に照らし合わせること）し，適合した食品安全管理標準規格をGFSI承認規格としている。

食品安全チームリーダー
・チームの編成とメンバー教育 ・チーム業務の進捗管理及び是正指導 ・各種手順書類，プランの承認 ・経営者への報告（監査・レビュー結果等）及び提言

生産管理担当	検証（記録の確認 など） 生産計画・指示書等の作成	・各種手順書・様式等の作成 ・ハザード分析及びHACCPプランの作成 ・従業員教育の計画化と実施 ・内部監査 ・システムのレビュー及び見直し
製造担当	工程・衛生管理全般	
品質管理担当	検証（検査・校正・巡回など） 製品の品質保証 外注先・仕入れ先の監査	
工務担当	設備の保守管理	
購買担当	原材料・資材の管理	
営業担当	仕様書等の作成・管理	

図１　組織例　食品安全チーム

築・運用することが前提のため，メンバーは，購買・生産・販売・施設管理（工務など）・品質管理など，活動に必要と考えられる部署・担当を網羅するようにしたい。

組織の役割としては，少なくとも以下のものを含むことが望まれる。

衛生管理・安全管理に関わる，

・プログラムの作成・承認及び導入支援

・作業者の教育・訓練の計画化と進捗管理

・情報の収集及び解析と必要に応じた提供

・プログラムの検証結果の確認と改善

・レビューと結果に基づくシステム・プログラムの見直し

②　組織の権限の明確化

安全管理・衛生管理はトップマネジメントであるが，企業では，効率やコスト重視になりやすく，優先順位を誤ることも考えられる。最低限守るべき事項に関しては，“歯止め”としてのチームによる承認体制を組み込むことも必要となる。要は，経営者も含め勝手な導入や変更などは，組織の承認なしにできない体制としておくことが重要である。また，設備投資などに関しても提言できる環境としておくことが望まれる。

【チームの権限事項（例）】
・衛生管理・安全管理に関わるプログラムの承認
・商品設計・仕様変更などにおける安全性に関わる事項
・設備・工程変更などに関わる事項
・設備・環境改善に関わる設備投資提言
・その他，衛生管理・安全管理に関わる変更（人の配置など）

3　教育・訓練

食品事故は管理体制の不備や構造的な欠陥に起因するものだけでなく，それらを運用する“人”によって引き起こされているものが多い。そして，それらの事故は油断やミスのみならず，無知からくる判断の誤りによっても引き起こされる。例えば，通常の処理能力を上回るような作業が発生した場合や設備トラブルが発生した場合などには，定められたルーチンの作業からはずれた行為が行われる。こうした事態を予め想定し，対処を定めておくことも重要であるが，あらゆる事態を想定し，危害やトラブルの発生要因を抽出することは実際できるものではない。最終的には個人の「判断力」が重要となる。

作業者のパート化が進むにつれ，作業の標準化やチェックシステムの整備ばかりが言われる傾向にあるが，それだけでは不測の事態に対応することはできない。“想定の範囲を超えた場合に的確に対処を行える”ことが衛生管理，品質管理の基盤となると考えるべきであり，こうした“判断できる人材の育成”が不可欠であると考えるべきである。

3.1　管理者の育成

作業者のパート化により，管理者に求められる管理能力の要求レベルは高くなるばかりである。にも拘らず，特に中小企業では人材の不足が深刻な問題になりつつあるのが現状である。経営者は管理者の育成を最重要課題として取り組むことが求められている。

管理者は常に「判断」が求められる。管理者に求められる「判断力」は多分に個人の持つ資質によるものが大きく，また経験に裏打ちされるものでもあるため，養成することは容易ではない。

まずは，「判断力」のベースとなる，

・基本的知識の習得：特に衛生管理・品質管理の重要性について
・HACCP・ISOなどの管理技術の習得

を計画的に進めるとともに，自社の管理体系を自ら構築させることが重要である。そのためには，外部の力を積極的に取り入れることを考えるべきである。

また，これらのスキルを管理職登用の際の要件とし，人事考課等に反映させることも考慮すべきである。

3.2　教育・訓練プログラム

教育・訓練の基本的なプロセスは，

① 管理者を含む作業者に求められる要件，資質を明確にする

② 教育プログラムを構築し，実践する

③ 教育の効果を評価する

④ 評価に基づき，次期育成計画を立案する

ことである。

プログラムを構築，運営するポイントとしては，

① 求められる要件を満たすために必要な「技能・経験」と「知識」をできる限り具体的に示す。

② 求められる責任や役割に応じて示す。具体的にはそれぞれの階層，業務に応じ，段階別に作成する。特に技術的なレベルの確保のためには，必要に応じて，技能について部署別，担

文例１　求められる要件例

対象	求められる要件
食品安全チーム担当 （HACCP チーム）	HACCP 計画の設計ができる 一般的衛生管理事項の設計ができる 品質，衛生面を考慮した作業，管理体制の設計ができる 現場の衛生状態の検証，及び問題点の改善策の立案ができる 品質面でのトラブル・不良についての対処の判断，指示が的確にできる 行政機関，業者等と適切な情報提供，交換，交渉ができる
品質管理部担当	品質の設計の安全性についての検証ができる 品質の判定ができる 現場の衛生状態の検証ができる 問題点の指摘，および改善の指導ができる 問題の重要性の判定ができる クレーム・トラブルの改善指導ができる クレーム処理（対外部，内部）が的確にできる 基本的な食品衛生の教育，指導ができる
現場責任者 （主任・課長）	品質，衛生面を考慮した作業を指導できる 現場の衛生状態のチェックができる 問題点の指摘，および改善の立案ができる 異常の判定が的確にできる 現場でのトラブル・不良についての対処の判断が的確にできる クレーム・トラブルの原因分析・改善策が立案できる
一般社員	マニュアルに従い担当者を指導できる 基本的な衛生管理事項を理解し，マニュアル等の意味を知った上で作業ができる 基準に従い，異常の判定ができる 異常時などの連絡，報告が的確にできる
パート（長期）	基本ルールに従い作業ができる 基本衛生の必要性を理解している
アルバイト（短期）	やってはいけない行為，やらなけらばならない行為を理解している

文例2　教育プログラム例-HACCP教育プログラム

<table>
<tr><td colspan="4">HACCP教育プログラム</td><td>作成：
更新：</td></tr>
<tr><td colspan="2">対象</td><td>資格要件・知識要件</td><td>教育方法</td><td>時期</td></tr>
<tr><td rowspan="4">食品安全
チーム担当</td><td>全員</td><td>HACCP研修（外部）受講</td><td>外部研修受講</td><td>着任前後</td></tr>
<tr><td>全員</td><td>内部監査員</td><td>内部監査員研修受講</td><td>着任一年以内</td></tr>
<tr><td rowspan="2">リーダー</td><td>HACCP施委任者コース受講</td><td>外部研修受講</td><td>着任前後</td></tr>
<tr><td>ISO9000審査補</td><td>資格習得</td><td>着任前後</td></tr>
<tr><td>品管担当</td><td>一般社員</td><td>HACCP研修（外部）受講</td><td>外部研修受講</td><td>着任前後</td></tr>
<tr><td rowspan="4">製造担当</td><td>現場主任</td><td>HACCP管理技術</td><td>HACCP研修
（内部研修）</td><td>着任前後</td></tr>
<tr><td rowspan="2">重要管理
点担当者</td><td rowspan="2">HACCPプランに基づく管理技術</td><td>重要工程管理技術訓練</td><td>着任時</td></tr>
<tr><td>重要工程管理技術審査</td><td>毎年5月</td></tr>
<tr><td>一般社員</td><td>HACCP基礎知識</td><td>HACCP基礎研修
（内部研修）</td><td>入社（着任）後2年
以内</td></tr>
<tr><td colspan="4" rowspan="2">研修内容については，各実施要領に基づき行う。
研修結果については，「研修実施記録」及び「教育カルテ」に記録する。</td><td>承認</td></tr>
<tr><td></td></tr>
</table>

当作業毎に作成することも必要である。

③　マニュアル通りに作業することを教えるだけでなく，各担当者に意味と重要性を教育し，十分に理解させる。特にCCPなどの重要項目については，管理技術の精度が求められる。モニタリング技術を確実に教え込むとともに，基準を逸脱した場合の措置などについて十分に理解させておくことが必要である。

④　個人判断による作業方法，管理方法などの変更が時として重大な事故を引き起こすため，組織としての判断が必要であることを十分に理解させる。

が挙げられる（文例1，2）。

4　プログラムの構築とその運用

4.1　構築しておくべきプログラム

前述のガイドラインなどは，食品事業者に求められる製造環境及びその維持管理のために必要な事項（要件）を示したものであり，その実現のためには各加工施設，生産品目などにあった自社の衛生管理プログラムを整備する必要がある。

食品工場で整備すべきプログラムの一例を下記に示す。

①　作業者及び作業環境維持に関するプログラム

②　製造・加工作業衛生に関するプログラム

③　原材料の管理プログラム

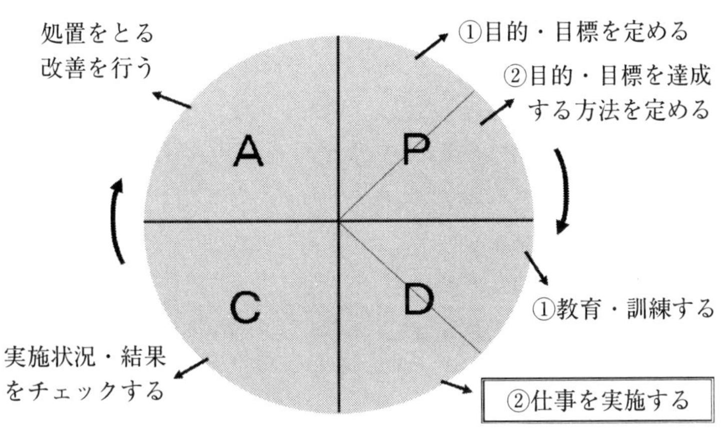

図 2　PDCA サイクル

④　品質・製造管理に関するプログラム

⑤　外注・製造委託に関するプログラム

⑥　トレーサビリティ確保に関するプログラム

⑦　製品の検査，及びその精度維持に関するプログラム

⑧　商品の流通管理に関するプログラム

⑨　商品開発に関するプログラム

⑩　苦情対応・事故対応に関するプログラム

⑪　従業員の教育訓練に関するプログラム（前述）

これらに加え，フードテロに対する要求も高まりつつあり，ある程度の防御の仕組みを考えておくことも今後考慮すべきであろう。

4.2　管理の考え方

管理のためには PDCA を常に念頭に置き，プログラムを構築することが肝要である（図 2）。

①　プログラムの構築（P：Plan）

現場にあった，できる限り具体的なプログラムを作成する。必ず現場の担当者を交えて作成することが重要である。

プログラムは作業の手順のほか，責任体制，検証方法（チェック・点検）まで具体化すべきである。

②　教育訓練と実行（D：Do）

作業内容はもちろんのこと，その意味・効果を事前に作業者に周知させる。実際にはこの教育訓練が最もおろそかにされやすい要件であり，これが抜けやミスの発生に繋がっていると考えられる。最重要要件と考えるべきである。

③　実施状況の検証（C：Check）

実行した結果及びその効果を確認する。出来栄えの点検が基本であるが，定めた手順通りに行っているか，バラツキはないかを確認しておくことも重要である。特に清掃や洗浄など“日常業務”として位置付けられるものほど慣れが生まれ，その目的，意味が希薄になりやすい。また，本来“忙しい”時ほどその重要性が増すにもかかわらず，実際には“手抜き”が生じることも考えられる。再教育を含め，常に検証を行うことが求められる。

④　レビューとプログラムの見直し（Action）

作成されたプログラムは常に是正され，メンテナンスされなければならない。これらは作成された時点で着地となりやすいが，むしろスタート時点に立ったと考えるべきである。初めから完全なものができるはずもなく，順次レベルアップさせるためのメンテナンスシステムを確立しておくことが重要である。

4.3　効果的なプログラムの構築のためのポイント

ポイント1　抜けがなく，かつオーバースペック（過剰な管理）にならないこと。

効果的な管理体制を効率するためには，自社の環境条件・取扱い品目などにあった管理レベルを維持することが重要である。そのためには，現状工程の分析を十分に行い，起こりうるハザードや不良を明らかにしておく必要がある。特に製品を直接汚染する機器，器具などの汚染実態や微生物の挙動を調査し，重要なポイントをピックアップしておく。

ポイント2　「使える」プログラムとする。

現状のプログラムが本当に「使われているのか」「使えるのか」を把握しておく。現場での確認やヒアリングを十分に行うことが必要である。

ポイント3　「効果のある」プログラムとする。

特に洗浄・殺菌などはその出来栄えの確認が難しい。重要なポイントについては，拭き取り検査や抜き取り検査などで，その効果を検証しておく必要がある。

5　実践的プログラムの構築

ここでは，食品工場における衛生管理・製造管理についての主なプログラムの構築について，そのポイントを示す。

5.1　作業者及び作業環境維持管理

食品事故，苦情の多くは施設や加工ライン，作業者の衛生管理不良に起因する。特に異物混入や微生物汚染は食品周辺の環境に由来するものが多く，その防御のためには人を含めた作業環境を常に一定のレベルに保つことが要求される。これらは目視レベルで，あるいは即時モニタリングできないものが多く，「出来栄え」を正しく評価することは難しい。従って制御するためには，

表３　人による汚染リスクとその管理ポイント

リスク			管理事項	求める水準
異物混入 （人由来）	毛髪（体毛）	⇒	・身だしなみ ・手洗い ・異物対策 ・健康管理	・人由来病原菌から防除されていること ・手指等介した交差汚染が防止されていること ・異物要因の持ち込みがないこと ・毛髪落下，混入を防止できること ・外部からの汚染が防除されていること
	その他（爪，歯など）			
異物混入 （持ち込み）	衣類，装飾品など			
	その他			
微生物汚染	腸内病原微生物			
	環境・原料由来病原微生物			
	手指等を介した汚染			
	外部からの汚染の持込			

“結果”よりもプロセスを管理することが重要となる。清掃など“日常業務”として位置付けられるものほど慣れが生まれ，その目的，意味が希薄になりやすい。また，本来“忙しい”時ほどその重要性が増すにもかかわらず，実際には“手抜き”が生じることも考えられる。

食品に対する影響度を十分に踏まえ，常に一定レベルを確保できるよう管理の仕組みを構築し，プログラム化しておくことが求められる。

5.1.1　作業者の衛生管理

人は，人自体が汚染源になるほか，外部からの汚染物質の持ち込み，作業場内での交差汚染の媒介など，食品汚染の大きな要因となる。

作業者が加工場に汚染を持ち込む要因は様々あるが，大別すると以下の２点である（表3）。

・作業者自身が汚染源：食中毒菌等の保菌・毛髪の脱落など

・作業者を経由して外部等から汚染の持ち込み

これらの汚染を防除するためには，

①　守るべきルールを決める　　　　　　　　｝→作業の標準化
②　適切なハード（着衣等含む）を設置する　｝
③　決められたルールを守らせる　　→　監督，指導，訓練
④　作業者の資質（衛生意識）を上げる　　→　教育

ことが必要となる。特に個人の意識に係わる部分が多く，チェックシステム等で管理しきれる事項ではないため，日頃の指導教育が非常に重要である。また個人のモラルを上げるためにも，ハード面や定期的な教育等を整備し，企業の姿勢を示すことが大切である。

5.1.2　作業環境の維持管理

食品汚染に対し，作業場の環境の及ぼす影響は大きい（図3）。しっかりとした管理の仕組みを構築しておくことが求められる。

作業環境維持のため，構築しておくべきプログラムとしては，

①　施設のサニテーション及び保守管理

②　防虫防鼠

③　環境温（湿）度管理・照度管理

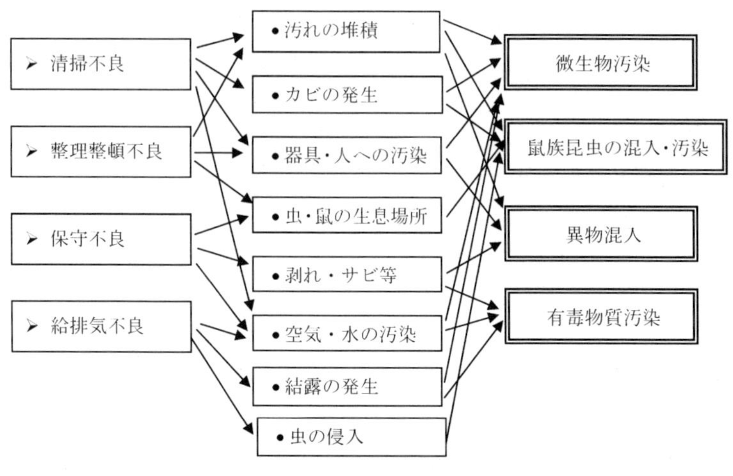

図3　作業環境の及ぼす影響例

が挙げられる。

なお，これらの前提として「2S（整理・整頓）」ができていることが求められることは言うまでもない。

①　施設のサニテーション及び保守管理

・サニテーションは，基本事項であることは周知され，個々の作業マニュアル等は整備されているものの，意外に体系だった管理がなされていない。まずは清掃箇所や頻度・タイミング，担当者等の実施体制を明確にすることが重要である（文例3)。

・老朽化もあり，環境は知らず知らずのうちに悪化する。定期的な点検を行い，不良箇所の徹底清掃やメンテナンスにより初期化することも必要である。

・空調など空気の流れに関係する設備は汚染の原因となりやすい。定期的な清掃のほか，落下菌などで傾向を把握しておくことも必要となる。特に清浄度を要求されるクリーンルームなどは，定期点検・メンテナンスをしっかりと計画しておく。

②　防虫防鼠

鼠族，昆虫の防除は食品を取り扱う以上，避けては通れない事項といえる。しかしながら現状では知識や技術が不十分で，かつ相当のコストを要することから，有効なプログラム整備の最も遅れている事項のひとつであるといえる。

防虫防鼠については，

「侵入や発生を防ぐ環境整備」

「モニタリングに基づく環境維持」

「駆除」

「人の教育（躾)」

を基本とし，これらについてプログラムを整備し，管理することが必要となる。

文例3　食品工場の清掃管理プログラム例

工程・場所	清掃箇所	ポイント	清掃方法	担当責任	清掃頻度			管理方法		
					年・月	週	日（タイミング）	実施記録	確認・点検	記録（C/L）
工場外周	排水溝	水の滞留がないこと 虫の発生がないこと	汚れの除去	総務課長	月一回			―	防虫パトロール（月一回）	防虫C/L
	敷地		掃き掃除			週一回		―		
建屋外周	壁		水洗浄		年二回			―		
	とい	水の滞留がないこと	汚れの除去		年二回			―		
入場口		泥・水溜りがないこと	掃き掃除				毎朝			
更衣室		毛髪落下等ないこと 私物等の放置がないこと	掃除機				終業時	清掃C/L		
原料冷蔵庫		汚れの堆積がないこと カビの派生がないこと	冷蔵庫清掃マニュアル	製造課長		週一回			品管巡回	

・専門的知識が必要なため，優良な業者を選定し共同で作成することが望ましい。また，実務についても専門業者に委託することが多いが，このうちどこまでを業者に委託し，どこを自社で行うかを決め，体系的に管理することが必要となる。

・また，委託した業務については業者任せにせず，その結果，内容を十分に吟味し，改善に活かすことを考えなければならない。

③　環境温（湿）度管理・照度管理

・冷蔵庫等温度管理の重要な保管庫については，基準逸脱時の対応を明確にルール化しておく。不良の発生の可能性，及びその範囲の把握が重要となる。また，廃棄等コストに関わる部分でもあるため，厳しさだけでなく現実的なルールとしておくことも肝要である。

・温（湿）度については，品目特性等に応じ，その管理の重要性を十分に考慮し，効果的・現実的な基準を示す。

・照度は順次低下することを考慮し，定期的な点検を行うことが望ましい。照度計の数字だけにとらわれず作業者の感覚も考慮する。

5.2　作業衛生管理

作業時や保管時では，食品は常に汚染や劣化のリスクにさらされている。これらの防除のため

には，

① 設備・器具のサニテーション及び保守管理

② 交差汚染の防止

③ 食品の取扱いや保管管理（温度・鮮度管理，汚染対策など）

が必要となる。

① 設備・器具のサニテーション及び保守管理

1） 求められる衛生水準を明確にする

取扱い品目や工程等により，管理すべきリスクの要因（微生物・異物・アレルギー物質など）は異なり，その要求される清浄度レベルも異なるはずである。サニテーションを効果的，効率的に行うためには，要因と求められる水準を十分に考慮することが重要となる。サニテーション不良等によるリスクを十分に分析したうえ，管理体制を構築することが求められる（文例4）。

2） モニタリングにより一定レベルを維持する

人により，あるいは時により，出来栄えの基準はバラツキがあることを前提に考えるべきである。事後の出来栄えの点検をシステム化しておくことが重要である。ビジュアルが基本となるが，具体的に基準を示しにくい事項であるため，盲点となりやすい箇所を点検ポイントとしてピックアップしておくことが望ましい。

3） プログラムの効果検証を行う

文例4　工程設備の汚染や混入リスク分析　牛乳ライン例

工程	設備	汚染・混入要因	防止措置
原料乳搬入	ローリー	・洗浄不足による微生物の増殖	洗浄マニュアル
清浄化 冷却	クラリファイヤー 冷却プレート 配管	・洗浄不足による微生物の増殖	CIP管理手順書
貯乳	貯乳タンク	・洗浄不足による微生物の増殖	CIP管理手順書
均質化	ホモジナイザー	・洗浄殺菌不足による微生物の増殖	CIP管理手順書 殺菌機メンテナンスプログラム ストレーナ管理手順書
殺菌・冷却	殺菌・充填ライン 送液ポンプ ストレーナ	・洗浄不足による微生物残存 ・CIP薬剤の残存 ・パッキンの劣化による汚染，異物混入 ・ストレーナ破損による異物混入	
充填	充填機	・洗浄殺菌不足による微生物残存 ・CIP薬剤の残存 ・シール不良による微生物汚染 （シール部メンテナンス不良） ・クリーンブース整備不良による汚染エアーの流入 ・水滴の落下による汚染 ・部品落下，樹脂部破損による異物混入 ・グリスの付着	CIP管理手順書 充填機メンテナンスプログラム
保管	冷蔵庫	—	

手順が守られているか，現場の状況を定期的に確認しておくことも必要である。また，特に清浄度を要求される設備や器具などについては，効果の検証として，拭き取り検査やATPによる確認も検討すべきである。

その上で，どこを，どの程度，どうやって行うべきか，再度全体を整理して重要度に応じて労力やコストを適正に配分することが必要となる。

②　交差汚染対策

微生物はもとより，アレルギー物質や添加物，臭気や色などの交差汚染により品質トラブルに繋がるケースは多い。またその要因についても，工程間，異種ライン間，あるいは器具や人を介しての間接的な汚染など様々なケースで発生する可能性がある。これら交差汚染の可能性を抽出し，それぞれの対策を打つ必要がある。対策としては，区分や動線の見直しなどの構造的な対策も重要であるが限界もあるため，現状の中で，専用化や使い分け，製造順序の調整などの方策を検討する必要がある。これらの基本的なルールを明確にするとともに，現場に周知徹底させる取り組みが必要となる。

対策を進めるに当たっては，以下の点に留意したい。

・交差汚染の可能性の抽出については机上では難しい。過去の事故等を再確認し，現場での確認をベースに現状管理方法の適正を十分に検討する必要がある。
・現場での遵守状況について，定期的な点検を行う。
・大きなトラブルに繋がる可能性のある事項については，管理方法の適正を検証するために，定期的な検査を行うことも検討すべきである。
・製造順序等，その都度調整の必要な場合については，相応の知識のある判断者を定めておく。

③　食品の取扱いや保管管理

作業時や保管時には，汚染や異物混入，鮮度の劣化など起きる可能性がある。前述と同様，現場の分析に基づく対策の立案が最も重要となる。特に，

・“人”に関わる要因が大きい。要因が多岐に渡るため，すべてをルール化できるものではない。教育と監督，指導をベースに考えるべきである。

5.3　原材料の管理

BSE，残留薬剤問題などの発生により，原材料の安全性を確保することが食品企業にとって大きな課題となった。また，産地偽装に端を発する原材料表示の信頼性を確保するための履歴管理も各企業に課せられた。加えて，アレルギー表示を初めとする表示規制の強化により，原材料情報の適正な収集も必須事項となっている。

こうした中で，食品企業として原材料をどのように管理し，安全性を担保するのか，その管理方法を明確に示すことが求められる。

5.3.1　管理の対象

原材料の品質について管理すべき主な対象としては，

① 使用水
② 生鮮原材料（加工度の低い原料含む）に由来するハザード
・生鮮原材料に宿命的に存在する食中毒菌
・残留薬剤（残留農薬や抗菌剤など）
・その他，残留放射線やBSEなどの有害化学物質
③ 生鮮及び加工原料品質不良：夾雑物等の異物・鮮度不良など
④ 加工原料の加工・製造工程に由来するハザードや不良
・アレルギー物質
・有害微生物による汚染，増殖
・加工不良による異物混入や規格外品など
⑤ 資材等からの有毒化学物質の溶出
⑥ 物流・保管時の管理不良に起因する微生物の増殖や劣化，破損

などが挙げられる。

5.3.2 プログラム構築の手順とポイント

原材料については，自社で100％品質を保証することはできないことが前提となる。管理のためには，

・仕入れ先や物流業者のコントロール
・入荷原材料の検品・検査

が基本となる。

① 各原材料における管理対象の抽出

まずは，各原材料についてハザードや不良の分析を行い，管理すべき対象を明確化することが重要である。そのためには，食中毒菌などの基本的な知識のほか，過去の事故情報や各種規制など広く情報を収集することが重要となる。

② 仕入れ先のコントロール

管理の方法としては，

・仕入れ先からの規格書・保証書・検査書などの入手・確認
・育成・栽培等の管理体制の確認
・加工工程の確認

などが挙げられる。

帳票類に関しては更新・メンテナンスが重要となるため，リスト化・計画化しておくことが大切となる。また，定期的に仕入先の現場の管理状況を確認しておくことも考慮すべきである。

③ 物流業者のコントロール

・基本は入荷段階での温度確認となるが，冷蔵品などについては配送車の温度管理体制程度は確認しておきたい。必要に応じ，常時モニタリングを義務づけることも考えるべきである。
・また，意外に業者での保管不良に起因する品質不良は多い。業者における保管や取扱いの状

態も確認しておくことが望まれる。

④　**入荷原材料の検品・検査**

・入荷段階での検品では多くを期待できない。入荷時の温度確認のほか，最低限の日付や外観の確認が基本となるが，リスクに応じ，仕入れ先での検査結果の確認，使用時の包装・内容検品，使用前の品質検査をルール化しておく。

・また，仕入れ先の牽制のためにも自社の検品・検査結果をフィードバックすることも考えるべきである。

5.4　品質・製造管理

安全性の確保は当然として，品質の不良やバラツキをコントロールすることは，企業として極めて重要な事項である。安全性は確保されていても，ちょっとした印字ミスや調合ミス，シール不良などは，ロスの発生となるだけでなく回収などの大きなトラブルに繋がる可能性もある。

ロスを抑え，安全で安定した品質の商品を無理なく（効率よく）生産するためには，製造工程の管理点を明確にし，それぞれ管理することが必要となる。

そのためには，ベースとなる商品の品質規格書・仕様書類のほか，以下のものを整備しておきたい。

①　**作業標準書（SOP）**

人によるバラツキや抜けの防止のため，作業の手順を明確にしておく。単なる手順書ではなく，ポイントを示しておくことが重要。

②　**QC工程図**（文例5）

各工程における管理点とその管理基準，管理方法などを体系的に示す。

③　**ハザード分析に基づく，HACCPプラン・オペレーションPRP**

④　**不適合品・不良品の管理プログラム**

工程で外された製品などが誤って良品に混入することを防止する。表示などによる識別や区分保管をルール化しておく。

⑤　**各種測定機器の点検及び校正プログラム**

また，これらは下記の点に留意したい。

・工程や作業の異なる品目毎作成する。

・安全性に係わらなくとも広範囲な不良に繋がる可能性のある配合や調合，日付印字などについては，ロットの保証できるチェック体制の構築や異常時の対応の明確化など，不良品を出荷させない仕組み作りが必要。

・仕掛残や不良品などの再利用の方法については，アレルギー物質の混入や品質のバラツキ等に繋がる可能性もある。こうしたリスクを事前に十分に考慮する必要がある。特に不適合ロット品などを再処理することが想定される場合については，判断者・責任者を明確に規定しておく。

文例5　QC工程図例

QC工程図			製品名： ○×ウインナー100g	日付： 管理No.
管理区	製造工程	設定値・基準	管理方法・ポイント	記録書・帳票類
汚染区域	原料解凍	流水解凍（ミスト）	温度管理 目視検査	解凍チェックリスト
汚染区域	原料処理	10℃以下	原料品質チェック 原料品温チェック	処理・検品チェックリスト
汚染区域	整形	10℃以下	異物・経雑物の確認 (獣毛，硬骨など)	原料異物チェックリスト
汚染区域	チョッピング	10℃以下	計量管理 仕掛品品温チェック	塩せき工程管理表
汚染区域	ミキシング（←副原材料）	10℃以下	副原材料の配合確認 仕掛品品温チェック	配合記録書 塩せき工程管理表
汚染区域	粉砕	直径3mm	ストレーナー異物除去	塩せき工程管理表
準清浄区域	充填	10℃以下	充填前品温の確認	充填工程管理表
準清浄区域	加熱	①乾燥 ②スモーキング ③蒸煮 ※合計75分，中心72℃	温度確認	熱処理チャート表 熱処理工程管理表
準清浄区域	冷却	10℃以下	温度確認	冷却工程管理表
清浄区域	ピーリング		異物の有無確認	包装工程管理表
清浄区域	計量	100g/パック	ウェイトチェッカー作動記録確認	計量管理表
清浄区域	包装	残存酸素濃度：0.8%以下	残存酸素濃度の確認（作業前後）表示・印字チェック	包装工程管理表
清浄区域	金属探知	Fe1.5，Sus3.0	テストピースによる作業確認（作業前後）	金属探知記録書
清浄区域	検品	検食の保管（1パック/日）	出荷前検品の実施	検品記録書
清浄区域	箱詰め	10パック/ケース		包装工程管理表

5.5　外注・製造委託管理

生産性の向上や加工コストの低減，自社での生産技術の問題などから，原料や半製品の外注や製品の製造委託（OEM）が行われている。これらは仕様指定であり，発注元にも当然品質上の責任が発生する。少なくとも，

・仕様設計の安全性の確保とその相互確認

・適正な外注先の選定

については，ルール化しておくべきである。

また，製造委託品及びバラツキや不良の起きやすい原料や半製品に関しては，

・検査結果等のロット毎あるいは定期的な確認

・外注品や委託製品の定期的な品質検査

・工場の現場確認

により，発注先を監視，指導を行うことも考えるべきである。

5.6　トレーサビリティの確保

トレーサビリティを確立する目的は，以下の２点である。

①　被害の拡大防止と損害の抑制

万が一事故が起きた場合，その被害の拡大を防止するため，不良発生の可能性の範囲を明確にすることが求められる。これは回収などの損害をできる限り抑えることにも繋がる。

②　商品の信頼性の証明

適正な原料を使用したこと，適正に製造されたことを証明する必要がある。そのためには，その商品が適正に管理された履歴を示せるようにしておくことが必要となる。

食品工場におけるトレーサビリティを確保するためには少なくとも，

・商品のロットから使用した原料に遡れること

・商品の製造及び品質管理の履歴が明確であること

・商品のロット毎の出荷先（販売先）が明確であること

が必要となる。そのためには，

・原料，仕掛品，製品のロット識別の明確化と区分管理

・各段階におけるロット記録

のルールを整備しておくことが重要である。特に複雑になりやすいのが，仕掛品と製品のロットの関係である。この関係を明確にするとともに，できる限りシンプルにすることにより，管理を効率化することも検討すべき課題となる。

文　　献

1) 「食品等事業者が実施すべき管理運営に関する指針（ガイドライン）」，食安発第0227012号，及び「衛生規範」(2004)
2) Codex委員会「食品衛生の一般的原則に関する規則」，CAC/RCP 1-1969，Rev.3（1997）
3) 「FDA適正製造規範（FDA 21CFR Part 110 Current Good Manufacturing Practice in Manufacturing，Packing，or Holding Human Food）」(1969)
4) 『ISO/TS22002-1：2009：食品安全のための前提条件プログラム-第1部食品製造』，日本規格協会（2009）
5) 『ISO/TS22002-3：2011：食品安全のための前提条件プログラム-第3部農業』，日本規格協会（2009）
6) 「食品安全強化法（Food Safety Modernization Act）」(2011)
7) 豊福 肇ほか：『対訳FSSC22000』，鶏卵肉情報センター（2012）

第4章　文書管理

春田正行*

マネジメントのためには，管理や作業内容の手順を文書化し，管理結果を記録することが不可欠である。ISO や HACCP においても文書化及び記録とその管理は，基本的な要求事項とされている。

設定されたプランに基づくすべての管理事項が文書化され，管理の結果を記録することにより，適切な衛生管理がなされていたことを証明することができる。また，苦情や事故が発生した場合には，記録を追跡調査して原因を追求し，問題のある製品の範囲を絞り込むこともできる。そのため，文書や記録をいつでも利用できるように常に整備，保管しておくことが重要となる。

したがって，作成した文書・帳票，及び記録結果については，その保管管理の方法を明確に規定しておくことが必要である。また，改廃などの確実な管理を行うためには，識別や区分を明確にすることが不可欠となる。

1　文書化

誤認や人によるバラツキを防ぐために，定めたルールや手順は文書化しておくことを前提とすべきである。

文書化の目的として ISO では，

・情報伝達の道具

・適合性の証拠

・知識の共有

の3つを挙げている。そして文書化のメリットとして，

・業務の明確かつ効率的な枠組みとなる

・業務に一貫性を与える

・教育訓練の基礎となる

などが挙げられている。

1.1　文書の体系

衛生や品質をマネジメントするための文書としては，以下のものが挙げられる（図1）。

＊　Masayuki Haruta　㈱消費経済研究所　関西総合検査センター担当　部長

① システムを規定する文書：食品安全マニュアル・規定書など
② 活動やプロセスを実施する方法に関する文書：各種手順書など
③ 原料・製品の品質に関わる文書：品質基準書・仕様書類など
④ 個々の製品の管理方法などを規定する文書：HACCP プラン，QC 工程図など
⑤ 活動や結果の客観的証拠としての文書：記録
⑥ 外部よりの収集情報，クレーム情報等

これらの文書を管理するためには，文書の位置づけを明確にして，体系的に考える必要がある（図 2）。

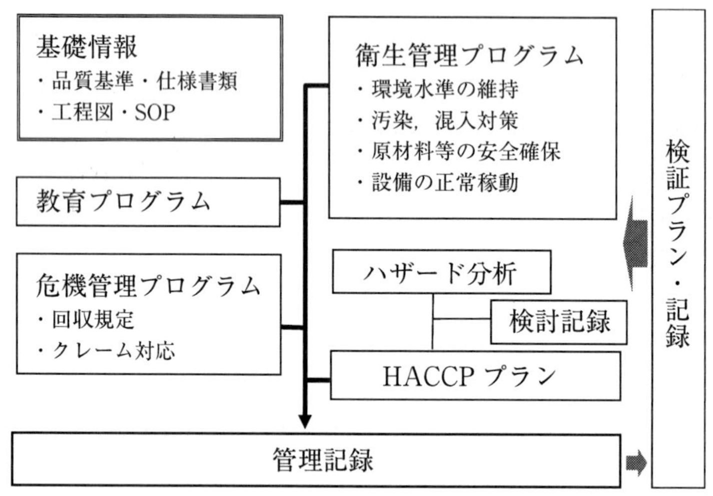

図 1　衛生管理に関する文書体系例

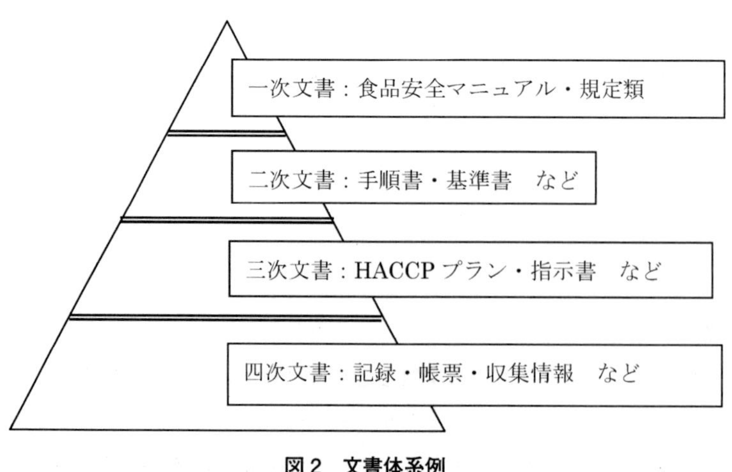

図 2　文書体系例

上位文書（食品安全マニュアルや各種規定類など）は，管理の方針や範囲，実施事項など組織としての“考え方”を示すものであり，下位文書はその実現のための具体的実行方法を示すものと考えることができる。上位文書を整備することは，管理項目の抜けを防止する，あるいは従業員に周知するためにも必要と考えるべきである（文例1）。

文例1　衛生管理　文書一覧例

管理事項・規定		手順書類	作業マニュアル　等	記録帳票
（目的・内容） 管理の方針・範囲・方法を定める		管理の手法を具体的に定める	現場での作業方法等を具体的に示す	管理のモレ，ミスをなくす結果の“記録”・検証
施設設備の衛生管理	・清掃管理 ・施工，保守管理 ・環境管理	・清掃管理プログラム ・点検保守プログラム ・環境管理手順書	・箇所毎の清掃マニュアル	実施及び点検表 検査結果・改善報告書 など
防虫防鼠管理	・委託管理 ・防虫防鼠設備管理 ・自社点検・駆除	・点検手順書	・実施計画書	点検報告書・改善報告書 駆除報告書 点検結果　など
使用水等の衛生管理	・水質管理 ・電解水，氷の管理	・水質管理手順書 ・電解水及び設備管理手順書		水質検査報告書（委託） 検査，点検記録　など
従事者の衛生管理	・健康管理 ・入室，従事管理		・服装基準・入室ルール ・手洗い手順・ローラー手順	入室チェック表 検便結果　など
機械・器具の衛生管理	・洗浄殺菌管理 ・保守管理	・洗浄殺菌管理プログラム ・点検，保守管理プログラム	・個々の洗浄殺菌マニュアル	実施及び点検表 検査結果　など
食品等の衛生的取り扱い	・二次汚染防止対策 ・温度管理 ・薬剤管理 ・不適合品の管理	・動線図・QC工程図 ・作業手順書 ・使用薬剤リスト（管理基準） ・不適合品管理手順書	・保管配置図 ・各温度チェック手順書	工程チェック表，点検結果薬剤MSDS　など
原材料の管理	・原材料の管理 ・資材の管理	・残留薬剤に関する管理手順書 ・検品基準書 ・使用資材リスト	・検収手順書	原材料規格書・保証書・検査報告書・検収結果 資材MSDS　など
従業員衛生教育		・衛生教育プログラム	・衛生教育計画書 ・教育資料類	教育記録，研修報告など
試験の精度管理	・測定機器の校正 ・検査手順・精度管理	・測定・試験機器の点検・校正プログラム ・検査手順書	・項目毎の検査マニュアル ・校正計画書	点検・校正記録 検査報告書　など

文例2　文書リスト例

分類		文書	承認者	発行・管理部署
A	1	食品安全及び品質マニュアル	社長	品質保証室
	2	文書管理規定	社長	品質保証室
	3	食品安全及び品質記録管理規定	社長	品質保証室
	4	設計・開発規定	社長	品質保証室
	5	購買管理規定	社長	品質保証室
	6	内部監査規定	社長	品質保証室
	7	不適合品管理規定	社長	品質保証室
	8	是正・予防処理規定	社長	品質保証室
		:		
B	1	食品安全及び品質方針文書	社長	品質保証室
	2	衛生管理手順書	食品安全チームリーダー	生産管理部
	3	検査，試験手順書	品質保証室長	品質保証室
	4	QC工程図	生産本部長	生産管理部
	5	社外品質文書（社外発行）	品質保証室長	品質保証室
		:		
C	1	HACCPプラン	食品安全チームリーダー	製造部
	2	原料及び製品仕様書・保証書	生産本部長 品質保証室長	品質保証室
	3	製造指示書	生産本部長	生産管理部
		:		
D	1	食品安全及び品質記録	各部長	各部

また，作成された文書は一覧表化し，承認者・管理部署などを示しておくことが望まれる（文例2）。

1.2　文書化のポイント

文書は，“目的”に応じた管理の“仕組み”を明確化，具体化するために作成される。

その作成においては下記の点に留意したい。

(1)　その運用目的を十分に考慮して作成する。

特に文書の対象者や用途については，意外に考慮されないことが多い。例えば，管理の仕組みを示した規定などは管理者の教育ツールとして，あるいは管理の正当性を示す資料ともなる。いわば会社の“法律”である。こうした文書では，“考え方”を周知することが重要であり，実際の作業方法などよりも，

・適用範囲

・実施事項に抜けがないこと

・基準を逸脱した場合の対応

を明確に示すことが大切となる。特に，基準を逸脱した場合の判断者・責任者を明確にしておくことが必要となる。

一方，現場担当者のための作業マニュアルや記録表などは，

・誰でも内容や実施すべき事項が理解できる

ことが求められるため，その表現方法などに工夫が必要となる。組織にとって有意な文書とするために，是非事前の十分な検討を行って頂きたい。

(2)　文書様式については，"統一化"を基本として考える。

同じ組織の中で同じ目的のために使用する様式にバラツキがあることは，作業者に混乱を招くだけである。また，抜けやモレを生む原因ともなりかねない。表現方法や項目なども含め，基本的様式を事前に定めておくことも必要である。

(3)　点検やチェック業務の効率を十分に考慮する。

管理項目の増大に伴い，煩雑化する一方の現場業務の中で，点検などの業務は形骸化に陥りやすい。人により確認できる件数・レベルには当然限りがある。求めるレベルを維持できる管理体制とすることが肝要である。また，できる限り"基準やチェックポイント"を具体的に示すことも考えるべきである。

(4)　現場の声を反映する

分業化が進む中，文書作成は特定の担当者に偏る傾向がある。そうした場合，文書を作成するうちに作成することだけが目的となってしまうことも多い。結果，いわゆる"机上の理論"のみで終わってしまうケースも少なくない。また，作成後の調整だけでは"与えられた感"がどうしても生まれる。必ず現場担当者を交えた"事前"の討議を行うようにしたい。人は自分で作成したものは自ずと守るものである。この事前の討議が文書を作成することよりも重要であると認識すべきである。

1.3　記録

記録は活動や結果の証拠となる文書であり，システムが有効に運用されていることを証明するものでもある。

衛生管理，品質管理に関する記録としては，以下のものが挙げられる。

・ハザード分析結果，及びそのための根拠データ

・PRP に関する管理記録，製造工程管理記録

・モニタリング記録

・修正・是正措置記録（CL 逸脱時・トラブル発生時など）

・検査結果，その他検証記録

・賞味期限設定時等の根拠データ

・原材料等の規格書，安全証明，入荷伝票，検査書など

・内部・外部監査記録

・クレーム・トラブル情報，対応記録

・その他，異常時の対応記録　など

記録は証拠文書であるため，

① 不正がないこと

② 抜けがないこと

③ 異常な結果が放置されていないこと

④ 担当者，責任者が明確であること

が求められる。また，事故発生時の対応をスムーズに行うため，

⑤ トレーサビリティが確保されていること

も重要となる。

記録は担当者レベルで日々行われる上，多岐に渡る。従って，間違いや抜けが起こることを前提として考えなければならない。記録を適正に維持するためのポイントとして下記の点に留意願いたい。

(1) 記録様式について十分な検討を行う

抜けなどが起こる理由として，記録様式の不備があることが多い。

・管理項目に抜けがない

・管理基準が明確である

・異常時の対応記録ができる

などに留意し，記録しやすい，わかりやすい記録様式とすることが大切である。

(2) 責任者による記録の検証

記録の抜けや間違いは必ず起こる。記録は必ず責任者により確認され，是正，指導されるべきである。記録の不良は責任者にあると考える必要がある。

(3) 記入や修正のルールの明確化と指導，教育

間違った記入方法，修正方法は記録の正当性・信頼性を大きく損なう。

記録の方法は，その意味とともに事前に十分に周知徹底しておくべきである。また，安易な修正などが，不正とも見ることができることを十分に周知させておく必要がある。「見え消し」を指導するだけでなく，何故ボールペンで記入するのか，何故修正液を使用してはいけないのか，意味をわからせることも必要である。

2 文書の管理

文書は原則としてすべて保管年限や責任部署などを設定し，保存・管理しなければならない。ただし，管理する記録や文書がいたずらに増えると管理も大変な作業となる。どの程度まで残しておくかは十分に検討すべきである。

2.1　文書の管理

作成された文書については，

・承認及び管理の責任者を明確にする

・更新，改廃時のルールを明確にする（混同や誤使用などの防止）

・守秘（情報の流出防止）

のため，その管理ルール・手順を定めておく必要がある。また，文書からその識別や履歴などが把握できるよう様式上に明記し，管理しやすくすることも考えるべきである。

文書を適切に管理するためには，以下の点について定めておく必要がある（文例 3)。

① 文書の発行・承認

② 文書の分類・識別

③ 配布・保管部署と配布の管理

④ 改定のルール・手順

⑤ 改定履歴の管理，及び廃止文書の管理

⑥ 文書の取り扱い（持ち出し，複写など）

文例 3　文書管理規定例

1. 適用範囲
当工場で使用する品質管理，衛生管理に係わる実施方法や管理方法を定めるすべての文書（記録様式含む不定期に作成される報告書などの様式は除く）
2. 文書の承認
品質管理，衛生管理に係わる文書については，すべて工場長及び品質管理部長の承認のうえ，発行するものとする。
3. 文書の発行・管理
(1) 文書の発行及び原本の管理は，品質管理部にて行う。
(2) 品質管理部長は，発行される文書について，下記の事項を定め，当該文書及び「文書管理リスト」に記載して管理する。
① 分類と文書ナンバー（「ファイリング規定」に従う）
② 配置する部署，枚数
③ 配置した文書の保管場所及び責任者
(3) 文書の配置は，品質管理部担当が行い，品質管理部長は，配置が決められた通り行われたことを確認し，記載リストに押印する。破損などにより，配置した文書の更新が必要な場合もこれに準ずる。
(4) 文書原本は，当社「ファイリング規定」に従い，保管する。
4. 文書の改訂と廃止
(1) 改訂文書については，「2. 文書の承認」及び「3. 文書の発行」に従う。
(2) 文書の改訂もしくは廃止については，その履歴を改訂文書及び「文書管理リスト」，「文書改廃記録」に記録する。
(3) 各部署に配置した廃止文書については，品質管理担当が配置時回収し，廃棄する。
(4) 廃止文書原本については，廃止日を記載し，「廃止文書保管ファイル」に保管する。
5. 文書の機密
文書については，原則としてすべて社外への持ち出し及び複写を禁止する。やむをえない事情のある場合については，工場長，品質管理部長の承認の上行う。

2.2 記録の保存

記録は製造や品質管理の履歴そのものであり，その保存に当たっては下記の点を考慮しなければならない。

(1) トレース性が確保されていること

迅速に且つ的確にトレースが行えるようにすることが必要。そのためには，すみやかな検索を可能とするよう，

① 履歴が管理できるファイリングの分類・識別管理・整頓保管

② 保管場所の明確化

についてルール化・様式の策定を行う必要がある。

(2) 改ざんや紛失などが防止されていること

記録の正当性を確保するためには，記録を保護することが求められる。これは記録の守秘にも繋がる。

③ 保管責任部署の明確化

④ 閲覧や持ち出しの管理

について，ルール化しておく必要がある。

また，記録は日々増え続けるものであるため，

⑤ 保管期間の設定や廃棄

についても明確にルール化しておくことが必要となる。品質を保証すべき期間を考慮し，保管年限を定めるべきである。

(3) 記録は，常時活用するものではないため，管理がおろそかにされやすい。定期的な監査を行うことを考えるべきである。

なお，記録についても文書同様一覧表化しておくことが望まれる（文例4）。

文例4　記録一覧表例

区分	NO	記録名	記録部署	確認者	保管場所	保管期間
生産管理	○○-001	原料検収記録表	原料担当	製造課長	製造事務所	2年
生産管理	○○-002	納品書	-	原料担当	製造事務所	2年
生産管理	○○-003	仕込み日報	仕込み	製造課長→工場長	製造部BOX	2年
		⋮				

第5章　各種食品における実施例

1　食肉

森田幸雄*

農林水産省の食糧食料需給表（平成22年度）http://www.maff.go.jp/j/zyukyu/fbs/index.htmlによると，わが国の国民一人当たり牛肉は5.4kg，豚肉は11.7kg，鶏肉は11.4kgが需給されて，食肉は国民にとって重要なタンパク源となっている。食肉は，動物由来感染症のリスクがあり，昭和28年施行の「と畜場法」（対象動物は牛・馬・豚・緬羊・山羊）や平成2年施行の「食鳥処理の事業の規制及び食鳥検査に関する法律（以降「食鳥処理法」と略）」（対象動物は鶏，あひる，七面鳥その他一般に食用に供する家きん）により，と畜（と鳥）から解体まで規制をうけ，その後は，昭和22年施行の「食品衛生法」の規制によって安全性が担保されている。

現在の食肉処理場や食鳥処理場は大規模化が進んでおり，食品衛生法の食肉処理業を併設しているものが多い。また，平成8年の腸管出血性大腸菌O157による全国的な発生を受け，平成8年12月にと畜場法施行規則，平成9年11月にと畜場法施行令の一部改正が行われ，HACCPシステムを考慮したと畜場の衛生管理がと畜場には義務付けられている。また，食鳥処理も厚生労働省は「食鳥処理場におけるHACCP方式による衛生管理指針」（平成4年3月30日付衛乳第71号）を示し，衛生的な食鳥肉の生産を図っている。現在では，外国に食肉・食鳥肉を輸出する食肉・食鳥処理場も数多く存在し，輸出国ごとの輸出食肉認定制度（http://www.mhlw.go.jp/topics/haccp/other/yusyutu_syokuniku/）によって食肉・食鳥肉の輸出が行われている。その認定制度ではHACCPの導入はほぼ必須の条件となっている。

日本では未だ関心が極めて薄いものであるが，欧米では家畜福祉（アニマルウェルフェア：以降「AW」と略）の概念が高く，家畜の生育に責任を持つ飼養者が家畜に良い生活状態を客観的に保証して育成し，それらの家畜を苦痛なく食肉処理をした肉でないと輸出することはできない。AWの国際的共通認識は「5つの自由」という原則を守ることであり，その5原則は，1）空腹及び渇きからの自由（健康と活力を維持させるため，新鮮な水及び餌の提供），2）不快からの自由（庇陰場所や快適な休息場所などの提供も含む適切な飼育環境の提供），3）苦痛，損傷，疾病からの自由（予防および的確な診断と迅速な処置），4）正常行動発現の自由（十分な空間，適切な刺激，そして仲間との同居），5）恐怖及び苦悩からの自由（心理的苦悩を避ける状況および取扱いの確保）である。よって，と畜場や食鳥処理場の適正製造基準（GMP）や標準作業手順書（SOP）はAWを基礎として作成しなければならない。

＊　Yukio Morita　東京家政大学　家政学部　栄養学科　食品衛生学第二研究室　准教授

表1　製品の特性

	牛肉	豚肉	鶏肉
1　製品の名称	牛肉	豚肉	鶏肉
2　原材料の名称	牛	豚	鶏
3　添加物の名称および使用量	なし	なし	なし
4　容器包装の形態および材質	食肉販売業への出荷用：真空専用フィルムで真空包装したものを段ボール箱包装して出荷	食肉販売業への出荷用：真空専用フィルムで真空包装したものを段ボール箱包装して出荷	食肉販売業への出荷用：蓋付き専用容器に丸と体を入れ出荷
5　製品の規格	重量：5-10kg	重量：0.5-5kg	重量：1.2-1.7kg
6　消費期限および保管基準	賞味期間：28日	賞味期限：21日	消費期限：2日
	保管基準：4℃以下	保管基準：4℃以下	保管基準：4℃以下
7　次の加工・販売者	食肉販売業者	食肉販売業者	食肉販売業者
8　食肉販売業者の利用の方法	小分け・カット・包装にて販売	小分け・カット・包装にて販売	小分け・カット・包装にて販売
9　流通上の注意事項	4℃以下での流通	4℃以下での流通	4℃以下での流通

1.1　製品の特徴

表1に製品（牛肉・豚肉・鶏肉）の特性，図1～3に各々の標準的な処理工程を示す。製品の特性として牛肉・豚肉・鶏肉で最も異なることは消費期限・賞味期限である。食肉処理施設によるが牛肉は約28日で最も長く，次いで豚肉であり，これらは賞味期限表示である。鶏肉は最も短く2～3日の消費期限である。これら期限表示も製造所における衛生度に影響をうけ，ISO22000やHACCPを取得している食肉処理場で衛生的に処理された肉は消費期限もより長期に設定できる[1)]。処理工程の動物から食肉になる工程はと畜場法と食鳥処理法の規制，食肉になってからは食品衛生法の規制をうける。

1.2　ポイントとなる管理事項

ハード面としては施設のゾーニングがきちんと区分され，製品や廃棄物の交差がないことなど，衛生に留意したレイアウト（図4）が必要であるとともに，設備・器具は清掃しやすい構造であることが必須である。また，ソフト面としては適正製造基準（GMP）や前提条件プログラム（PP）として「施設設備の衛生管理」，「従業員の衛生教育・訓練」，「施設設備および機械器具の保守点検」，「そ族昆虫の防除」，「使用水の衛生管理」，「排水および廃棄物の衛生管理」，「製品の回収方法」，「作業従事者の衛生管理」，「製品の回収方法」，「製品などの試験検査に用いる機械器具の保守点検」などについて，それぞれの作業内容，実施頻度，実施担当者，実施状況の確認・記録の方法などを明記したマニュアルを作成し，実施，確認，記録を行うことが必須である。さらに，衛生標準作業手順書（SSOP）により始業前・始業後点検時に衛生的に保持されていることや作業中も適時消毒が実施されていること，人の作業もSSOPに準拠して実施されていることが必須である[7)]。

食肉・食鳥処理ともに疾病畜の排除として公的な検査が実施されている。さらに動物の体表か

と畜処理工程：と畜場 ＜と畜場法＞	部分肉加工処理工程：食肉処理業・食肉販売業 ＜食品衛生法＞
生体受入	枝肉確認
↓	↓
生体検査・解体前検査：と畜検査員実施a)	枝肉計量
↓	↓
係留場	ヒレ処理
↓	↓
生体洗浄	大割
↓	↓
追い込み	後躯（もも） 中躯（ロース・ばら） 前躯（かた・かたロース）
↓	↓
スタニング（気絶させる工程）	除骨
↓	↓
牛体の懸垂・放血	整形
↓	↓
頭部切断・食道結紮・肛門結紮	規格確認
↓	↓
前処理（角・前足の切断、頭部剝皮等）	包装
↓	↓
剥皮	金属・異物検査
↓	↓
胸・腹部切開、脊椎吸引b)	計量・梱包
↓	↓
内臓摘出	仕分け
↓	↓
内臓b)・頭b)c)等衛生検査：と畜検査員実施a)	冷蔵保管
↓	↓
背割り	出庫・輸送
↓	↓
脊髄残さb)・硬膜除去b)・整形、スチームバキューム等	販売店：食肉販売業
↓	↓
枝肉検査：と畜検査員実施a)	消費者
↓	
異物除去作業と確認、枝肉洗浄	
↓	
冷蔵・保管c) →（枝肉確認へ）	

a)と畜検査はと畜場法第14条、同法施行規則第16条に規定され、生体検査、解体前検査、解体後検査を獣医師であると畜検査員が実施する。頭検査は頭部リンパ節・舌・筋の検査、内臓検査は臓器およびリンパ節等の検査、枝肉検査体表面、リンパ節、腎臓等について検査を実施。

b)特定危険部位は牛の舌及び頬肉を除く頭部、脊髄及び盲腸との接続部分から2 メートルまでの回腸であり、と畜検査終了後、または、と畜検査員の管理のもとに、枝肉及び食用に供する内臓への汚染がないように処理している。

c)頭のと畜検査終了後、食肉衛生検査所職員が延髄を採取し、牛海綿状脳症（BSE：Bovine Spongiform Encephalopathy）の検査を実施。BSE陰性の結果がでるまでと畜場外に食肉等を持ち出してはいけない。

図１　牛の標準的処理工程

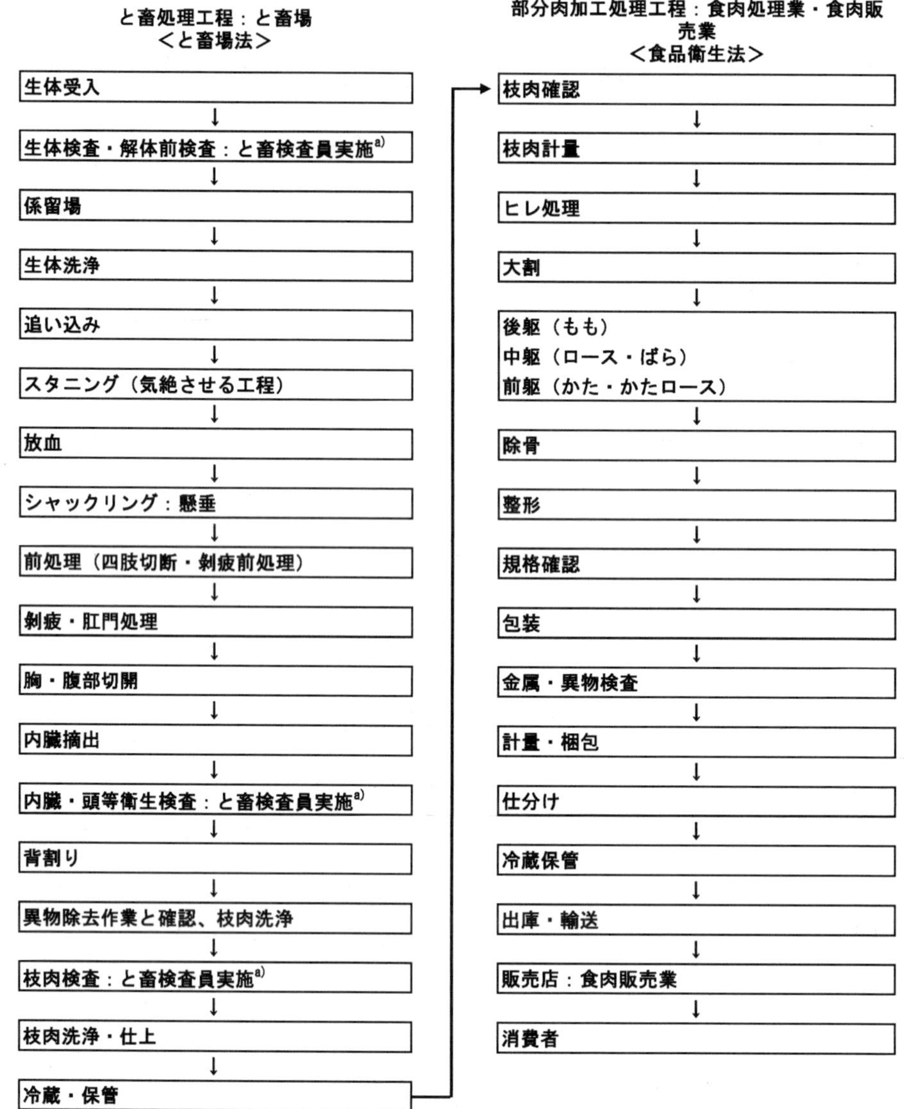

a)と畜検査はと畜場法第14条、同法施行規則第16条に規定され、生体検査、解体前検査、解体後検査を獣医師であると畜検査員が実施する。頭検査は頭部リンパ節・舌・筋の検査、内臓検査は臓器およびリンパ節等の検査、枝肉検査体表面、リンパ節、腎臓等について検査を実施。

図2　豚の標準的処理工程

らの汚染防止や保菌として腸管内に生息している病原微生物（牛は腸管出血性大腸菌O157，カンピロバクター，豚・鶏はサルモネラ，カンピロバクター），胆汁内に生息している病原細菌（カンピロバクター，サルモネラ）から食肉・食鳥肉への汚染を防止することが重要である。表2にサルモネラ，カンピロバクター，腸管出血性大腸菌の各検体からの分離割合を示した。和牛の消

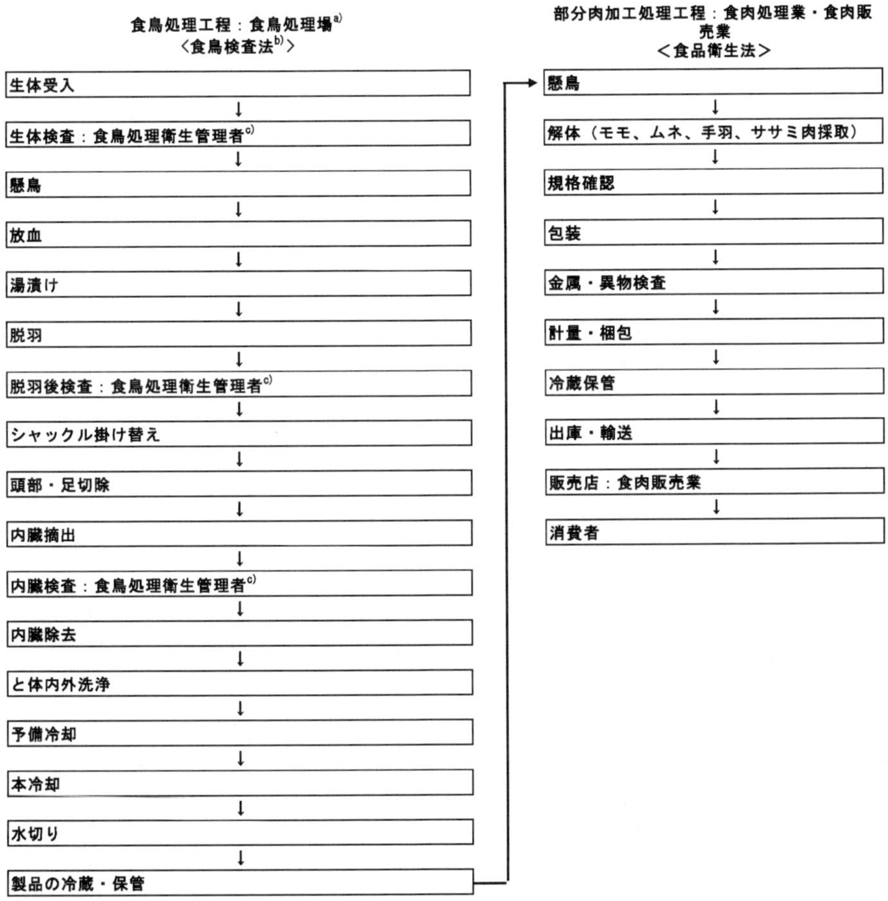

食鳥処理工程：食鳥処理場[a)]
〈食鳥検査法[b)]〉

生体受入
↓
生体検査：食鳥処理衛生管理者[c)]
↓
懸鳥
↓
放血
↓
湯漬け
↓
脱羽
↓
脱羽後検査：食鳥処理衛生管理者[c)]
↓
シャックル掛け替え
↓
頭部・足切除
↓
内臓摘出
↓
内臓検査：食鳥処理衛生管理者[c)]
↓
内臓除去
↓
と体内外洗浄
↓
予備冷却
↓
本冷却
↓
水切り
↓
製品の冷蔵・保管
→

部分肉加工処理工程：食肉処理業・食肉販売業
＜食品衛生法＞

懸鳥
↓
解体（モモ、ムネ、手羽、ササミ肉採取）
↓
規格確認
↓
包装
↓
金属・異物検査
↓
計量・梱包
↓
冷蔵保管
↓
出庫・輸送
↓
販売店：食肉販売業
↓
消費者

a) 大規模食鳥処理場（年間処理羽数が３０万羽以上）は獣医師である食鳥検査員と国で認定された食鳥処理衛生管理者が検査。認定小規模食鳥処理場（年間処理羽数が３０万羽未満）は食鳥処理衛生管理者が検査するとともに、食鳥検査員が定期的に立ち入り検査や指導を実施。

b) 食鳥処理の事業の規制及び食鳥検査に関する法律

c) 食鳥処理衛生管理者の行う検査は、食鳥処理の事業の規制及び食鳥検査に関する法律第16条、同法施行規則第29・30条等によって、食鳥の生体は視覚及び触覚を用いて、食鳥とたいの体表、食鳥中抜きとたい、内臓、体壁の内側面について1羽ごとに、視覚、触覚及び嗅覚を用いて適切に行うと規定。

図３　鶏の標準的処理工程

化管内容から腸管出血性大腸菌が9%，盲腸内容からカンピロバクターが76%，胆汁からカンピロバクターが60%と高率に分離される。豚の腸管内容からカンピロバクターが64%，サルモネラが4%，胆汁からサルモネラが1%分離される。しかし，市販牛・豚ひき肉からサルモネラやカンピロバクターを分離することは少ない。牛・豚の食肉処理は手作業が多く，腸内容物からの汚染を防ぐために牛では食道結紮や肛門結紮，そして１頭ごとの器具の熱湯消毒（83℃以上の熱湯で消毒）が義務付けられており，腸管内容物から肉への汚染は極めて少ない。しかし，2011年に発生したユッケを原因食品とした腸管出血性大腸菌による食中毒死亡事例のように，わずかな菌量で食中毒を発症させることもあることから，食肉には「病原微生物が付着しているかもし

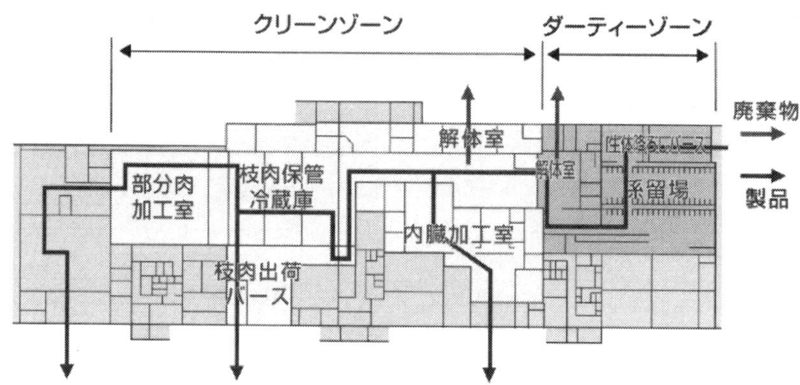

図4 HACCP導入食肉処理場(JA飛騨ミート)の製品・廃棄物の動線とゾーニング

表2 *Salmonella*, *Campylobacter*, 腸管出血性大腸菌の検出割合

検体名	病原体名			文献
	サルモネラ	カンピロバクター	腸管出血性大腸菌	
和牛消化管内	・[a)]	・	4/46(9%)	井上伸子ほか(2007)[2)]
和牛盲腸内容	0/75(0%)	57/75(76%)	・	森田幸雄ほか(2004)[3)]
牛胆汁	・	36/60(60%)	・	阪脇廣美ほか(2008)[4)]
豚盲腸内容	4/105(4%)	67/105(64%)	・	森田幸雄ほか(2004)[3)]
豚胆汁	1/110(1%)	・	・	高田勇人ほか(2008)[5)]
鶏盲腸内容	17/32(53%)	16/32(50%)	・	森田幸雄ほか(2004)[3)]
鶏胆汁	・	7/50(14%)	・	未発表データ
牛ひき肉	0/50(0%)	0/50(0%)	・	森田幸雄ほか(2004)[3)]
豚ひき肉	0/50(0%)	0/50(0%)	・	森田幸雄ほか(2004)[3)]
鶏ひき肉	6/50(12%)	11/50(22%)	・	古茂田恵美子ほか(2011)[6)]

a)・:実施せず

れない」ということを念頭におき,作業を実施しなければならない。一方,鶏の消化管内容からサルモネラが53%,カンピロバクターが50%,胆汁からカンピロバクターが14%と高率に分離され,しかも,市販鶏ひき肉の22%はカンピロバクター,12%はサルモネラに汚染されている。鶏肉を扱う場合はこの汚染率を考慮に入れた衛生的な処理を実施することが必要である。鶏肉が汚染している理由としては,食鳥処理工程は機械化が進んでおり,ベルトコンベアで食肉処理が行われており,特に内臓摘出の時に腸管が破損しやすく,腸内容物がと体に付着することが主な原因といわれている。よって,食鳥処理ではカンピロバクターやサルモネラを保菌していない鶏群から処理すること,内臓摘出装置を調整し,腸管の破裂を少なくすることが衛生管理として重要である。

食肉処理業種や食肉販売業種(食肉販売店)においては牛肉・豚肉には「病原体が付着しているかも知れない」,鶏肉には「病原体が付着している」という視点から衛生管理を実施し,まな板,包丁等は清潔に保ち,汚染が疑われた時,または,一定時間ごとに消毒を実施することが必要となる。

1.3　考えられる事故事例

獣毛の混入，粉砕された骨や歯の破片の混入が最も頻繁に発生する事故である（物理的危害）。また，食肉処理時には機械に塗布したグリスや枝肉を懸垂する滑車などからの機械油カスの枝肉への付着が散見される（物理・化学的危害）。

食肉のコールドチェーンが流通途中で途絶え，食肉の温度が上昇し，細菌が繁殖して異臭・腐敗臭を発生することがある。10℃を超えた食肉は食品衛生法の規格基準違反となり食用不適となる。

品質としての事故事例としては，肉の血斑と残血，PSE（肉色が淡く：Pale，肉のしまりが無く：Soft，肉汁の出やすい：Exudative）肉，DFD（色が暗赤色で：Dark，しまって：Firm，乾いた：Dry）肉がある[8)]。これらは，枝肉をカットする工程で発見されることが多く，食肉販売業で販売されることはない。

1.3.1　血斑・残血の発生原因など

牛：家畜の飼育状況・輸送時のストレス・牛個体の遺伝的要因・スタニング（牛を失神させる工程）とステッキング（スタニングした牛を放血する工程）の手法などが原因であると考えられている。

豚：スタニング（豚を電撃で失神させる工程）時の高電圧によるもの，スタニング後にできるだけ早く大動脈を切断し速やかに放血することが必要であるが，その操作不良が原因であると考えられている。

1.3.2　PSE肉の発生原因など

と畜後，と体温度が高い間に急激にpHが低下するため筋肉タンパク質の変性や細胞膜の崩壊がおこり発生。牛よりも豚に多くみられる。と畜処理前後の環境要因と遺伝的要因があり，と畜後，枝肉が速やかに冷却されなかったり，と畜処理前に家畜に強いストレスをかけるとPSE肉が発生しやすくなる。

1.3.3　DFD肉の発生原因など

明確な原因は未だ不明であるが，と畜前の疲労やストレス等で筋肉中のグリコーゲンが分解され，と畜処理時にはグリコーゲン量が少ないために，筋肉中のpHが低下しないことで発生する。食味性は問題ないが外観が悪く，pHが高いために微生物の繁殖がおこりやすく，保存性が劣る。よって，発生防止には，輸送時・と畜処理前にストレスをあたえない，と畜前に十分な休息をとらせる，と畜後の枝肉を迅速に冷却するなどが示唆されている。

一般的に流通している食肉は全て加熱して消費者に消費されるものである。食中毒防止の観点から，牛の生食用食肉については平成23年10月から食品衛生法の規格基準に新たに追加された。また，牛の肝臓の生食については平成24年7月から禁止されている。

1.4 考えられる工程管理不良

食肉処理は，動物から食肉に移行する工程であり，手作業が多い。よってGMPが守られない，SSOPどおりに実施しない従業員の存在，GMPやSSOPの実施状況を確認しない責任者が存在しては，食肉に食中毒菌が付着するといった，直接的な細菌学的危害を発生・拡大することになる。よって，従業員の衛生教育が最も重要である。

食肉処理業種や食肉販売業種においては，まな板，包丁等は清潔に保ち，汚染が疑われた時，または，一定時間ごとに消毒を実施することが必要となる。また，食肉は加熱後の消費が基本であり，生食をするものは食品衛生法の生食用食肉の規格基準が適用となる。これら基本的な衛生管理が実施されないと食中毒を発生する原因となりうる。

1.5 記録から見た問題点

食肉処理場・食鳥処理場は各々と畜場法，食鳥処理法に規定されている「HACCPに準じた衛生処理」が実施されているので，決められた事柄が決められたとおりに実施され，それが適切に記録されていることが基本である。記録に問題があるということはHACCPが適正に運用されていないことを意味するので，速やかな改善が必要となる。

1.6 その他：食品衛生法の規格基準

1.6.1 肉及び鯨肉（生食用食肉及び生食用冷凍鯨肉を除く。以下，この項において同じ。）

1 食肉及び鯨肉の保存基準

⑴ 食肉及び鯨肉は，10°以下で保存しなければならない。ただし，細切りした食肉及び鯨肉を凍結させたものであつて容器包装に入れられたものにあっては，これを－15°以下で保存しなければならない。

⑵ 食肉及び鯨肉は，清潔で衛生的な有蓋がいの容器に収めるか，又は清潔で衛生的な合成樹脂フィルム，合成樹脂加工紙，硫酸紙，パラフィン紙若しくは布で包装して，運搬しなければならない。

2 食肉及び鯨肉の調理基準

食肉又は鯨肉の調理は，衛生的な場所で，清潔で衛生的な器具を用いて行わなければならない。

1.6.2 生食用食肉（牛の食肉（内臓を除く。以下この目において同じ。）であつて，生食用として販売するものに限る。以下この目において同じ。）

1 生食用食肉の成分規格

⑴ 生食用食肉は，腸内細菌科菌群が陰性でなければならない。

⑵ ⑴に係る記録は，1年間保存しなければならない。

2 生食用食肉の加工基準

生食用食肉は，次の基準に適合する方法で加工しなければならない。

⑴ 加工は，他の設備と区分され，器具及び手指の洗浄及び消毒に必要な専用の設備を備えた

衛生的な場所で行わなければならない。また，肉塊（食肉の単一の塊をいう。以下この目において同じ。）が接触する設備は専用のものを用い，一つの肉塊の加工ごとに洗浄及び消毒を行わなければならない。

⑵　加工に使用する器具は，清潔で衛生的かつ洗浄及び消毒の容易な不浸透性の材質であつて，専用のものを用いなければならない。また，その使用に当たつては，一つの肉塊の加工ごとに（病原微生物により汚染された場合は，その都度），83°以上の温湯で洗浄及び消毒をしなければならない。

⑶　加工は，法第48条第6項第1号から第3号までのいずれかに該当する者，同項第4号に該当する者のうち食品衛生法施行令（昭和28年政令第229号）第35条第13項に規定する食肉製品製造業（法第48条第7項に規定する製造業に限る。）に従事する者又は都道府県知事若しくは地域保健法（昭和22年法律第101号）第5条第1項の規定に基づく政令で定める市及び特別区の長が生食用食肉を取り扱う者として適切と認める者が行わなければならない。ただし，その者の監督の下に行われる場合は，この限りでない。

⑷　加工は，肉塊が病原微生物により汚染されないよう衛生的に行わなければならない。また，加工は，加熱殺菌をする場合を除き，肉塊の表面の温度が10°を超えることのないようにして行わなければならない。

⑸　加工に当たつては，刃を用いてその原形を保つたまま筋及び繊維を短く切断する処理，調味料に浸潤させる処理，他の食肉の断片を結着させ成形する処理その他病原微生物による汚染が内部に拡大するおそれのある処理をしてはならない。

⑹　加工に使用する肉塊は，凍結させていないものであつて，衛生的に枝肉から切り出されたものでなければならない。

⑺　⑹の処理を行つた肉塊は，処理後速やかに，気密性のある清潔で衛生的な容器包装に入れ，密封し，肉塊の表面から深さ1cm以上の部分までを60°で2分間以上加熱する方法又はこれと同等以上の殺菌効果を有する方法で加熱殺菌を行つた後，速やかに4°以下に冷却しなければならない。

⑻　⑺の加熱殺菌に係る温度及び時間の記録は，1年間保存しなければならない。

3　生食用食肉の保存基準

⑴　生食用食肉は，4°以下で保存しなければならない。ただし，生食用食肉を凍結させたものにあつては，これを－15°以下で保存しなければならない。

⑵　生食用食肉は，清潔で衛生的な容器包装に入れ，保存しなければならない。

4　生食用食肉の調理基準

⑴　2の⑴から⑸までの基準は，生食用食肉の調理について準用する。

⑵　調理に使用する肉塊は，2の⑹及び⑺の処理を経たものでなければならない。

⑶　調理を行つた生食用食肉は，速やかに提供しなければならない。

文　献

1) 中村政幸ほか：『食肉処理施設食肉衛生処理高度化指針解説書』，p.86，㈶日本食肉生産技術開発センター（2011）
2) 井上伸子ほか：獣医畜産新報，**60**，137（2007）
3) 森田幸雄ほか：日本獣医師会雑誌，**57**，398（2004）
4) 阪脇廣美ほか：獣医畜産新報，**61**，743（2008）
5) 高田勇人ほか：日本獣医師会雑誌，**61**，65（2008）
6) 古茂田恵美子ほか：日本家政学雑誌，**62**，721（2011）
7) 木村博一：『食の安全性に関する必要知識と実践』，p.80，メディカルレビュー社（2012）
8) 押田敏雄ほか：『食肉処理施設家畜の取扱・処理改善指針解説書』，p.37，㈶日本食肉生産技術開発センター（2011）

2　ハム・ソーセージ

西坂嘉代子*

2.1　製品の特徴

ハム・ソーセージ・ベーコンを初めとする食肉製品は，食肉を主要原料としたタンパク質豊富な食品である。食肉を主要原料とする食品は，食品衛生の観点から表1のように区分される。

「食肉」には，スライス肉，挽肉などの生肉，衣付や調味液漬けした生肉である食肉加工品（半製品）が含まれる。食に供される際に加熱調理を前提とする食品である。加熱調理せず食に供されることを前提として規格基準が策定された生食用牛肉（2011年10月1日施行）もここに分類される[2)]。また，食肉を主要原料としていても，トンカツ，ヤキトリ，シュウマイなどは「その他食肉を含む加工品」に区分される。

「食肉製品」は，工場出荷時にはそのまま食に供することができるよう製造されることが求められる。食品衛生法に基づく規格基準で大きく4つの製品群に分類され，成分規格，製造基準及び保存基準が定められている。製造基準及び保存基準の概要を表2に示す。

製造基準及び保存基準は，食肉製品の衛生を確保する上で基本となる衛生的な原材料の使用，製造工程における塩漬け，くん煙，乾燥又は加熱による微生物の増殖阻止又は死滅，製造後の保

表1　食肉及び食肉製品の分類[1)]

<table>
<tr><th colspan="2">食　肉</th><th rowspan="2">食肉製品</th><th rowspan="3">その他食肉を含む加工品</th></tr>
<tr><th>食肉</th><th>食肉加工品（半製品）</th></tr>
<tr><td>鳥獣の肉及び内臓等</td><td>食肉（鳥獣の肉及び内臓等）の含有率が50%を超える半製品</td><td>ハム，ソーセージ，ベーコン，その他これらに類するもの</td></tr>
<tr><td>枝肉
カット肉
スライス肉
ひき肉</td><td>トンカツ材料
味付生肉
つけもの
生ハンバーグ等
※食品衛生法上，食肉として取り扱う。</td><td>1　非加熱食肉製品として販売するもの。
2　乾燥食肉製品として販売するもの。
3　特定加熱食肉製品として販売するもの。
4　加熱食肉製品として販売するもの。</td><td>1　食肉含有率50%未満の半製品
例）生シュウマイ，生ギョウザ等
2　食肉含有率50%未満の製品
例）ハンバーグ，ミートボール
3　食肉含有率にこだわらず，社会通念上そうざいとして流通するもの。
例）トンカツ，大和煮，甘露煮，焼き鳥，シュウマイ，コロッケ，ギョウザ等</td></tr>
</table>

注：製品群ごとの製品の例
1　非加熱食肉製品：ラックスハム，いわゆる生ハム，生サラミなど
2　乾燥食肉製品：サラミソーセージ，ジャーキーなど
3　特定加熱食肉製品：ローストビーフなど
4　加熱食肉製品：ロースハム，ウインナーソーセージなど

*　Kayoko Nishizaka　一般社団法人　食肉科学技術研究所　専務理事

表2　食品衛生法に基づく食肉製品の規格基準　概要

製品群名	水分活性	pH	製造基準 原料食肉	解凍・整形 食肉温度	塩漬け 方法	肉温	水分活性	使用添加物等	加熱，殺菌，くん煙又は乾燥 加熱殺菌	くん煙・乾燥	保存基準
共通			原料肉：鮮度良好で，微生物汚染の少ないもの 解凍：衛生的な場所，飲用適の流水（水を用いるとき） 食肉の容器：金属又は合成樹脂等でできた清潔で洗浄の容易な不浸透性の容器 香辛料，砂糖及びでん粉：芽胞数 1,000 個/g 以下 製造機器：清潔で洗浄及び殺菌の容易な器具 製品の運搬：清潔で衛生的な容器に密封，ケーシング，又は清潔で衛生的な合成樹脂フィルム，合成樹脂加工紙，硫酸紙若しくはパラフィン紙で包装								冷凍食肉製品：－15℃以下
加熱食肉製品　加熱後包装（注1）	—	—	—	—	—	—	—	—	63℃，30分～	—	10℃以下
加熱食肉製品　包装後加熱（注2）	—	—	—	—	—	—	—	—	63℃，30分～ 120℃，4分～	—	10℃以下 —
特定加熱食肉製品	0.95未満 0.95以上	—	単一の肉塊 4℃以下 pH6.0以下	10℃以下	①乾塩法 ②塩水法	—	—	—	55℃，97分 ～ 63℃，瞬時	—	10℃以下 4℃以下
非加熱食肉製品　単一肉塊	0.95未満	—	4℃以下 pH6.0以下	10℃以下	①乾塩法 ②塩水法 ③一本針注入法	5℃以下	亜硝酸Na使用 0.97未満	〔亜硝酸Na使用〕 亜硝酸Na200ppm以上 食塩※ 6%以上（①） 15%以上（②，③）	—	50℃以上又は 20℃以下	10℃以下
	0.95以上						—				4℃以下
	0.95未満						—	〔亜硝酸Na不使用〕 食塩※6%以上（①のみ） 40日間以上	—	20℃以下 53日間以上	10℃以下
非加熱食肉製品　非単一肉塊	0.91未満 — 0.96未満	（5.4未満） 5.0未満 5.3未満	—	10℃以下 長径20mm以下	—	—	—	亜硝酸Na200ppm以上 食塩※　3.3%以上	—	20℃以下 20日間以上	10℃以下
	— 0.93未満	4.6未満 5.1未満									—
乾燥食肉製品	0.87未満	—	—	—	—	—	—	—	—	50℃以上又は 20℃以下	—

※塩化カリウムとの組み合わせも認められる。
注1. 加熱殺菌した後に容器包装に入れる製品
注2. 容器包装に入れた後に加熱殺菌する製品

表3　食肉製品の成分規格等

		成分規格						指導基準
		亜硝酸根	E. coli	黄色ブドウ球菌	大腸菌群	クロストリジウム属菌	サルモネラ属菌	細菌数
加熱食肉製品	加熱後包装	0.070g/kg以下	陰性	1,000/g以下			陰性	100,000/g以下
	包装後加熱				陰性	1,000/g以下		10,000/g以下
特定加熱食肉製品			100/g以下	1,000/g以下		1,000/g以下	陰性	100,000/g以下
非加熱食肉製品			100/g以下	1,000/g以下			陰性	
乾燥食肉製品			陰性					

管期間中における微生物の増殖阻止を実現するために必要な要件が定められている。

成分規格は製品群毎の製造方法等の特性を考慮し，5種類の指標菌の組み合せで微生物規格が定められている。食肉製品の流通及び販売の衛生管理のための微生物指導基準として，加熱食肉製品及び特定加熱食肉製品に細菌数（生菌数）の基準が定められている。成分規格及び指導基準の概要を表3に示す。

これ以降は概ね，販売されている食肉製品の大半を占める加熱食肉製品，なかでも代表製品であるウインナーソーセージを例に製造方法，製品の特徴，衛生管理のポイントなどを事例を含めて説明する。

2.1.1　製造工程（図1）

冷凍食肉は「解凍」された後，包装フィルムを除去し，「整形」工程で結合組織，余剰脂肪層，硬骨などがナイフで削り取られて適当な大きさに切り分けられる。異物として混入，付着した金属，豚毛があれば合わせて除去する。この段階で，食肉内部に異物があっても除去できない場合がある。

「細切」,「計量」した食肉は食塩，亜硝酸ナトリウムなどの発色剤が添加され，低温（冷蔵庫内）で一定期間「塩せき」される。塩せきは食肉の風味の醸成，肉色の固定，保水性の向上，塩味の付与などの目的で行われ，食肉製品特有の色と風味を生み出す。

「混合・調味」工程では，でん粉，砂糖類，調味料，香辛料などが添加されてソーセージ用練肉となる。練肉は羊腸ケーシングに「充填」され，「乾燥・くん煙・蒸煮」工程で中心部を63℃，30分間同等以上の加熱殺菌が行われる。加熱殺菌後のソーセージは速やかに10℃以下に「冷却」し，「小分け」,「計量・包装」工程を経て，「検品」工程で包装状態の確認，金属異物の有無確認を行われ，異常のないもののみが箱詰め，保管，出荷される。

2.2　ポイントとなる管理事項

ウインナーソーセージにかかわる主な危害原因物質，発生要因及び管理手段を原材料，製造工

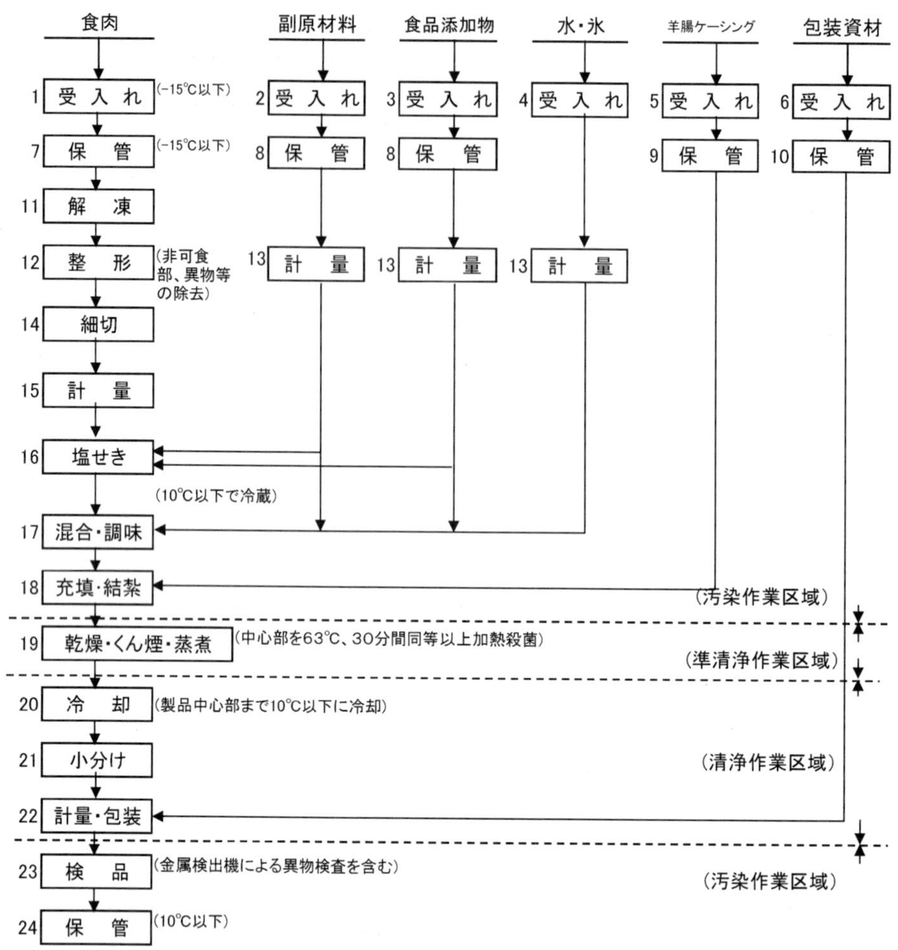

図1　製造工程一覧図（ウインナーソーセージ）（一例）

程ごとに表4に示す。

2.2.1　施設の構造と管理

食肉製品製造業は食品衛生法第51条の規定に基づき公衆衛生の見地から各都道府県が営業施設の基準を定めているのでこれが前提となるが，その上で施設設備の要件を整理すれば次のとおりとなる。

施設は一般に，汚染作業区域（原材料保管から充填作業までを行う区域，包装済み製品の検品，保管，出荷区域），準清浄作業区域（乾燥・くん煙・蒸煮作業区域），清浄作業区域（加熱殺菌後製品の冷却，包装の作業区域）に区分され，清浄度に応じた管理が行われる。高度清浄作業区域（バイオクリーンルームでの包装作業区域）が設けられる場合もある。

食肉製品はいわゆるバッチ式で製造されるので，清浄度の異なる食品が作業場内で交差しないよう施設，設備が配置されていることが望ましい。加熱殺菌後の製品を冷却，包装のため移動の

表４　ウインナーソーセージにかかわる主な危害原因物質と発生要因，管理手段[3)]

（危害原因物質を生物学的（B），化学的（C），物理的（P）に分類）

	原材料	危害原因物質		危害の発生要因	管理手段
1	食肉 （受入れ）	B	病原菌	・生体の汚れ ・と畜場での汚染，温度管理不良 ・食肉処理場での枝肉及び部分肉の汚染，温度管理不良 ・輸送時の取扱い/温度の管理不良	・と畜場，食肉処理場での衛生的取扱い ・取引業者の限定 ・受入れ検査 ・加熱，冷却で措置
		B	寄生虫	・飼育場での感染	・加熱殺菌により死滅
		C	残留農薬等	・生産者の生体取扱い不適	・取引業者の限定 ・定期的検査
		P	異物 金属片（注射針，散弾，クリップ，ワイヤ等） 骨片，木片，ガラス，硬質プラスチック等 豚毛，人毛，昆虫，軟質プラスチック，紐等	・生産者の管理不良 ・食肉処理業者の枝肉，部分肉の取扱い不良 ・食肉保管，輸送時の取扱い不良	・生産者の衛生管理 ・取引業者の限定 ・受入れ検査 ・整形工程での除去措置 ・金属検出機による除去
2	香辛料 （受入れ）	B	病原菌	・生産者の管理不良	・取引業者の限定
		C	残留農薬	・製造業者の衛生管理不良	・受入れ検査
		C	カビ毒	・取引業者の衛生管理不良（保管温度，保管時間，包装状態等）	・定期的検査 ・病原菌は加熱，冷却で措置
		P	異物 金属片，石，木片，プラスチック，紐等	・製造業者の衛生管理不良 ・取引業者の衛生管理不良（保管温度/時間，包装状態等）	・取引業者の限定 ・受入れ検査 ・金属検出機による除去
2	副原材料 （受入れ） ・食塩，砂糖類 ・でん粉，動植物性たん白質 ・調味料など	B	芽胞菌	・製造業者の衛生管理不良 ・取引業者の衛生管理不良（包装状態等）	・取引業者の限定 ・受入れ検査 ・加熱，冷却工程で措置
		P	異物 金属片，石，木片，プラスチック，紐等	・製造業者の衛生管理不良 ・取引業者の衛生管理不良（包装状態等）	・取引業者の限定 ・受入れ検査 ・金属検出機による除去
3	食品添加物 （受入れ）	C	規格基準不適合	・製造業者の衛生管理不良	・取引業者の限定 ・製造業者又は取引業者の規格書及び表示のチェック
		P	異物 金属片，石，木片，プラスチック，紐等	・製造業者の衛生管理不良 ・取引業者の衛生管理不良（包装状態等）	・取引業者の限定 ・受入れ検査 ・金属検出機による除去

（つづく）

（つづき）

<table>
<tr><th></th><th>原材料</th><th colspan="2">危害原因物質</th><th>危害の発生要因</th><th>管理手段</th></tr>
<tr><td rowspan="3">4</td><td rowspan="3">水，氷
（受入れ）</td><td>B</td><td>病原菌</td><td>・水供給者の管理不良</td><td>・供給者の検査結果確認
・水質検査</td></tr>
<tr><td>C</td><td>化学物質</td><td>・設備の衛生管理不良</td><td>・設備管理の徹底</td></tr>
<tr><td>P</td><td>異物</td><td>・設備の衛生管理不良</td><td>・設備管理の徹底</td></tr>
<tr><td rowspan="2">5</td><td rowspan="2">羊腸ケーシング
（受入れ）</td><td>B</td><td>病原菌</td><td>・製造業者の衛生管理不良
・取引業者の衛生管理不良（保管温度/時間，包装状態等）</td><td>・取引業者の限定
・受入れ検査
・加熱，冷却で措置</td></tr>
<tr><td>P</td><td>異物
金属片，石，木片，プラスチック，紐等</td><td>・製造業者の衛生管理不良
・取引業者の衛生管理不良（包装状態等）</td><td>・取引業者の限定
・受入れ検査
・金属検出機による除去</td></tr>
<tr><td rowspan="2">6</td><td rowspan="2">包装資材
（受入れ）</td><td>C</td><td>規格基準不適合
インキ，接着剤の溶出</td><td>・製造業者の衛生管理不良</td><td>・取引業者の限定
・製造業者又は取引業者の規格書及び表示のチェック</td></tr>
<tr><td>P</td><td>異物
金属片，石，プラスチック，紐等</td><td>・製造業者の衛生管理不良
・取引業者の衛生管理不良（包装状態等）</td><td>・取引業者の限定
・受入れ検査</td></tr>
<tr><td rowspan="3">7</td><td rowspan="3">食肉
（保管）</td><td>B</td><td>病原菌の汚染</td><td>・包装資材の破損</td><td>・作業マニュアル遵守</td></tr>
<tr><td>B</td><td>病原菌の増殖</td><td>・不適切な保管温度/時間</td><td>・施設，設備管理の徹底
・作業マニュアル遵守</td></tr>
<tr><td>P</td><td>異物の付着，混入</td><td>・包装資材の破損</td><td>・作業マニュアル遵守</td></tr>
<tr><td rowspan="2">8
9
10</td><td rowspan="2">副原材料
羊腸ケーシング
包装資材
（保管）</td><td>B</td><td>病原菌の汚染</td><td rowspan="2">・包装資材の破損</td><td rowspan="2">・作業マニュアル遵守</td></tr>
<tr><td>P</td><td>異物の付着，混入</td></tr>
<tr><td rowspan="3">11</td><td rowspan="3">食肉の解凍</td><td>B</td><td>病原菌の汚染</td><td>・機械・器具の洗浄不良</td><td>・洗浄マニュアル遵守</td></tr>
<tr><td>B</td><td>病原菌の増殖</td><td>・解凍の温度/時間の管理不良</td><td>・解凍条件（温度/時間）遵守</td></tr>
<tr><td>P</td><td>異物の残存，混入</td><td>包装フィルムの除去不良</td><td>・作業マニュアル遵守</td></tr>
<tr><td rowspan="3">12</td><td rowspan="3">整形</td><td>B</td><td>病原菌の汚染</td><td>・機械・器具の洗浄不良
・作業員の取扱い不良</td><td>・洗浄マニュアル遵守
・作業マニュアル遵守</td></tr>
<tr><td>B</td><td>病原菌の増殖</td><td>・食肉の温度/時間の管理不良</td><td>・作業マニュアル遵守</td></tr>
<tr><td>P</td><td>異物の残存，混入</td><td>・骨などの除去不良
・器具の破損</td><td>・作業マニュアル遵守
・機械・器具保守管理の徹底</td></tr>
<tr><td rowspan="3">13</td><td rowspan="3">副原材料計量</td><td>B</td><td>病原菌の汚染</td><td>・機械・器具の洗浄不良</td><td>・洗浄マニュアル遵守</td></tr>
<tr><td>C</td><td>発色剤，保存料の過剰計量</td><td>・計量不良</td><td>・正確な計量</td></tr>
<tr><td>P</td><td>異物の付着，混入</td><td>・機械・器具の洗浄不良
・作業員の作業不良</td><td>・洗浄マニュアル遵守
・作業マニュアル遵守</td></tr>
<tr><td>14</td><td>細切</td><td>B</td><td>病原菌の汚染</td><td>・機械，器具の洗浄不良</td><td>・洗浄マニュアル遵守</td></tr>
</table>

（つづく）

（つづき）

	原材料		危害原因物質	危害の発生要因	管理手段
14	細切	B	病原菌の増殖	・食肉の温度/時間の管理不良	・作業マニュアル遵守
		C	洗浄剤の混入	・機械，器具の洗浄不良	・洗浄マニュアル遵守
		P	異物の付着，混入	・機械器具の破損 ・作業員の取扱い不良	・機械・器具保守管理の徹底 ・作業マニュアル遵守
15	食肉の計量	B	病原菌の汚染	・機械，器具の洗浄不良	・洗浄マニュアル遵守
		P	異物の付着，混入	・作業員の取扱い不良	・作業マニュアル遵守
16	塩せき	B	病原菌の汚染	・機械，器具の洗浄不良	・洗浄マニュアル遵守
		B	病原菌の増殖	・不適切な塩せき温度/時間 ・冷蔵設備の故障	・作業マニュアル遵守 ・施設設備保守管理の徹底
		C	発色剤，保存料の過剰使用	・作業員の取扱い不良	・作業マニュアル遵守
		C	洗浄剤の混入	・機械，器具の洗浄不良	・洗浄マニュアル遵守
		P	異物の付着，混入	・機械器具の破損 ・作業員の取扱い不良	・機械・器具保守管理の徹底 ・作業マニュアル遵守
17	混合・調味	B	病原菌の汚染	・機械，器具の洗浄不良	・洗浄マニュアル遵守
18	充填・結紮	B	病原菌の増殖	・食肉の温度/時間の管理不良	・作業マニュアル遵守
		C	洗浄剤の混入	・機械，器具の洗浄不良	・洗浄マニュアル遵守
		P	異物の付着，混入	・機械器具の破損 ・作業員の取扱い不良	・機械・器具保守管理の徹底 ・作業マニュアル遵守
19	乾燥・くん煙・蒸煮	B	病原菌の増殖	・緩慢加熱	・くん煙作業条件の徹底
		B	病原菌・寄生虫の生残	・加熱温度/時間の不足 ・装置内の温度の不均一	・加熱作業条件の徹底 ・施設設備保守管理の徹底
		C	洗浄剤，殺菌剤の付着	・機械，器具の洗浄不良	・洗浄マニュアル遵守
20	冷却	B	病原菌の汚染	・機械，器具の洗浄不良 ・冷却庫内の環境不良	・洗浄マニュアル遵守 ・施設設備の衛生管理の徹底
		B	病原菌の増殖	・冷却温度/時間の管理不良 ・装置内冷却温度の不均一	・冷却作業条件の徹底 ・施設設備保守管理の徹底
21 22	小分け 計量・包装	B	病原菌の汚染	・機械，器具の洗浄殺菌不良 ・作業員の取扱い不良 ・作業室内の環境不良	・洗浄殺菌マニュアル遵守 ・作業マニュアル遵守 ・施設，設備の衛生管理の徹底

（つづく）

（つづき）

	原材料		危害原因物質	危害の発生要因	管理手段
21 22	小分け 計量・包装	B	病原菌の増殖	・製品の温度/時間の管理不良	・作業マニュアル遵守
		P	異物の付着，混入	・機械器具の破損 ・作業員の取扱い不良	・機械・器具保守管理の徹底 ・作業マニュアル遵守
23	検品	B	病原菌の汚染	・ピンホール，シール不良など	・作業マニュアルの遵守
		P	金属異物の残存	・原材料及び工程由来の残存金属異物	・金属検出機による除去
24	保管	B	病原菌の増殖	・不適切な保管温度/期間	・施設設備の管理の徹底 ・適正保管期間の遵守

際，汚染作業区域を通過せざるを得ない構造の施設では，製品の病原菌による二次汚染の可能性が高まる。また，包装作業は微生物的状態が異なる製品群を同一作業室，同一機器を用いて包装することは二次汚染の原因になるので，例えば非加熱食肉製品と加熱食肉製品はそれぞれ独立した包装室で包装作業を行うか，作業時間を分けるなど二次汚染防止対策を十分にとることが必要である。

食肉製品は原材料，中間製品，最終製品とも冷蔵又は冷凍で保管しなければならないことが多い。そのため，作業場の適切な位置に冷蔵・冷凍設備が配置されていることと，常に適切に管理されることも，最終製品を安全なものとするために重要である。

2.2.2　原材料の受入れ，製造工程における管理

(1)　食肉の受入れ

食肉はプラスティックフィルムに包装され20kg程度のダンボール箱詰めで入荷する。冷凍温度帯での受入れの場合は，食肉の温度を測らなくても冷凍状態であることを確認すれば受入れが可能と考えられる。段ボールに破損や汚れがある場合は食肉が汚染された可能性があるので，開梱して外観，肉色などをチェックするとともに，必要に応じて細菌検査を実施し，自社基準内であることを確認する。破損の程度が大きい場合は返品する。畜種，部位，産地，ブランドが自社指定のものは，賞味期限までの残日数が自社規定内であるかの確認も行い記録する。

家畜は，病気の予防や治療を目的として抗生物質などの動物用医薬品が使用される。国及び都道府県が行う残留農薬等モニタリング検査で食肉の動物用医薬品残留が問題になることはほとんどないが，製造工程で排除，減少させることが出来ないので残留することのない食肉を受入れるための管理として，納入業者を指定し，定期的な残留検査を実施するなどの対策が必要である。ハム・ソーセージ・ベーコンに使用される原料食肉の約8割は輸入である。そのため輸入相手国における家畜の飼養管理や食肉の衛生管理状況を知っておくことも重要になる。

食肉には異物混入のおそれもある。病気の治療で使用された注射針が折れて体内に残留した

り，家畜が散弾を被弾し体内に残留することがある。いずれの場合もと畜，解体，部分肉処理の段階で発見，除去できずに残留したまま食肉として流通することがある。後の整形工程，検品工程で除去するが，金属検出機では非鉄金属の除去は難しい。折れにくい注射針の使用，折れた場合の当該個体の識別，と畜，解体時での確実な除去が強く望まれる。

(2)　副原材料受入れ

食肉受入れと同様に，外装に破損や汚れがないかを確認し，異常があれば開封して破損や汚れが内装に及んでいないかを確認し，副原材料の品質等をチェックする。合わせて指定商品（ブランド）であることの確認も行う。

(3)　解凍工程

食肉の外装の開梱は，前室を設けて段ボール箱を解凍場所に持ち込まないようにすることで，外装材による食肉の汚染，異物混入を防止する。解凍後に包装フィルムを除去する際，破れが発生すると製品中に異物として残存する可能性がある。破れによる残存があっても整形工程で発見しやすいように，食肉の色と対象的な青色に着色された包装フィルムが使われることが多い。解凍作業では，解凍温度・時間，解凍終了時の食肉温度の基準を定めて基準値以下で解凍を終了する。基準値を超えた場合は，超過時間が長ければ病原菌増殖のおそれがあるので，後工程での使用の可否を判断する必要がある。

(4)　整形工程

食肉から結合組織などの非可食部分，余剰脂肪層を除去し，後工程の細切がしやすいように食肉を適当な大きさに分割する。その際，食肉に骨，豚毛，異物が残存していれば除去する。豚毛は軟質異物のため最終製品に残存しても健康危害につながらないが，苦情の主要原因の一つに上げられる。

(5)　計量工程

本工程で特に注意が必要なことに，使用基準のある食品添加物の計量がある。発色剤として使用される硝酸カリウム，硝酸ナトリウム及び亜硝酸ナトリウムは塩せき工程で亜硝酸となって食肉色素と結合し，製品に食肉製品特有の色調をもたらすとともに，風味醸成にも作用する[4)]。食品衛生法では亜硝酸根として食肉製品1kg当り0.070gを超えないように使用することが定められている。食肉中の亜硝酸根は塩せきや加熱処理によって減少する。アスコルビン酸ナトリウムは発色反応を促進し亜硝酸根を減少させるため，発色剤使用の食肉製品の多くはアスコルビン酸ナトリウムが併用される。従って製品中の亜硝酸根残存量の基準値超過防止には，発色剤，アスコルビン酸ナトリウムの正確な計量，塩せき及び加熱工程における温度と時間の管理が重要になる。保存料として使用されるソルビン酸カリウムは，ソルビン酸として食肉製品1kg当り2.0g以下でなければならない，とされている。

本工程はアレルギー物質混入が発生しやすい工程でもある。副原材料として，大豆や小麦由来の植物性タンパク，乳タンパク，卵タンパクが使用されることがあるが，これらの物質の計量にはそれぞれ専用の器具を用いて，これらを使用しない製品へのアレルギー物質の混入を防止する必要がある。容器，器具の色分け，専用区画を設ける場合もある。

⑹ 細切工程

食肉を挽肉にする工程である。肉挽き機（チョッパー）の刃が破損して食肉に混入するおそれがあるので使用後に必ず刃を点検する。正常に使用しても磨耗した刃の小片が食肉に混入することがあるが，後の検品工程で除去できる。整形工程で残存した骨片の除去を目的として肉挽き機に骨分離装置を設置して骨片を分離除去する方法や，マグネットを設置して金属異物を除去する方法をとる場合もある。

⑺ 塩せき工程

細切された食肉に食塩，発色剤などを添加して，低温で一定期間漬け込む工程である。ここで添加する発色剤などは，通常，計量工程で1ロット毎に袋に入れられて塩せき工程に運ばれ，1ロット分の食肉に決められた袋数の添加物が投入される。従って塩せき工程での発色剤などの過剰使用防止として，使用した袋数を確認する方法がとられる。また，混合不十分で発色剤などが偏在して最終製品で基準値を超過するようなことも防止する必要がある。

⑻ 乾燥・くん煙・蒸煮

本工程のうち蒸煮で，食肉中心部を63℃，30分間同等以上に加熱殺菌して病原菌を死滅させる。製造基準を満たす装置内温度及び時間を予め確認して運転条件を決めて，条件に従い蒸煮を実施後，規定の装置内温度と時間であったかを確認するとともに，製品の中心温度を測定する，という2つの方法で製造基準を満たすことの確認が行われている。一般には安全を見込んで63℃，30分間同等より強い条件で蒸煮が行われる。

⑼ 冷却工程

蒸煮工程での加熱殺菌条件はサルモネラなどの病原菌を死滅させるが，芽胞形成菌を死滅させることはできない。加熱後の冷却を緩慢に行うと芽胞形成菌が増殖するおそれがあるが，加熱食肉製品において増殖抑制するための冷却速度は規定されていない。加熱食肉製品より緩やかな条件で加熱する特定加熱食肉製品では，規格基準で冷却速度を「製品の中心部の温度が25℃以上55℃未満の状態の時間を200分以内」と規定されている[5)]。これはローストビーフにおけるウェルシュ菌増殖抑制条件について検討された結果を基にしているので，加熱食肉製品においてもこれが一つの目安にはなる。

冷却工程から包装されるまでの間は，製品の病原菌による二次汚染を防止するための対策が重要になる。製品が取扱われる清浄作業区域は汚染作業区域，準清浄作業区域からの空気の流入を防止し，作業従事者は清浄作業区域専用の作業服，履物を着用し，手指の洗浄殺菌をした後，不浸透性の使い捨て手袋，マスクを着用する。

⑽ 小分け工程

ウインナーソーセージは数十個が連なった状態で出来上がっているので，包装前に切断する必要がある。少量であれば鋏を用いて手作業で切断することもある。大量に切断する場合はドラムカッターと呼ばれる装置を使用する。回転するドラムの中に製品を投入するとドラム内部にある刃で結紮部分が切断されて排出口から切り離されたソーセージが排出される。刃の破損により金属異物が混入するおそれがあるが，後の検品工程で除去できる。ドラム内を製品が回転しながら通過するため，ドラム内は洗浄殺菌を行い，衛生的に保持する必要がある。

⑾ 計量・包装工程

製品の病原菌汚染を防止するため，使用機器で製品が直接接触する箇所は洗浄殺菌されていなければならない。ウインナーソーセージは概ね真空包装又はガス置換包装されるが，どちらの場合も容器包装のシール部が完全に密封された状態であること，包装フィルムにピンホールがないことが重要である。シール不良やピンホールがあると流通販売中に容器包装内に空気が侵入して賞味期限内に品質劣化が発生するおそれがある。

包装工程で重要な点の一つに表示の確認がある。包装する製品の内容と容器包装の表示内容の一致性や賞味期限表示の日付の確認を行い，間違いないことを記録するとともに実際の表示も保存する。

2.3　考えられる事故事例

厚生労働省が発表する「食中毒発生状況」中，原因食品の一つに「肉類及びその加工品」があるが，発生原因は食肉調理時における加熱不十分と思われるものが多く食肉製品を原因食品とする食中毒は日本では少ない[6)]。食中毒には至らないものの食品衛生法違反による回収，自主回収事例は発生している。

成分規格違反（食品衛生法11条）事例に，亜硝酸，ソルビン酸の基準値超過がある。原因には使用計量器の点検不良の他，配合表の見間違い，二重確認の未実施，期首・期末在庫差と使用量との照合の未実施，塩せき工程での食品添加物量と食肉重量の不一致，脂肪含量の過多，塩せき期間管理不良などがある。製品開発段階での配合基準を製造時ロットの配合基準に作成しなおす際に計算間違いや転記ミスをしたことで基準値超過となった事例があるが，検証として製造時ロットでの製品の亜硝酸根，保存料の検査を行えばこのような間違いは事前に発見できる。

細菌規格違反となる製品は少ないが，リステリア（*Listeria monocytogenes*）が検出（陽性）されると食品衛生法6条第3項違反となる。リステリアは加熱殺菌で死滅させることができるが低温（－0.4℃）[7)] でも発育しうるので，加熱殺菌することなく製造される非加熱食肉製品では流通保管中に増殖するおそれがある。いくつかの食品添加物がリステリアの増殖抑制に効果的であるとされており，今後，日本においてもその利用が進むものと思われる。

これらのほか，自主回収を行う事例には，包装フィルム，豚毛，骨片の残存，包装時のシール不良・ピンホール（これによる製品の品質劣化を含む），表示と内容物の不一致，自社検査での成分規格超過などがある。自主回収に至らないクレーム事例には，外観（製品の折れ，くん煙色のムラ，ススの付着など），色調（発色不良，発色ムラなど），香味異常がある。

2.4　考えられる工程管理不良

これは一例であるが，ソーセージ製造の際，他の食肉製品用原料肉の端材を配合する場合がある。例えばロースハム用塩せき肉の二次整形で発生した端材をソーセージ用原料肉の一部とすることがある。どの製品への使用が可能かを予め決めておくが，別の塩せき肉端材の誤使用や，ハムの原材料配合を変更した時に従来どおりの製品への使用が可能かの検討をせず使用を続けることで，ハム用塩せき肉に含まれていた食品素材，食品添加物がソーセージの表示に反映しておらず表示違反となった事例がある。原因として，ある製品の配合見直しを行う場合に他製品の配合，表示への影響を検討しなかった，配合変更の製造現場への連絡不十分といったことがあげられる。原材料や塩せき肉などの中間製品には，どの製品用，どの段階かの識別表示が不可欠だが，いつもどおりの置き場所にあるから，というだけで誤使用してしまう事例もある。乾燥・くん煙と蒸煮を別の装置で行う場合，乾燥・くん煙後と蒸煮終了後の製品を見た目で区別することが難しく，当該ロットが現在どの段階にあるかの識別表示がないと，蒸煮工程を経ずに製品が次工程に渡されるおそれがある。

2.5　記録から見た問題点

食肉製品は作業工程毎に作業従事者が作業内容，ロット，重量，温度，経過時間，観察結果などを手書きで記録することが多くある。作業従事者の手指に食品が付着していたり環境が濡れていたりするため記録用紙は決してきれいな状態ではないし，走り書きになりがちなこともあり判読しにくいことがある。このような記録用紙は長期保存が難しいことも悩みどころである。記録の仕方で，作業実施の良否を単に「○」，「✓」と記載してあるが良否の判断基準がない，温度が上下しているにもかかわらず常に同じ数字又は「〃」や「○」が記載されている，記録時刻，記録者名がない，日時の記載はあるが年の記載がない，記載漏れが多い，ということがある。重要事項の記載漏れ，例えば蒸煮工程での温度・時間が記載されていなければ，規定の加熱殺菌がされたかどうかを記録で証明することが出来ずに当該製品の回収にもつながる。基準値や記載例を予め記録用紙に印刷しておくことで，作業従事者，記録確認者とも基準超過か否かの判断が容易になる。

製造管理記録に必要な情報が不足すると，事故又は事故発生のおそれがある時に対象製品の範囲が決められず，必要以上に広範囲の製品を回収しなければならなくなる。原材料から製品への追跡，製品から原材料への遡及が出来るように，製造記録間の関連付けをすることも必要である。正確な記録が事故や苦情発生時の原因究明に重要な役割をはたすことを，作業従事者に十分認識されることが正確な記録の作成につながる。

文　　献

1)　東京都福祉保健局（監）:『食品衛生関係法規集別巻東京都令規版』, p.4176, 中央法規出版（1990）
2)　食品衛生研究会:『平成25年度版食品衛生小六法Ⅱ（通知・実例）』, p.551-553, 新日本法規出版（2012）
3)　㈳日本食肉加工協会:『食肉製品の総合衛生管理製造過程ガイドライン』, 食肉通信社（1995）
4)　伊藤肇躬:『肉製品製造学』, 光琳（2007）
5)　食品衛生研究会:『平成25年度版食品衛生小六法Ⅰ（法令）』, p.1077, 新日本法規出版（2012）
6)　厚生労働省:「食中毒統計」（厚生労働省ホームページ）
7)　熊谷 進ほか:『HACCP：衛生管理計画の作成と実践 改訂データ編』, p.149, 中央法規出版（2003）

3 乳・乳製品

藤岡浩史*

乳業界では衛生管理の手法として，HACCPシステムが浸透している。HACCPはその名称からCCPのみが重要視されがちであるが，HACCPシステムを有効に機能させるためには，その前提として一般的衛生管理プログラムが定着，機能していることが必須である。

本稿では，当社の取り組み事例をまじえ，微生物管理の視点から乳業工場における一般的衛生管理プログラムについて紹介する。

3.1 製品の特徴

乳，乳製品は「乳及び乳製品の成分規格等に関する省令」（以下，乳等省令）により定義されており，一部の食品では成分規格や製造方法，保存方法が定められている。また，乳，乳製品は栄養分が豊富であるがゆえに，pHの低い発酵乳や水分活性の低い粉乳を除けば，微生物が生育しやすい食品といえる。

3.1.1 牛乳，加工乳，乳飲料

牛乳の製造工程の概略を図1に示す。原料である生乳は工場にタンクローリーで搬入され，濾過，冷却工程を経てサイロタンクに保管（貯乳）される。サイロタンクより払い出された生乳はホモゲナイザーにより脂肪球が砕かれ（均質化），加熱殺菌・冷却され，サージタンクに貯乳される。サージタンクより払い出された殺菌乳は紙容器や壜などの容器包装に充填後，冷蔵庫で保管される。

一方，加工乳，乳飲料では，生乳以外の原料を混合・添加し，それぞれの商品の特徴を出している。原材料が添加，混合された調合液は，概ね牛乳のサイロタンク以降の工程と同様に殺菌，冷却後，充填され，製品となる。

これら飲用乳（牛乳，加工乳，乳飲料）の殺菌の方法は乳等省令により「保持式により摂氏63℃で30分間加熱殺菌するか，又はこれと同等以上の殺菌効果を有する方法で加熱殺菌すること」と定められている。また，同等以上の方法として，連続式殺菌装置による65℃30分以上，連続式超高温殺菌装置による120～150℃1秒～3秒（UHT），連続式高温短時間殺菌装置による72℃以上15秒以上（HTST），75℃以上15分以上保持殺菌する方法が通知において規定されて

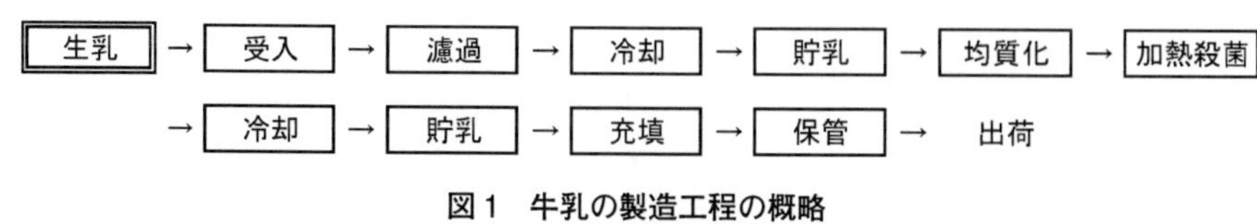

図1 牛乳の製造工程の概略

* Hiroshi Fujioka ㈱明治 品質本部 品質戦略部 品質マネジメントグループ

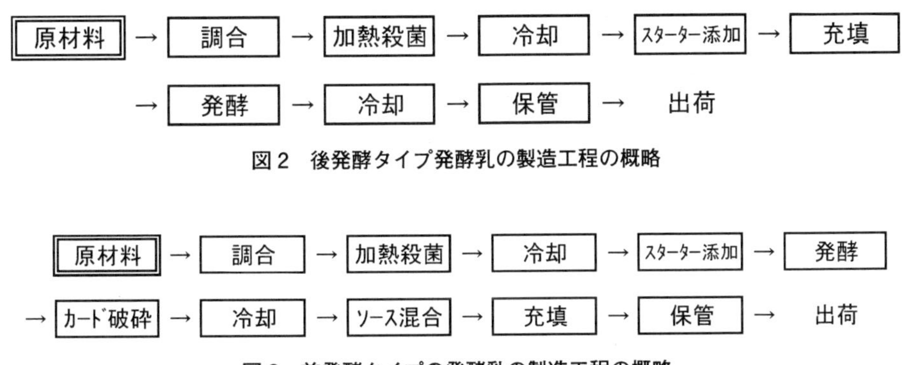

図2　後発酵タイプ発酵乳の製造工程の概略

図3　前発酵タイプの発酵乳の製造工程の概略

いる。また，常温保存可能品の承認を得ているものを除き，殺菌後は直ちに10℃以下まで冷却し，保管しなければならない。

3.1.2　発酵乳

発酵乳は製造方法によって，後発酵タイプと前発酵タイプに分けられる。

後発酵タイプとはスターターを添加した調合液を容器包装に充填後発酵させるタイプの発酵乳で，プレーンヨーグルトや寒天などを用いて固めたハードヨーグルトがある。後発酵タイプの発酵乳の製造工程の概略を図2に示す。原材料を混合した調合液は，加熱殺菌，冷却を経て，スターターが添加され，製品容器に充填後，発酵される。容器内の調合液はこの発酵工程において，増殖した乳酸菌の働きにより，酸度が上昇し，カードを形成する。発酵後に冷却を行うことによって，乳酸菌の過度の増殖を抑制する。

一方，前発酵タイプとは，タンク内で発酵させた発酵乳を攪拌することによってカードを砕き，これに果肉等を混合し充填したタイプの発酵乳で，ソフトヨーグルト，ドリンクヨーグルトなどがある。このタイプの製造工程は図3の通り，原材料調合後，殺菌，冷却，スターターを添加し，タンク内にて発酵させる。ソフトヨーグルトでは発酵乳のカードを破砕し，果肉ソースと混合するなど製品の特徴となる風味付けを行い，容器包装に充填する。ドリンクヨーグルトでは，カードを破砕した後にホモゲナイザーなどを用いて，さらに細かく砕き，糖液と混合した後に容器包装に充填する。

発酵乳製品はpHが低く，乳酸菌が優勢であるため，前述の飲用乳に比べ，製品段階での微生物汚染・増殖の心配は少ないが，発酵工程は微生物が増殖するのに適した温度帯であるので，特に発酵前の貯乳，スターター添加工程の衛生管理には注意が必要である。

3.1.3　クリーム，バター，脱脂粉乳

クリーム製品，バター，脱脂粉乳の製造工程の概略を図4に示す。生乳をセパレーターと呼ばれる遠心分離機で分離すると，クリームと脱脂乳に分離される。クリーム製品の製造においては，分離したクリームを殺菌，冷却し，エージングタンクで貯乳する。エージングタンクにて低温で寝かせることによってクリームに含まれる脂肪球が結晶化し，これを容器包装に充填したものが

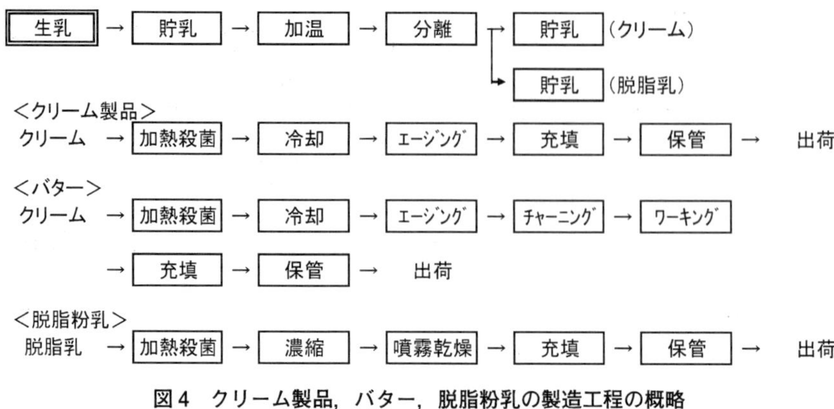

図4　クリーム製品，バター，脱脂粉乳の製造工程の概略

クリーム製品である。エージング後のクリームを低温下で激しく攪拌することによって，脂肪球を凝集させ（チャーニング），これを練り合わせることによって水分を除去し，組織を均一にする（ワーキング）とバターができあがる。

一方，脱脂乳を殺菌し，濃縮，噴霧乾燥という工程を経て水分を取り除き，充填すると脱脂粉乳となる。粉乳は，乾燥後は水分が低く，微生物の増殖は考えにくいが，加熱殺菌後乾燥工程までの間は高温で保持することが多く，温度管理が不適切であると微生物の増殖しやすい温度帯となるので注意が必要である。

3.2　ポイントとなる管理事項

製品の特徴で挙げたように，乳・乳製品は微生物が増殖しやすいため，品質管理においては微生物管理が最も重要な管理事項の１つである。微生物による食中毒防止においては「つけない」，「増やさない」，「排除する」の３原則がよく知られている。乳・乳製品製造におけるHACCPの中では「排除する」すなわち殺菌工程がCCP（重要管理点）となる[1)]。この項においては，CCPが機能するための前提条件を達成するための一般的衛生管理について「つけない」，「増やさない」の視点で記述する。

3.2.1　施設設備に関する管理事項

微生物を「つけない」，「増やさない」ための施設設備の設計と維持管理の考え方と事例を示す。

(1)　ゾーニング

製造を行うエリアは完全に外部と遮断し，無菌な空間を維持したいところではあるが，実際には作業員の出入りや原材料，包装資材の搬入，製品の搬出などがあるため，必要な清浄度に向けてエリア毎に段階的に清浄度を上げ，管理することが現実的な考え方である。

作業エリアを高度清浄区域，清浄区域，準清浄区域及びそれ以外に区分し，設計した事例が以下のようなものである（図5）。高度清浄区域は充填機の充填部などが該当し，HEPAフィルターを設置したクラス10,000の清浄度とする。この区域には，製造中，人が入ることができない。

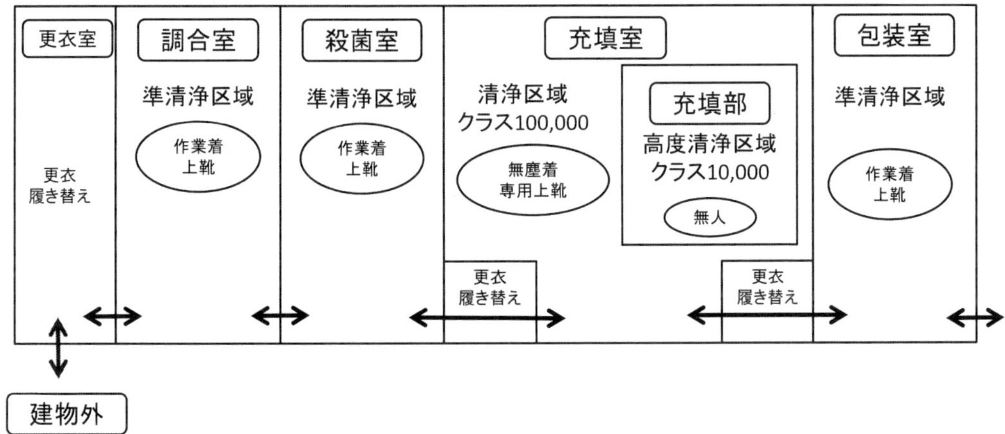

図5　工場のゾーニングの例

清浄区域は充填室などが該当し，管理レベルとしてクラス 100,000 の清浄度であるが，この区域においても HEPA フィルターで空調管理を行う。また，入室に際しては無塵着，専用の上靴を着用する。準清浄区域は調合室，殺菌室，包装室などが該当し，中性能フィルターによる空調管理，工場内作業着，上靴を着用する。

新工場を建設する場合であれば，人や食品の動線を考慮しながら，建屋の設計，設備の設置が可能であるので，これらのゾーニングは比較的容易に達成できる。しかし，既存の工場は建屋，壁，扉などが既にできあがっており，動線の制約等により，完全に区分けすることに困難をともなう場合もある。以下に既設の施設におけるゾーニングを達成するための取り組み事例を示す。

・清浄度の異なるエリアへの出入り方法の設定

人や物に付着した異物やドアの開閉に伴う異物の持ち込みを無くすようにパスボックスやエアーシャワーなど後付け可能で簡易的な設備対応を行う。また，設備的な対応が困難な場合は，粘着ローラーや掃除機などで作業着などの異物を除去する手順をルール化するなど従業員教育で対応する。また，足元からの交叉汚染を防止するため，靴の履き替え，もしくは足洗い場，粘着マットなどを設置する。

・清浄度の高いゾーンの陽圧化

部屋を陽圧に保つためには，まず部屋の密閉度を上げることが必要である。例えば，部屋間を配管が行き来する箇所で配管を通すための穴が開いている箇所は，その隙間をコーキングで埋めたり，カバーを取り付ける。その後，清浄度の高い部屋が陽圧となるように吸気量と排気量を調節する。

また，スポット的な対応としてはビニールカーテン等によるクリーンブースの設定も手段として有効である。ただし，このような対応も出入り扉やカーテンが開けっ放しでは意味をなさないので，ルールの遵守が前提にあることは言うまでもない。

このように完全な設備で対応できない場合であっても，目的をしっかり考えることで，危害につながらないように，作業や手順を組み合わせて対応するということが可能である。

(2) ドライフロアー化

乳業工場の製造現場では，床面が水に濡れた状態になりやすい。床が濡れている，もしくは水がたまっていると，それらが作業者の移動や跳ね水などで飛散，拡大し，製造環境の悪化をまねき，製品に影響を与えるおそれがある。

床が濡れる要因としては，設備・器具・床などの洗浄，ブロー配管から床への排水，配管の結露水の落下などである。これらの要因への対応例を以下に示す。

・設備・器具の洗浄場所としてシンクを設置し，その排水は床に流さず，排水用の配管や排水口に流す。

・ブロー配管は排水口まで延長し，排水が床に流れないようにする。

・冷たい液が流れる配管には保温材を巻くなどして，結露の発生を抑える。

以上のような設備対応を実施しても，実作業においては床が水に濡れることが起こる。その場合は，濡れる範囲を限定すること及び濡れた時は水を切ることを徹底することが有効である。もちろん，このような徹底をするためには前述のような設備対応を実施したうえで，さらに床をぬらさないという従業員の意識改革が必要である。場合によっては，長靴での通常作業を廃止し，短い安全靴に変更することによって，管理者としてドライフロアー化の意志を強く示すことも必要であろう。

(3) 施設，設備の洗浄，清掃と保守点検

施設，設備の洗浄・清掃や保守点検については，それぞれに計画を立て，計画に基づいて実施し，結果を記録し，評価することが必要である。

計画の作成にあたっては対象となる場所，設備を漏れなく挙げ，実施頻度や方法，担当者を定め，文書化，見える化し，抜け漏れや二重に実施することを防止するべきである。

洗浄，清掃，点検の実施においては作業者間のレベルを一定にすることと実施結果を記録しておくことが重要である。例えば，記録用紙に点検項目・箇所及び確認のポイントを明記しておき，点検した時の状況（良好，○○にキズありなど）とその処置（交換，修理など）を記録すると良い。このように作業者によらず一定のレベルで作業・確認・記録させ，その記録を用いて実施の頻度や方法を評価し，改善につなげていくことができる。

(4) 設備の洗浄

設備・ラインや器具に食品残渣があると，その箇所では微生物が生育し，後述する機器殺菌において殺菌効果が十分に得られず，製品への汚染源となる。食品残渣や汚れが残らないように洗浄しておくことは機器殺菌の前提として大変重要である。

洗浄には定置洗浄（CIP：Cleaning In Place）と手作業による洗浄がある。CIPの場合，洗剤の種類，温度，濃度，流速（流量），時間，洗浄の順序について，実際に汚れの洗浄性を検証したうえで，条件を設定する必要がある。洗浄性については，設備の内面を拭き取り，ATPや残

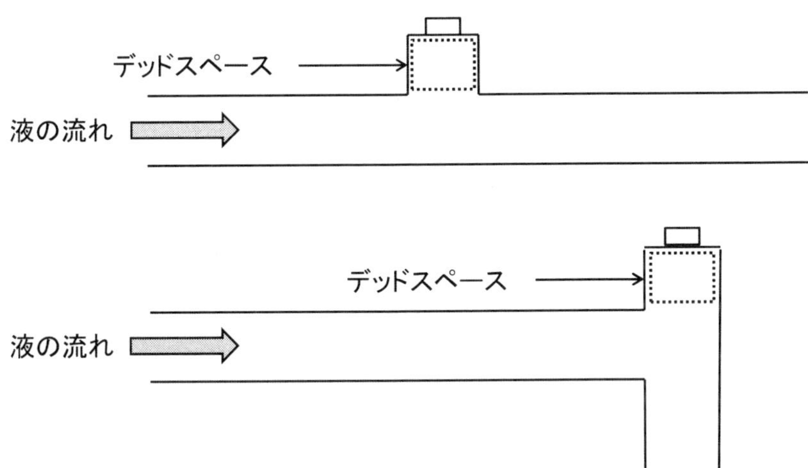

図6　パイプライン中のデッドスペースの例

留タンパク質を測定することで検証することができる[2)]。条件を設定したら，その条件を守ってCIPを実施していくわけだが，適切な洗浄が行われたことを担保するために設備的にインターロックをかけること，もしくは計測機器によってCIP条件が満たされていることを適宜確認する必要がある。

次に，CIPフローを設計するときの注意点を挙げる。まず，CIP設計の基本であるが，必要な流速を確実に確保することである。CIPループ中の配管の分岐や配管径の変化があると流速が落ちるので，初期設計時あるいは改造等によるライン変更時には十分な確認が必要である。また，配管中に圧力計等の測定機器を設置した箇所でT字型の袋小路となる部位はデッドスペースとなり（図6），流速が確保できない場合がある。このような箇所はできる限りライン中に設置すべきではないが，設置が避けられない場合には当該箇所の洗浄状態を確認し，必要であれば手作業による洗浄等の対応を取らなければならない。

また，ブローラインなど，製品化する殺菌乳などを流さない前提のラインに対する考慮も必要である。例えば，ブローラインが製品ラインとバルブ一つで隔てられている場合，バルブの動きによっては製品側に汚れた空気を導いてくる可能性がある。ブローラインの位置や構造によってはCIPないしは手作業による洗浄で，ブローライン中の清潔さを確保しておく必要がある。

一方，手作業による洗浄の場合は，洗浄効果にばらつきがでやすい。洗浄に用いる器具，洗剤及び洗浄方法などの手順を明確に定め，教育するとともに，確実に手順通りに実施していることを確認することが必要である。

(5)　設備の機器殺菌

機器の殺菌については機器やライン構成に応じて，熱湯や蒸気，殺菌剤などが用いられる。殺菌の場合も洗浄と同様，対象となるライン，機器を明確にし，それぞれに必要な殺菌条件（保持温度，保持時間等）を設定し，実施の都度，その条件が満たされていることを確認する方法を定めなければならない。例えば，蒸気殺菌では，系内で最も昇温しづらい箇所の温度をモニタリングし，その箇所で必要な殺菌時間が保持できていることを確認することである。特に，蒸気殺菌の場合，液だまりがあるとその箇所は温度が上がらず，殺菌不良となる可能性があるため，液だまりが発生しないように配管を施工することが必要である。

3.2.2 原材料及び製造工程における管理事項

原材料や中間製品を含む食品の取り扱いや製造工程における管理について，飲用乳を例にポイントを述べる。

(1) 生乳の受入

生乳の受入においては，設定した受入基準に合格していることを確認し，受け入れることが必要である。生乳の受入検査の項目としては，温度測定，官能検査，酸度測定，細菌数（総菌数）測定，アルコール試験，抗生物質，比重，組成などの検査が一般的である。

受入検査においては，検査精度を維持することがたいへん重要であり，検査者に対して正しい検査方法を継続的に教育し，また個人の技能を確認することが必要である。

(2) その他の原材料

生乳以外の原材料については原材料規格書などによって，原材料に関する品質，仕様，取り扱い方法に関して原材料サプライヤーと取り決めておくことが必要である。取り決めておく内容としては，名称，保管条件，賞味期限（使用期限），用途など現物を取り扱う時に必要な事項と品質規格，原材料，アレルギー物質など危害分析や製品の表示作成に必要な事項が挙げられる。

原材料の受入時の確認については，名称や数量という受け払いの観点だけでなく，外観の異常や包装の破損の有無などについても現物で確認すべきである。これら外観や包装の異常があった場合，原材料の製造もしくは保管，輸送段階において通常とは異なった取り扱いがあったことが推定される。その取り扱いが，当該原材料に問題を及ぼすものかを確認し，使用の可否を判断しなければならない。また，冷蔵原料，冷凍原料については適切な温度で保管・輸送されていたかを確認することも必要である。

受入作業は屋外で行われることもあるので，雨天時の対応も予め決めておく必要がある。特に紙包装の原料であれば，雨で濡れることで，原材料そのものの品質不良や包装のカビ，汚れなどの要因になる。

原材料の計量・調合時においては，計量した原材料や開封後の端数原材料は外部からの異物混入の防止措置をとる必要がある。計量した原材料を一時的に保管しておく容器やパスなどは必ず蓋をすることである。一方，端数原材料については，袋であれば開封箇所を折り曲げクリップで留める，もしくは袋ごと蓋つきの容器にて保管するなどの工夫をする。この際，クリップについては破損や錆の発生がないこと，容器については破損がないこと及び容器内が清潔であることが必要である。

(3) 貯乳（サイロタンク，ストレージタンク）

生乳や調合液の貯乳工程は微生物が増殖しやすい工程であるので，特に注意すべきポイントは

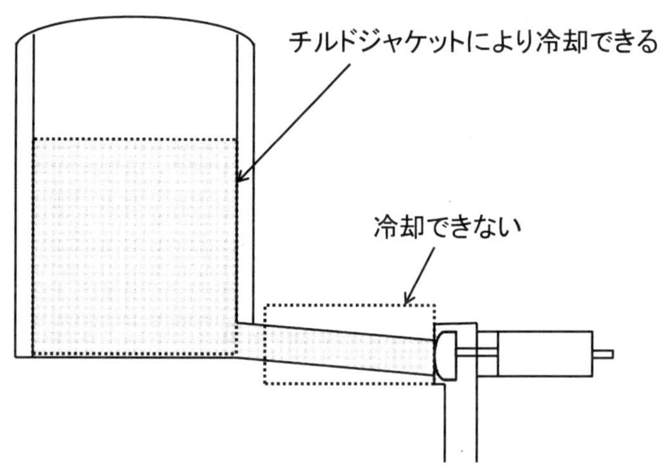

図7　貯液タンクの払い出し配管に滞留した原料乳が冷却できない例

貯乳温度と貯乳時間の管理である[1)]。

貯乳温度については，確認し，記録することが必要である。タンクの乳温を連続的に確認，監視，記録できない場合は，設備の構造や代替指標を確認することによって担保することができる。例えば，実際の貯乳温度を１日１回確認することに加えて，タンク冷却用のチルド水がタンクジャケットに供給されており，かつチルド水温が常時2℃前後で推移していることを確認できれば，その間に貯乳されている生乳などの温度はまず上昇していないと考えられる。なお，見落とされがちなのは，タンクの付帯設備（配管など）に生乳などが滞留する場合である。例えば，払い出し配管に生乳が滞留し，攪拌でうまく混和できないと，タンク全体は冷えているものの，その箇所のみ冷却が不十分で温度が上昇するという事態が起こりうる（図7）。この様な個所については，配管に保温材を巻いたり，チルド配管による冷却などの対策が必要である。

また，たとえ10℃以下の低温で保管していたとしても低温細菌は増殖するので，貯乳時間の管理が必要である。一定条件でデータを収集し，これを基に貯乳時間の基準を設定するとともに，使用時の官能検査により品質を確認することが必要である。生乳であれば，場合によっては細菌数（総菌数）を確認することも有用である。

⑷　均質化

ホモゲナイザーのクッションパイプはCIPループから外れているため，CIP後のパイプ内に洗浄不良が残っていないことを確認する必要がある。洗浄不良があれば，手作業によって洗浄する。

⑸　殺菌・冷却

殺菌工程はほとんどの場合，HACCPにおけるCCPに設定されている。殺菌が規定した条件通りに実施できていることを担保するために，殺菌温度，時間を確認し，記録し，検証することが必要である。さらに，CCPが正しく管理されている前提条件となる温度計等計器類について定期的に校正する必要がある。

(6) 貯乳（サージタンク）

サージタンクには殺菌乳を貯乳している。ここでは，サイロタンク，ストレージタンクと同様に温度管理，時間管理が必要である，また，タンクに供給するエアーに除菌フィルターを使用している場合は，フィルターを管理する必要がある[1]。

(7) 充填

充填工程は殺菌乳が製品容器内で開放される場所であり，機器の構造が複雑であるため，微生物汚染が起こりやすい工程である。充填工程における微生物汚染を防止するためのポイントは，充填環境の清浄度が適切に管理されていることと汚染源をなくすことである。清浄度を保つために充填部にはHEPAフィルターを通したエアーを供給し，陽圧化している場合が多いが，実際の清浄度をパーティクルカウンターによる測定や落下細菌検査などによって確認しなければならない。一方，充填部まわりに汚染源があれば，微生物を巻き上げ，製品内に持ち込むこともありうる。そこで，充填部の洗浄については充填部や機器内部の構造もふまえて，洗浄方法，洗浄条件を設定し，実施しなければならない。また，充填環境について定期的に充填部の機器を拭き取り，微生物検査を実施することで，目に見えない洗い残しの汚れが微生物の汚染源となっていないかを確認することも必要である。

(8) 保管（製品），出荷

製品や原材料の保管における微生物管理としては保管温度管理が重要である。保管庫（冷蔵庫）内の温度管理をするための前提として，温度センサーを適切な位置に設置することが必要である。扉の付近では扉の開閉の影響を受けやすいため，表示されている温度が製品を保管する温度としての管理実態を示していない場合がある。この問題を解消するためにも，温度センサーを適切な位置に設置するとともに開閉時の温度上昇が製品に及ぼす影響を把握しておく必要がある。

また，開閉による保管庫内の温度上昇を極力抑えるために，扉の開閉時に扉の開く範囲を狭くするように「半開」を設定したり，入口にカーテンを設置し，外の暖かい空気と中の冷たい空気の入れ替わりを少なくする方法もある。

製品の出荷配送における配送車の温度管理については，製品を積んで輸送しているときはもちろんのこと，積み込みの段階で配送車の庫内が十分に予冷されていることが必要である。また，出荷先が複数にわたる場合は扉の開閉のたびに温度上昇が予想されるので，作業と品温の実態を把握したうえで，開閉方法の教育やカーテンの設置などといった対策が必要となるであろう。

3.3 考えられる品質不良

3.3.1 お客さまからいただく不具合情報

飲用乳において，お客様からいただく不具合情報の大半は風味不良と酸敗，変敗，凝固である。風味不良の原因としては，生乳由来，微生物由来，異液混入，移り香が考えられる。また，酸敗，変敗，凝固は微生物に由来するものが大半である。

⑴　生乳由来

生乳の風味は時間とともに変化するため，受入段階で問題がなかったとしても，製品化までの工程において，適宜風味検査にて確認する必要がある。また，生乳を貯乳する際，液面が攪拌羽根の位置にあると，攪拌により乳脂肪分の酸化が促進され，風味異常となった事例がある[3)]。

また，生乳は生きた牛から搾乳されるので，その風味は牛個体，牧場，産地，餌などの飼養条件により違いがある。その結果，牛乳としては決して異常な風味ではないが，産地による風味の違いによって，異常と誤解されてしまうこともある。特に毎日飲用される学校給食用牛乳ではこのようなケースが多く，一定の風味を保つための工夫が必要である[3)]。

⑵　微生物由来

牛乳は微生物にとっても栄養豊富であるため，製品中の初発菌数によっては，賞味期限内に微生物が大量に増殖し，風味不良（酸っぱくなる，苦くなる）や酸敗，変敗，凝固などを引き起こす。このような微生物汚染の原因はライン，設備の洗浄殺菌不良による二次汚染であるが，それら二次汚染はパッキンやベロフラムの破損等メンテナンス不足が起因している場合が多い。

また，殺菌前の貯乳で長時間保管したことにより低温細菌が増殖し，風味不良になった事例がある。その原因として，受入量が使用量より多く，タンクに継ぎ足しながら，使用し続けたり，いったんタンク内の生乳を使い切ったが，洗浄せずにそのまま新たに生乳を受け入れたり[3)]といずれにせよ「つけない」，「増やさない」に関する一般的衛生管理の不備によるものである。

⑶　異液混入

製造工程において乳と水，洗剤，殺菌剤，他品種などの異液が混合すると，風味不良となる。発生要因としては，異液が残留していたパイプラインやタンクに意図せず生乳を送液してしまった場合や処置を誤った場合，あるいはバルブの動作不良などによって貯乳タンクにこれらの異液を混入してしまう場合である。製品と製品以外の配管は確実に切り離すとともに，製品切り替え時の作業手順，確認方法を遵守しなければならない。

⑷　移り香

牛乳は臭いを吸収しやすいので，その特性や事故事例を関係者に周知させるとともに，移り香の危険を予知し，予防措置を実施する必要がある。移り香の事例を以下に述べる。

- プレート殺菌機などで直前に処理した製品のフレーバーが着香する[3)]
- 床の補修やペンキ塗装による有機溶剤の臭いが製造工程や原料，中間製品あるいは製品に移行する
- 冷蔵庫や配送車などで臭いの強い食品（魚介類，野菜，果物等）と混載，保管して，製品に臭いが移行する[3)]
- 店頭の同一場所で販売されていた揚げ物の油から臭いが陳列された商品に移行する[3)]

3.3.2　トラブルの処置不良による微生物の汚染事例

通常の製造における微生物の汚染・増殖はこれまでに述べてきたとおりである。ここでは，工

程トラブルの処置が不十分であった場合の微生物の汚染事例を挙げる。

⑴　フィラータンクでの汚染事例[3)]

製造中に充填機の非常停止が働き，フィラータンクエアー抜き配管に殺菌乳が溢れた。再スタート時にタンク内が陰圧になり，エアー抜き配管より汚染乳が逆流し，微生物汚染された殺菌乳を充填した。

⑵　サージタンクでの汚染事例[4)]

サージタンクへ殺菌乳を容量以上に送液してしまい，オーバーフローした際にCIP用の側管に流れ込んだ。CIP用の側管は，通常殺菌乳が流れない箇所であり，冷却機能がないため，貯乳している間に微生物が増殖した。タンクから充填機へ払い出すときにその側管に滞留した汚染乳が殺菌乳に混入した。

⑶　サージタンクでの汚染事例[3)]

サージタンクの無菌エアーを供給しているコンプレッサーが停止し，予備のコンプレッサーとの切り替え中に，サージタンクの内圧が下がった。そのときに締め付けが不十分であったエアーベンドの取付部から除菌フィルターを通らずに外気が吸い込まれ，殺菌乳を汚染した。

以上のように，通常作業と違う事象が発生した時は，殺菌乳等が流れた可能性のある箇所を点検し，危害発生防止を考慮しなければならない。

3.4　記録について

日報などに残される記録には，その日，そのときの作業が適切であったことを外部に説明するときの証拠という側面と，もう一方で工程改善のための手がかりという側面がある。

作業の証拠という点において，最も重要なのは正確性を含む記録自体の信憑性である。記録は作業の当事者が自ら記入することから，その信憑性を保つためには，その行為自体にいくらかのルールが必要であろう。

【記録に関するルールの例】

・日報類への記入は黒または青のボールペンで記入すること。

・修正する場合は修正液を使用せず，二重線を引いて訂正印を捺印すること。

・記録する必要の無い箇所については斜線を引き，記録不要である旨を明確にすること。

・記入時に基準逸脱の有無を判断できるように記入欄の近くに基準値を記載すること。
（これは作業者だけでなく，記録の点検者も逸脱の有無を容易に確認できる効果がある。）

・基準逸脱や工程異常が発生した時の対処の記録は，記入する箇所や記入すべき内容を決めておくこと。(記入すべき内容は，発生した事象，そのときの設備的な対処，そのときの原材料，中間製品，製品の対処である。なお，当事者であれば，当然廃棄すると思われる事象であったとしても，日報等に「廃棄した」と明確に記録しておくことによって，間違いなく製品に使用されていないことが対外的に説明できる。)

一方，工程改善の手がかりという側面からすると，上職者の点検における精度が問題となる。

この点検は単純に記入欄が埋められているかを確認するのではなく，基準逸脱や工程異常の有無を確認するものである。さらに，基準逸脱などがあった場合はその対処の妥当性を確認するとともに，基準逸脱が頻発しているようであれば，基準値の妥当性や設備の不具合の有無などを確認し，改善につなげる。このように，日々の記録から読み取れる情報を活用し，工程及び工程管理の方法に対して改善を継続していかなければならない。

文　献

1）日本乳業協会：『平成24年度牛乳衛生講習会テキスト・資料』（2012）
2）森信二：『食品プラント洗浄殺菌マニュアル』，p.173-174，サイエンスフォーラム（2006）
3）日本乳業協会，中央畜産会：『引用乳の品質事故防止対策マニュアル』（2002）
4）足立有佳里ほか：食品衛生研究，**52**（4），105-114（2002）

4　菓子

吉田照展*

4.1　菓子類の特徴

菓子類は大きく和菓子と洋菓子に分類され，それらはさらに生菓子と干菓子に分けられる（図1)。本節では，水分活性（Aw）が低く，常温で保存が可能な洋干菓子について述べる。

洋干菓子の分野には，チョコレート，焼菓子，スナック菓子，キャンデー，グミ，チューインガムなどがある。代表的な洋干菓子として，板チョコレート，ビスケット，キャンデーについての標準的な製造工程を説明する。

(1)　板チョコレート

カカオ豆⇒ロースト⇒種皮分離⇒磨砕⇒副原料（砂糖，粉乳，乳化剤，香料など）混合⇒微細化（レファイナー)⇒混練（コンチング)⇒調温（テンパリング)⇒ストレーナー・マグネット⇒型充填⇒冷却⇒型抜⇒金属検出機⇒包装⇒重量選別機⇒X線異物検出機⇒箱詰め⇒出荷

(2)　ビスケット

小麦粉・副原料（砂糖，乳製品，膨張剤，香料など）混合⇒(発酵)⇒金属検出機⇒成型・型抜き⇒焼成⇒冷却⇒金属検出機⇒包装⇒重量選別機⇒X線異物検出機⇒箱詰め⇒出荷

(3)　キャンデー

水あめ・副原料（糖類，果汁，酸味料など）混合⇒煮詰め⇒香料添加⇒混練⇒成型⇒冷却⇒金属検出機⇒包装⇒重量選別機⇒X線異物検出機⇒箱詰め⇒出荷

4.2　洋干菓子工場での衛生管理ポイント

4.2.1　業界を取り巻く環境の変化

(1)　1990年代

国内の様々な業種で，1990年代前半から普及し始めていたISO9000シリーズは，特に1994年版に改訂されて以降普及が加速し，洋干菓子を含む一部の大手食品企業でも導入され始めた。

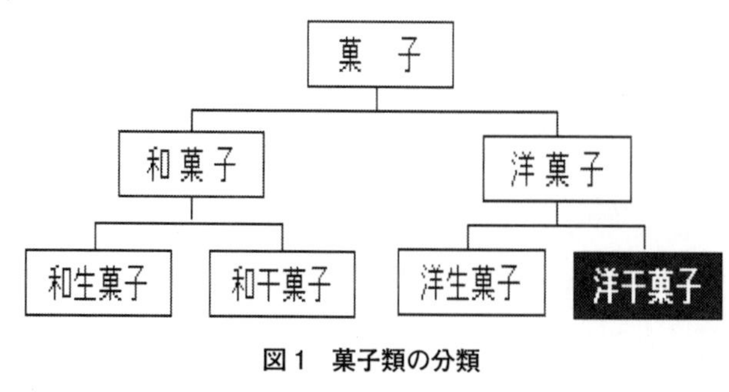

図1　菓子類の分類

＊　Terunobu Yoshida　㈱明治　品質本部　品質保証部　品質管理3グループ長

ISO9000 シリーズは，顧客重視の思想で品質をマネジメントする仕組みであり，品質方針の設定や品質目標管理をはじめ，文書・記録管理，教育やコミュニケーション，マネジメントレビューなどが要求される。これらは，今となってはどの企業も取り組んでいるが，当時の食品業界としては，第三者認証ということも含め，品質保証の新たなツールであった。

一方，1998 年に厚生労働省が総合衛生管理製造過程（マル総）の承認を開始したが，洋干菓子を含む Aw が低く微生物リスクが低い品群は，承認の対象とはならず，洋干菓子のような対象外の業界において HACCP の導入は，ほとんど進まなかった。

⑵　2000 年代

2000 年に発生した大規模食中毒や，その後の産地偽装などの，いわゆる食品事故多発の影響で，食品業界全体が信頼回復のために社内コンプライアンスや品質保証体制の強化に取り組んだが，洋干菓子業界各社も同様であった。

2005 年には ISO22000 認証がスタートし，マル総対象業種以外でも，HACCP の第三者認証を容易に取得できる環境が整った。また同年，厚生労働省からは日本版 GMP である「食品事業者が実施すべき管理運営基準に関するガイドライン」が通達された。これらの動きに対し，洋干菓子業界では，業界団体として HACCP に関するガイドラインを作成するなどの動きがあったものの，結果として HACCP 導入が進むなどの大きな変化はなかった。

洋干菓子業界に大きな影響があったのは，2007 年のある案件をきっかけに，製パン業界やその取引先が導入を進めていた『AIB フードセーフティ（GMP）指導・監査システム』に注目が集まったことである。特に同システムの中でも，工場の施設・設備を衛生的に保つための設備のあり方や清掃管理の考え方を導入する動きが見られた。

⑶　2010 年以降

ここ数年，国内で急速に存在が大きくなりつつある GFSI 承認規格であるが，洋干菓子業界のみならず食品業界全体がその動向を見守りながら，緩やかに導入が進みつつある。

4.2.2　洋干菓子の苦情（クレーム）

洋菓子に関する消費者からの苦情（クレーム）では，異物混入が多く，次いで包装不良，形状不良などが続く。また，異物混入の内容としては，毛髪が多く，原料由来異物，製造工程由来異物，糸・繊維片などがあげられる。

このように，異物混入対策は，洋干菓子製造における衛生管理の重要なポイントである。そこで，洋干菓子工場が一般的に行っている異物対策の内容を紹介する。

4.2.3　施設・設備上の衛生対策

施設・設備の衛生対策は，施設・設備そのものが異物リスク要因となり得ることや，防虫・防鼠や清掃・洗浄などの衛生管理に直結する重要なテーマである。

⑴　施設の基本構造

施設の新設や増改築にあたっては，施設そのものの耐久性をはじめ，外部侵入の害虫・害獣対策，結露によるカビ対策，汚れが溜まり難い，清掃・洗浄し易いなどのサニテーション対策を十分に考慮して設計することが重要である。

現在，大手ゼネコンには食品工場の専門部署がある。施設の衛生対策を一定レベルで設計・施工することが可能かどうかが，発注の際に考慮すべき重要な要素である。

一方，既設の施設についても，防虫や衛生・異物対策上の問題がある箇所は，リスクに応じて優先順位を付け，計画的に改善を進める必要がある。

⑵　区画（ゾーニング）・動線

施設内は，原料受入から製品出荷に至るまでの各エリアを，必要とされる衛生レベルに応じて，通常，汚染作業区域，準清潔作業区域，清潔作業区域に区画している。

一般的に区画とは，物理的な壁や間仕切り，カバーで覆うなどが基本であるが，衛生レベルによっては，保管や作業場所を固定するという場合も含まれる。

何れにしても，ヒト，モノ，空気の流れ（動線）を確実に把握して，微生物やアレルゲン，異物の交差汚染を防ぐ区画を設定しなければならない。

⑶　出入り口の構造

外部につながる出入り口は，屋外から侵入する害虫・害獣を確実に防御できる構造でなければならない。

①　原材料，製品の搬出入口

一般的な洋干菓子工場では，高速自動シャッターを備えた前室のある2重構造となっており，2つの前室を持つ3重構造の場合もある。何れも，外気とのエアロックを確実にするため，密閉性の高いシャッターを使用し，シャッターが同時に開かないためのインターロック設定や，開放時間を短縮するなどの対応が必要である。

また，屋外側の高速自動シャッターにエアカーテンを設置し，開放時の害虫侵入を防止するほか，開閉前に十数秒間シャッター面にエアを吹き付けて，付着した害虫を除去する高機能タイプもある。

②　従業員の出入り口

単純にエアシャワーを設置すれば良いというものではなく，外部に対するエアロックを重視しなければならない。すなわち，外部扉と製造室へ通じる扉が，必ず同時に開かないような構造にすることが重要である。

⑷　照明器具類

食品工場全てに共通するが，照明器具に対し，蛍光灯破損時のガラス飛散や走行性昆虫対策としてのUV低減，さらに定期清掃を可能にするための対策が必要である。

破損対策としては，製造棟内の照明器具の蛍光灯を飛散防止型蛍光灯か，UV低減対策も兼ねて（出入り口や窓付近），UV低減機能のあるスリーブやフィルムを付ける。また，蛍光灯自体にセラミックコートとフッ素樹脂膜加工を施し，飛散防止とUV低減機能を備え，かつ照度も落ちない特殊蛍光灯なども最近では普及が進んでいる。

清掃対策としては，新設工場では照明設備の天井埋め込みを標準とすべきであるが，既存工場の天井吊り下げの照明器具に関しては，定期清掃のプログラムで清掃管理する必要がある。

4.2.4　製造段階での異物対策

洋干菓子で発生する異物混入は多種多様である。工場では，あらゆる異物混入リスクを想定し細心の注意を払っている。特に注意すべき異物混入対策について本項で説明する。

(1)　原材料由来の異物対策

1)　原材料（包材含む）入荷時の対策

製造棟へ原材料を搬入する際，ダンボール表面やパレットに付着する粉塵，害虫などの付着物を除去するには，以下の方法が有効である。

①　搬出入口付近で，外装にエア掛けする（写真1）。

②　パレット単位でエアシャワーを設置して通過させる（写真2）。

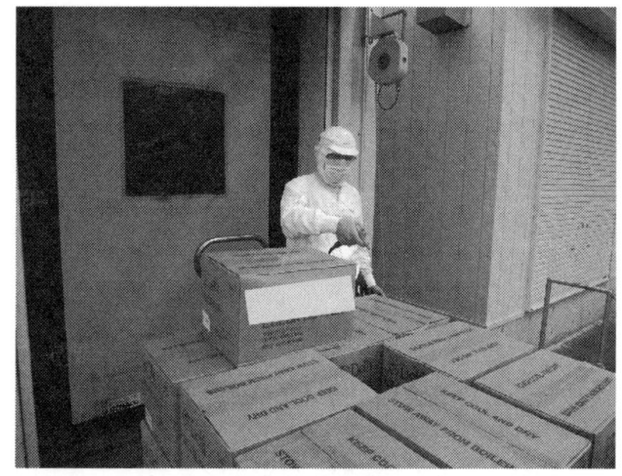

写真１　エア掛け

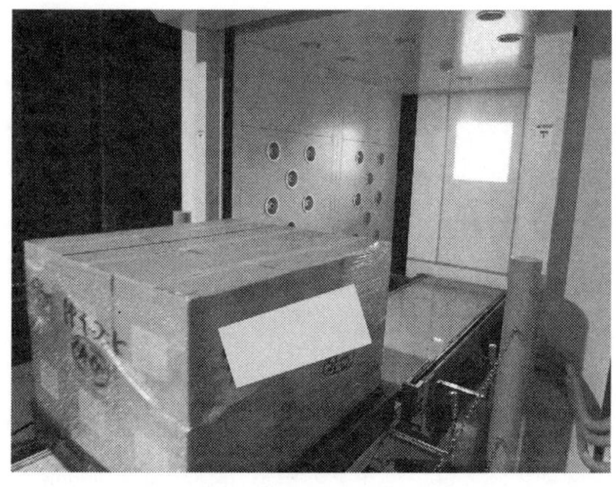

写真２　パレット単位のエアシャワー

2) 原料保管時

入荷した原料は，使用するまで原料保管室に保管する。この際に留意する点は，以下の通りである。

① 床や壁を這う害虫類の影響を避けるため，保管パレットや保管棚を使用し，かつ壁から最低でも10cm以上離す。

② 開封後の原料は，必ず口を縛る。更にフタ付きの密閉容器での保管が理想である。

3) 原料使用時

原料メーカーでの異物混入リスクを想定し，可能な限りシフターや篩を通してから使用する。この場合のメッシュサイズは，当該原料の物性を損なうことがない最小の目開きのものとしている。

① 液体原料

粘度に応じたラインフィルター類を使用する。また，マグネットトラップを併設することもある。

② 粉体原料

粒度に応じて振動篩や超音波シフター，さらにマグネットトラップを併設する。

③ 固形原料

篩過できない，ある程度の大きさの固形原料の場合，目視検品を行う。また，リスクに応じて，金属検知器やX線異物検出機を通過させることもある。

(2) 製造工程・工程設備由来の異物対策

1) 注意が必要な工程設備

① 駆動装置

チェーン，ベルト，シャフトなどの駆動装置やポンプ類は，万一の部品欠落や，機械油，チェーン削れなどが製品に影響しないように設置しなければならない。やむなくライン上に設置する場合は，設備に受け皿をつけるか，ラインにカバーを設置するなどの対策が必要である。

② 老朽設備

老朽設備に散見される剥がれかかった塗装，破損や亀裂の生じたカバーなどは放置せずに，その都度補修を行う必要がある。

③ 密閉型設備（オーブン，冷却トンネルなど）

内部で製品屑などが溜まる場所が想定される場合，点検扉を設置するなどして，定期清掃を確実に実施できるようにする。

③ 搬送設備（コンベアなど）

コンベアの材質は，ほつれ難いものを採用し，かつ定期的に点検することが必要である。また，水洗いが必要なコンベアは，ベルトの脱着が容易な洗浄可能タイプを採用する。

2)　ラインカバー

ライン上の異物リスク（天井や配管，照明器具など）を除くため，原料や製品の投入口や搬送設備（コンベア）上に，ラインカバーを設置することが多い。カバーの材質は，ポリカーボネートや金属製のカバーを用いることが多い。

ラインカバーを設置する場合，隣接するカバー間に隙間が生じないように接合部にステンレス板を当てたり，かん合構造にするなどしている。

また，設置したラインカバーについては，破損有無の定期点検が必要である。

3)　容器類

原料，製品や，それらに接触する器具を入れる容器類は，安全な素材で，破損し難く，清掃が容易な構造でなくてはならない。

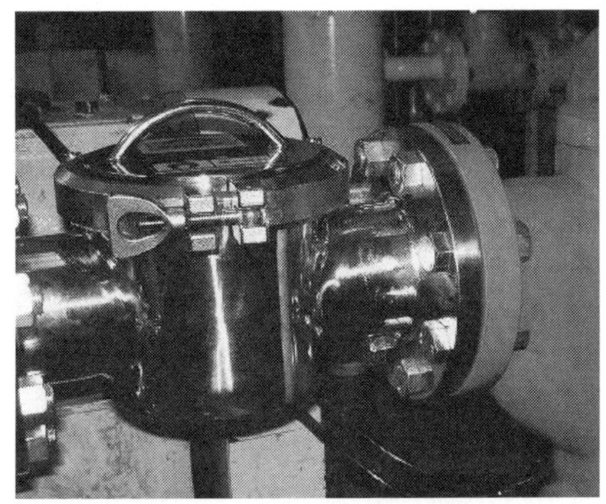

写真３　マグネットトラップ

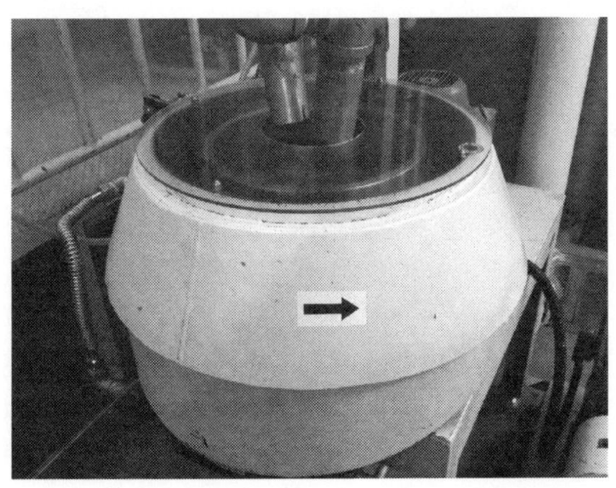

写真４　遠心ストレーナー

4) 製造工程中の異物除去

チョコレートを例にとると，中間品や最終製品でマグネットトラップ（1万ガウス以上：写真3）や遠心式ストレーナー（目開き1.0mm程度：写真4）を使用している。

また，チョコレートを含むその他の製品においても，製造工程段階（包装前）でマグネットトラップや金属検出機を設置し，原料や製造工程で混入した異物を取り除く対策を行っている。

最終製品では，X線異物検出機で密度差のある異物が混入した製品を確実に排除しなければならない。

5) 静電気対策

洋干菓子は，湿度の影響を受けるため，製造棟内は乾燥環境で管理される。従って，1年を通じて着衣やプラスチックなどの絶縁体が静電気を帯びている。静電気を帯びた状態で，不都合があるものとしては以下のものがあげられ，それぞれで対策を行っている。

① エアシャワー

作業着表面や吹き出しエアが帯電していると，除塵，除毛の効率が低下する。従って，導電糸を使用した作業着により作業着の帯電を防止するほか，エアシャワー内にイオナイザー（写真5）を装着してイオンシャワーを吹きだすことにより，エアシャワー内の除電を促すなどの対策を行う。

また，簡易的には，エアシャワーに入る前に除電のれんを設置する方法もある。

② 包装用フィルム

包装用フィルムも帯電しているため，毛髪や埃が付着しやすい。この対策として，保管中に静電気防止シートを被せて保管するのも一つの方法である（写真6）。なお，シートは，必ず除電したい面を静電気防止加工面にして覆わなければ効果が得られない。

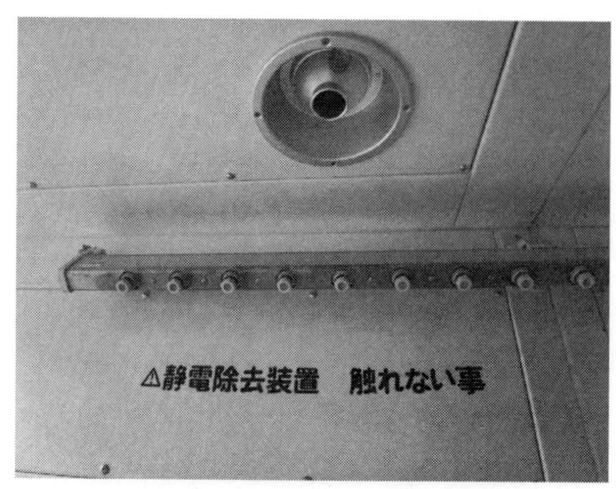

写真5　エアシャワー内イオナイザー

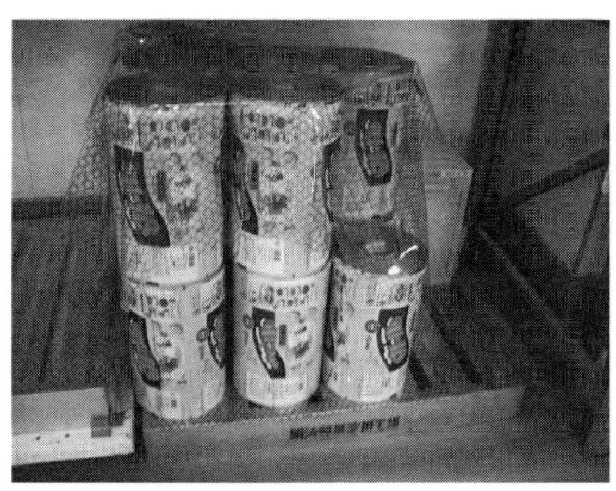

写真6　静電気防止シートの使用事例

また，包装機にセットした後も，除電ブラシなどを接触させたり，毛髪や埃が付着しないようにカバーで全面を覆うなどの対策も行っている。

③　トレー，番重

トレーや番重などの樹脂製容器も，帯電して毛髪などの異物を引き寄せる可能性がある。蓋をして保管したり，前述の静電気防止シートを活用して保管することもある。

④　チョコレート型

チョコレート型は，樹脂製のため帯電しやすく，表面に毛髪や埃などが付着しやすい。これらを除去する目的で，充填直前にバキューム装置（集塵装置）を設置する場合が多い。このバキューム装置の直前にイオナイザーを設置し，チョコレート型表面の除電を行うと，毛髪や埃の除去効率が増す。

4.2.5　作業者（ヒト）由来の異物対策

洋干菓子工場では，作業者の人手による生産や検品工程が多い。作業者からの異物混入リスクは，頭髪やまつ毛・眉毛・体毛などの毛髪の他に，爪，アクセサリー，作業着下に着る私服のボタン，装飾物，作業着のほつれ糸など多岐にわたる。これらのリスクを軽減しなければならないことは洋干菓子工場共通のテーマであり，以下にポイントを述べる。

(1)　更衣室での衛生ルール

1)　更衣室では，靴を脱いで着替える小上がりを設けるか，スノコ上で着替えるようにする。また，この小上がりやスノコ上は，粘着ローラーやワイパーなどを利用して埃塵や毛髪を除くための清掃を徹底する。

2)　私服と作業着用のそれぞれのロッカーが専用化されていない場合は，ロッカー内に仕切りを入れ，私服から作業着への異物付着を防止する。

3)　着替える順序は，インナーキャップ・帽子→上着→ズボンの順とする。

(2) 製造棟入室時のルール

1) 準備室（前室）の付帯設備

準備室の異物対策に関連する設備仕様について以下に述べる。

① 靴入れ

下靴入れと上靴入れを別に設置することが理想ではあるが，兼用の場合は，仕切りのあるタイプとし，上段を上靴入れに，下段を下靴入れにする。

② エアシャワー

従業員入り口にエアシャワーを設置することが望ましい。これは，着衣の粉塵・繊維・毛髪除去のみならず，製造棟へ入室するという意識付けのためでもある。

エアシャワーは，各社から様々な機種が発売されているが，基本性能として，噴出し風速(25～30m/s程度）やノズル形状と個数，ノズル取付け面，床の構造，ドアのインターロック機能などを重視する。

また，エアシャワーの付加機能として，前述のように除電設備の設置や，寒冷地の冬場対策として内部ヒーターの設置，エアシャワー内での動作を音声ガイドする機能を設置したりすると効果が高まる。

③ 粘着ローラー

入場者数に対して充分な数のローラーを配置し，粘着シートを複数回使用する場合は，決められた回数でシート交換できるよう回数表記したフックなどを取り付ける。

④ 姿見（ミラー）

AIBやGFSI承認規格の普及により，ガラス製品に対する厳格な管理が求められるようになった。従って，姿見は原則としてステンレス又はフィルムミラーなどのノンガラスタイプを採用するが，既設のガラス製鏡には飛散防止フイルムを貼るなどの対処をする。

また，姿見は，全身が確認できるように，全身姿見を必要数設置する。

2) 入室の手順

準備室で実施する衛生手順を，作業者に分かり易いように掲示する。一般的な手順は以下2通りである。

① 外靴を脱ぐ⇒エアシャワー⇒内靴を履く⇒粘着ローラー⇒手洗い⇒消毒⇒入室

② 内靴に履き替える⇒エアシャワー⇒粘着ローラー⇒手洗い⇒消毒⇒入室

3) 持ち込み可能な私物の制限

従業員が作業着に着替えて製造棟内に持ち込むことができる物を，ポジティブリスト化してルールを運用する。一般に持ち込み可能なものとしては，ロッカーの鍵（ダイヤル化が望ましいが，鍵の場合は指定ホルダーを使用)，IDカード，老眼鏡などである。これらの物も可能な限り身には付けずに，製造棟内に個別の保管場所を設置するなどが理想的である。

4) 爪の管理

爪の混入対策として，爪は定期的に自宅で適切な長さに切ってくることとし，工場敷地内

（通勤用マイカーの中も）のいかなる場所でも爪切りを禁止する。また，定期的に従業員の爪の長さを含む入室時点検を行い，可能であれば，毎日の職場朝礼で相互チェックを行うようにする。

⑶　作業着・帽子

ここ数年，食品工場全般で，素材や異物防止の機能，縫製にこだわった，いわゆる「食品工場向け高機能作業着」の導入が進んでいる。洋干菓子工場では，加工エリアが暑熱職場であることや，ヒト由来の異物対策が課題であることから，高機能作業着の導入が適切である。

作業着の洗濯については，以前は，従業員の自宅で洗濯する工場も多かった。しかし，毛髪混入や衛生面でのリスクがあるため，異物や衛生対策にこだわった食品工場向けクリーニングラインを備えた大手作業着レンタル会社との契約が食品業界全体として進んできている。

帽子については，洋干菓子工場では一般的に頭髪の落下防止を考慮した，頭巾型の帽子が導入されている。これらは，被り方の徹底や老朽交換を確実に行うことにより，より効果が高まる。また，従来の顎留め方式からプルオーバー方式も登場してきており，今後の主力になってくることが予想される。

⑷　生産ラインでの対策

1)　粘着ローラー掛けの追加

製造棟入室時以外に，生産ラインでも一定頻度で，作業着のローラー掛けを行っている。

2)　毛髪混入危険ゾーン

特に毛髪混入リスクが高いエリアを「毛髪混入危険ゾーン」として注意表示したり，粘着ローラーを設置すると良い（写真７)。

3)　空調の向き

毛髪落下混入防止のため，空調の吹き出し向きは，原料や製品が流れるラインから作業者の方向に吹くようにする。

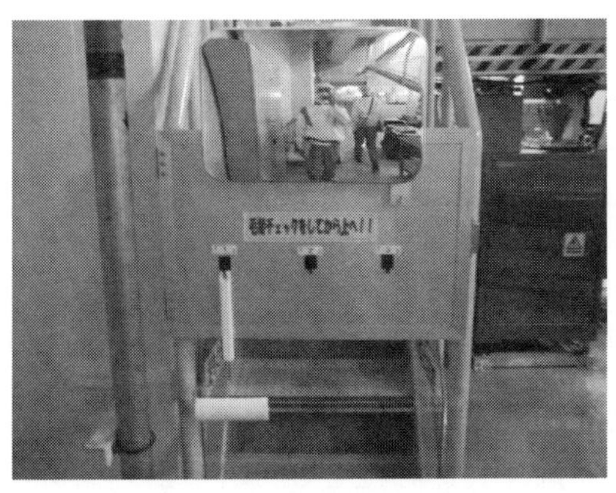

写真７　毛髪混入危険ゾーン

4) 床に落下した毛髪の対策

どんなに着衣や入室時に適切な対応を行っても，生産ラインの床への毛髪落下は避けることができない。落下した毛髪を舞い上げないように，空調の吹き出しが床に直接当たることを避けたり，床へのエア吹き清掃を禁止したり注意を払う必要がある。

また，床に落下した毛髪を除去するために，床用の大型粘着ローラーや使い捨てワイパーで定期清掃することも効果的である。

4.3 品質事故の事例

洋干菓子分野で外部流出する可能性のある品質事故の事例としては，賞味期限印字関連，アレルギー物質関連，異物混入関連などがあげられる。商品特性上，微生物関連の事例はほとんどない。本項では，賞味期限印字関連とアレルギー物質関連の事例について述べる。

4.3.1 賞味期限印字関連

賞味期限印字に関わる事故の事例としては，大きく以下の2つに分けられる。

(1) 印字無し

製品に印字無し品が混入した場合，商品回収につながりかねない。印字無し品が発生する一般的な事例とその防止策を以下に述べる。

① インクジェットなどの自動印字装置に，製品が切り離されずにつながって供給され，検知（トリガー）センサーが認識せず，後ろの製品に印字されなかった場合。

② 包装機や印字装置の何らかのトラブルで，印字前の商品をライン付近に取り置き，トラブル解消後に誤って印字装置の後に供給してしまった場合。

■防止策：

・切離し装置や，コンベアスピード差により切離しを確実に行う。また，検知センサーのタイマー設定により2個載りの供給を異常と検知させる。

・印字が無い取り置き品は，印字装置後に供給できないようにカバーなどをする。

(2) 印字内容の誤り

年号間違い，月や日の間違いなど，誤った賞味期限を印字してしまった場合で，発生原因は，ほぼ全て人的な設定ミスや確認不足である。

■防止策：

・精度の高い賞味期限早見表を作成し，印字設定内容との照合を確実に行う。

・製品印字を製造記録に切り貼りし，担当者と管理者でダブルチェックを行う。

4.3.2 アレルギー物質関連

アレルギー物質に関わる事故の代表事例として，以下の2つを説明する。

⑴　**原料での予期せぬ事故**

原料採用時には，特定原材料の含有やコンタミネーション有無の情報収集を徹底して行うが，採用後に状況が変わることがあり，注意が必要である。

例えば，2次原料のサプライヤーが代わったり，ライン変更してコンタミ状況が変化したり，原料工場の当該ラインや隣接するラインの生産アイテムが変更して，実はこれまでなかったコンタミネーションが発生していたりなどの場合が想定される。

■防止策：

・原料採用時だけでなく，採用後も2次・3次原料や当該生産ラインの特定原材料の情報に変化があった場合は，その都度，最新情報を入手できるように原料サプライヤーとのコミュニケーションを確実にする。

⑵　**生産ラインでの事故の可能性**

工場の生産ラインでは，コンタミネーション対策を徹底しているものの，特に注意しなければならないのは，以下の2点である。

①　同じラインで，アレルギー物質含有品と非含有品を切替え生産する場合

②　アレルギー物質を含有する粉体を使用する場合（隣接するラインへの飛散の影響）

■防止策：

・アレルギー物質含有品と非含有品を切替えて生産する場合は，対応手順を明確にし，非含有品の表示（含有・コンタミ・含まない）に合致した内容を維持する。また，切換え手順の妥当性を確認するために，製品導入時と導入後定期的に，アレルギー分析を行う。

・アレルギー物質を含有する粉体を扱う場合は，壁などの区画の他に，空気の流れ，ヒトの着衣由来の汚染対策も確実に行う。

⑶　**生産委託先・仕入れ先での事故**

生産委託先・仕入先の管理も重要である。特に，日本のアレルギー表示制度の認知度が低い海外工場の場合は，想定外の事故も多く注意が必要である。

前述のようなアレルギー物質含有品と非含有品の切替えや粉体飛散がある場合などは，その管理や手順，コンタミネーションの状況などを確実に把握しておく必要がある。

4.4　工程管理不良の事例

工程管理不良によって，製品回収となる可能性もある。本項では，洋干菓子工場で想定される工程管理不良の事例を述べる。

4.4.1　設備不良による異物混入

設備の中には，導入後数十年経過した製造設備もあるかもしれない。チョコレートなどは保温しながら製造するため，設備がジャケット構造（2重構造）になっているものも多く，経年変化

で内面が破れて保温水が製品側に混入したという事故が発生する可能性がある。

また，製品が流れるコンベアを覆うカバーの破損，チョコレート型の破損，へらなどの器具類や容器の破損など，設備に関わる異物混入のリスクがある。

4.4.2　包装不良によるもの

近年の洋干菓子のパッケージは複雑な方式のものも多く，包装不良が発生しやすい。

フィルム包装品であれば，フィルムの蛇行によるシール不良や，シール部への製品の噛み込み，空包装，つなぎ目テープの混入などの不具合発生の可能性があり，様々な防止対策を実施している。

また，紙箱であれば，製函不良，糊付け不良，フラップ不良などの不具合の可能性があり，各種防止対策を行っている。

4.4.3　原材料不具合によるもの

納入された原料に異物が混入していたり中身が変質していたり，また，納入された包装材料に印刷ミスや製袋ミスがあったりという原材料の不具合の発見は，比較的多いものと思われる。

その都度サプライヤーに対策を求めなければならないが，こうした不具合事例は，サプライヤー評価の要素として活用すべきである。

4.5　記録から見た問題点

食品工場共通のテーマとして，製造記録は，非常に重視すべきである。ISO9001やISO22000などの認証取得の有無に関わらず，製造に関するトレース情報や，作業情報，検査・点検情報など，適切な項目を正確に記録することが重要である。

しかし，実際に品質トラブルが発生し，製造記録を調査した際に，最も知りたい肝心な内容が記録されていなかったりということも少なくない。このようなことにならないように，製造記録に関する考え方を述べる。

4.5.1　定時チェックの信憑性

30分毎など，指定のチェック事項を繰り返した場合の中身の信憑性を高めるために…

(1)　チェック時間は，チェックした時刻を書き込む（9:00，9:30…と予め記載しない）。

(2)　チェック項目の判定基準を明確にする（パラメータであれば基準の範囲，風味であれば前回品との比較，外観・形状であれば比較見本［現物や写真］との比較など）。

(3)　測定パラメータの管理幅を製造記録に記載し，測定値と判定結果を書き込むと良い。

4.5.2　異常時の記録こそモレなく正確に

機械トラブルで停止した場合や，基準を逸脱した場合などの異常時の処置内容こそ，モレなく正確な記録が必要である。

(1)　製造記録の特記事項や備考欄こそ重要である。異常時の処置内容は，記録に吹き出しで追記したり，特記事項欄や備考欄に必ず記録する。内容としては，発生時刻，異常の内容，処置内容である。また，記入欄が不足したら，製造記録裏面に書く。

⑵　最終的に製造記録を確認する管理者は，この異常時の対応記録こそ，注視しなければならない（極端に言えば，特記事項などの確認だけでも良い）。

4.5.3　きれいな製造記録はあてにならない

包装工程以外の職場では，製造記録を何の汚れもなくきれいに管理することは困難である。以前はノートに記録した内容を製造記録に清書するというような光景もあったようであるが，転記ミスの可能性もあるため不要である。

4.5.4　正確なトレース情報を活かすために…

正確な記録があっても，指摘を受けた製品の生産時刻が特定されないと，なかなか正確なトレースは困難である。

インクジェットプリンターやサーマルプリンターなど，内部時計を持つ自動印字装置で賞味期限印字を行う製品では，時刻情報をロット記号に含めて印字することも正確なトレースを行う一つの対策である。飲料業界などでは，当たり前のように時刻を印字しているが，洋干菓子業界では一部の企業しか対応しておらず，今後の課題といえる。

5　液体調味料

畑本　修[*1]，佐々木　努[*2]

5.1　製品の特徴

5.1.1　しょうゆ

しょうゆは麹菌，酵母，乳酸菌を使った日本古来の発酵食品であり，比較的古い設備でも衛生的な製品を製造することが可能であった。少なくとも明治の近代化以降，しょうゆが原因で食中毒が発生した記録は皆無と言って良い。

しょうゆ製造（図1）は麹作りから始まる。蒸した大豆と炒った小麦を等量に混ぜて，日本の国菌と言われる麹菌を種付けする。このときの納豆菌（芽胞菌）汚染が麹菌の生育を阻害し，一番多い麹作りの失敗の原因となる。そこで，製造現場においては，昔から「麹職人は朝食に納豆を食べてはいけない」と教育されている。芽胞菌の中でも毒素を生成するセレウス菌には十分気を付ける必要がある。また麹の汚染菌の中には大豆タンパク由来のアミノ酸であるアルギニンを分解する乳酸菌や芽胞菌が存在し，シトルリンやオルニチンを生成する場合がある。シトルリンはしょうゆ製造工程の後半にある火入れの工程でアルコールと反応してカルバミン酸エチルの生成原因となることがあるので，これらの微生物の汚染にも気を付ける必要があると言える。

出来上がった麹は，食塩水と混ぜることによって諸味を作る。諸味は食塩濃度が高いので，食中毒菌は生えることが出来ないが，一部の乳酸菌や酵母が発酵することが出来る。乳酸発酵によりpHが低下し，酵母発酵によってアルコールが生成した諸味は，発酵前より腐りにくく，安定した中間製品になる。ところが中にはヒスチジンを分解してヒスタミンを生成したり，チロシンを分解してチラミンを生成したりする乳酸菌も存在するので，仕込み配管や仕込みタンクを良く洗浄して，このような野生乳酸菌が生えないように管理する必要がある。

熟成された諸味は圧搾され，しょうゆ油を取り除くと，いわゆる生しょうゆとなる。またこの生しょうゆを加熱して，色付け，香り付けをすると一般的なしょうゆが完成する。諸味からしょうゆの完成までは，微生物汚染に対して非常に安定した性質で通常の操作で腐るようなことはないが，唯一注意しなければいけないのは，水で薄まった部分を作らないということである。特に配管やタンクに残った洗浄水の混入に限らず，系内の結露水が製品の上部にたまっても同様な状態となりうる。このように食塩が薄まった場合には，しょうゆ中で静菌状態にあった酵母，乳酸菌や麹汚染由来の芽胞菌が生育し，微生物の異常な発酵により，味と香りのバランスの崩れたしょうゆになってしまうことがある。また最悪の場合，食中毒菌が生育してしまうケースも考えられる。

5.1.2　しょうゆを使った調味料

家庭における食生活の多様化と簡便性のため，「めんつゆ」や「焼肉のたれ」のような，しょ

＊1　Osamu Hatamoto　平成食品工業㈱　本社工場　工場長代理

＊2　Tsutomu Sasaki　平成食品工業㈱　中野台工場　工場長

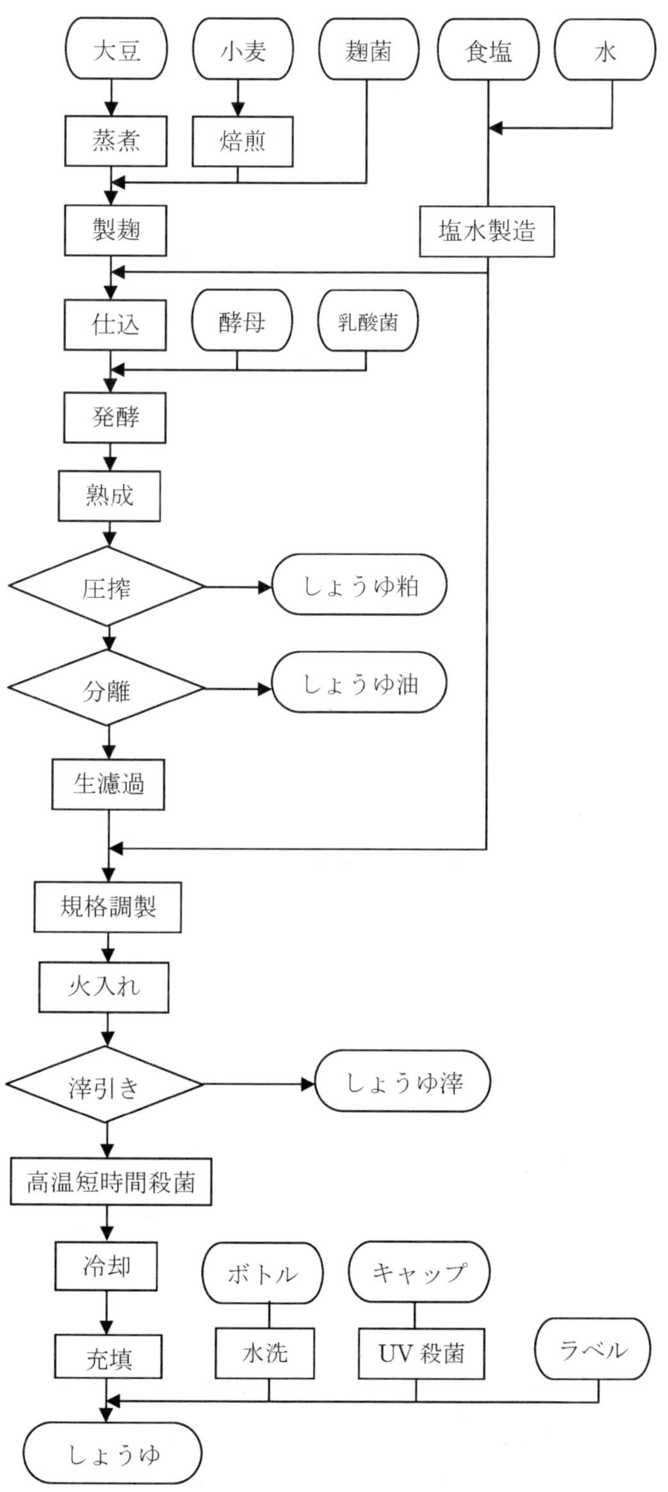

図１　しょうゆ製造フロー図

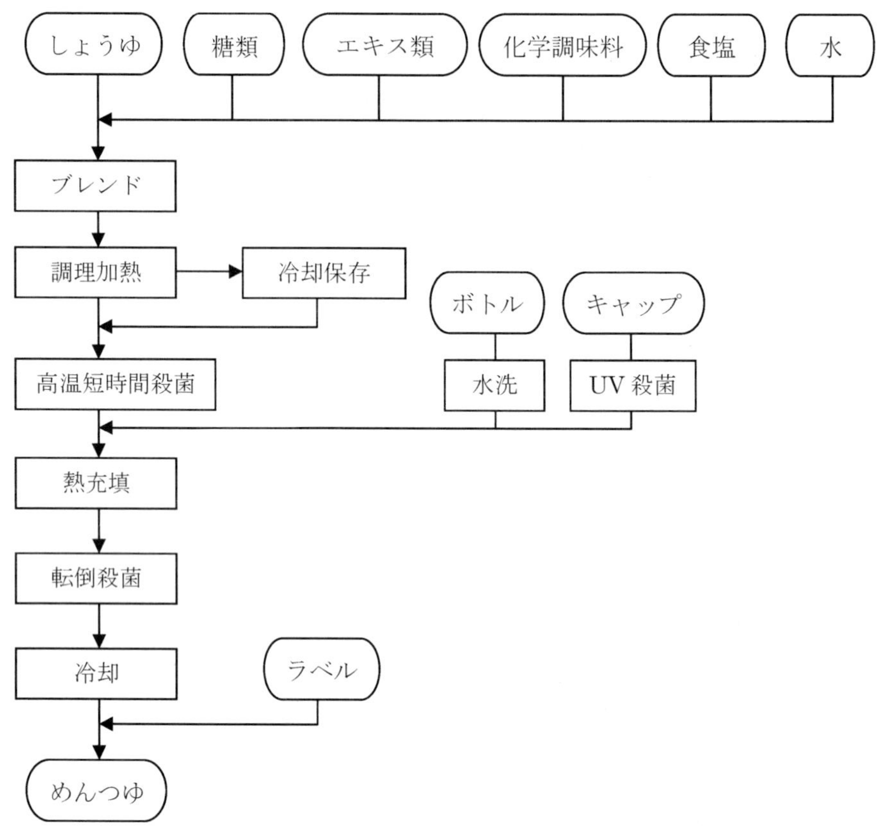

図2　めんつゆ製造フロー図

うゆを含む調味料が多様化してきている。鰹節や昆布などから抽出した出汁と液糖をブレンドする調味料もあれば，「焼肉のたれ」のように果汁やスパイスとブレンドするものがある（図2）。共通して言えることは，しょうゆに比べて原料が多様化し，微生物耐性が落ちる傾向にある。従がって最終製品は熱充填または無菌充填が必要となり，開封後は冷蔵保存する必要がある。

5.2　ポイントとなる管理事項

原料から製品に到る工程の中で，どこが微生物に対する耐性が弱いのかよく理解して管理しなければならない。微生物耐性の弱い原料はサプライヤーから送られてくる決められた条件での保存が必須であるが，受け入れ時の菌数も非常に重要である。

中間製品の管理はブレンド後に殺菌しすぐに充填するか，すぐに冷蔵庫で保存する必要がある。充填までの温度条件，時間条件や理論上保存できる温度条件と時間条件を確認して，それによって管理する必要がある。

原料受け入れタンクから製品に到るまでロット管理を行い，ロット間では必要に応じて容器や配管を洗浄する必要がある。しかし中途半端な洗浄はかえって水分活性の上昇に繋がり，汚染菌

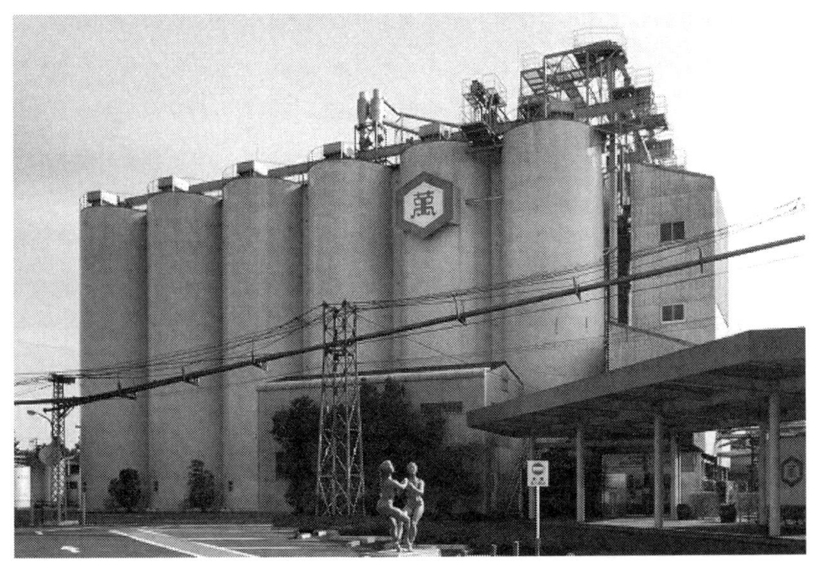

写真1　原料サイロ

の増殖を助長してしまうことがあるので注意が必要である。

以下各製品の管理事項について述べる。

5.2.1　しょうゆの管理事項

① 原料である小麦や大豆にカビが生えた場合，カビ生産毒であるボミトキシンやアフラトキシンの有無を確認すべきである。また受け入れ原料に関してはこれらのカビ毒の混入がないことを保証するように購入すべきである。日本においては総アフラトキシン類が10ppb以下，ボミトキシン（DON）は1.1ppm以下が食用に適していると決められている。

原料受入場が屋外に面している場合は，野鳥やネズミの侵入に十分気をつける必要がある。またコクゾウムシなどの穀物に繁殖する昆虫にも気をつけたい。小麦は適度な水分と光があると発芽したりカビが発生したりするので，サイロの管理と点検を十分に行うことが大切である（写真1）。虫が繁殖した場合は燻蒸処理が，カビが生えた場合はサイロの清掃と殺菌が必要になるので，万が一のときの対応策について考えておく必要がある。一般には製造工場には手に負えない事態なので，外部機関に処理を依頼することになる。

② 原料処理として，小麦は炒り，大豆は蒸煮してから使用する。穀物の残りかすには微生物が汚染しやすいので，毎日しっかり洗浄することが望まれる。特に蒸煮缶の内側は嫌気性菌が繁殖する可能性があるので，洗浄しやすい構造にすべきである。炒った小麦は使用直前にクラッシャーで破砕して使用するが，クラッシャーの中の管理もしっかり行うべきである。掃除を怠ると，コクゾウムシやカビの温床となりやすい。欧米の審査員は小麦を主原料とする食品加工に精通しており，小麦のクラッシャーについては必ず細かく審査する。

③ 最近の製麹は大型の製麹装置にブロワーで空気を送り込み培養を行う。麹が直接触れるカス

テンや手入れ機がきれいに洗浄殺菌されていることを確認してから原料を盛り込むことはもちろん，ブロアーからの送風が汚染されていないか確認することが必要である。コンベヤーベルトの傷みにも気を付けたい。傷んだベルト表面はざらざらになり汚染菌が生えやすくなる。製麹開始時の一般生菌数を抑えることは良い麹作りの重要なポイントである。盛り込み直前のカステン内の洗浄は不可欠だが，完全に乾いた状況で盛りこむべきである。

濡れた部分が残っていると触れた麹の水分活性が上がり，汚染を助長しやすい。製麹中も食中毒菌が生えないように管理しなければならない。麹菌を優先的に生育させ，毒素を産生する食中毒菌の生育を抑えるためには，製麹中の酸素量を増やし，製麹温度を低めに推移させることが好ましい。製麹中に停電などが発生した場合，汚染微生物が優勢となる可能性があるので，十分に気を付けなければならない。また，手入れ機の作動モーターからのオイル漏れには十分気を付ける必要がある。万が一混入した場合に備えて，H-1グレードのオイル*を使用すべきである。

④ 諸味に生える乳酸菌の中にはヒスチジンを分解しヒスタミンを生成したり，チロシンを分解してチラミンを生成したりする乳酸菌が存在する。このような乳酸菌が生えないように，優良な乳酸菌を分離し添加することが最良の方法と考えられている。ヒスタミンやチラミンを生成する乳酸菌が優勢となってしまった仕込み設備は，諸味が残らないように良く洗浄し，過酢酸や次亜塩素酸ナトリウムで十分に殺菌することが必要である。

古くは，仕込みタンクは大きな樽やコンクリートタンクを使用していたが，現在の食品衛生上，審査機関の要求事項には耐えられない設備である。清掃と液漏れの補修を小まめに実施して，将来の更新に備えるべきである。

⑤ 優良乳酸菌を添加し安定的に増殖させることにより，諸味中でヒスタミンやチラミンを生成する汚染菌の増殖を抑制することができる。しかしながら連続的に使用していると，ファージ感染により生育が阻害されることがある。ファージの被害は，優良菌として使用していた乳酸菌が，潜在的にファージを持っている溶原菌である場合が多いが，製造工程でファージに感染する場合もある。いずれにしても，そのような菌の使用は当分控えたほうが安全である。

⑥ 一般的に諸味の攪拌にはコンプレッサーエアーが使用される。オイルのミストが混入しないようフィルターを配置し，コンプレッサーオイルはH-1グレードを使用しなければならない。

また諸味が逆流することがあるので，逆止弁を取り付け，常に正しく作動しているか確認する必要がある。

⑦ 諸味や生しょうゆは微生物に対して比較的に安定であるが，表面の酸素に多く接している部

---

* USDA（米国農務省）が承認した「食品と偶発的に接触する可能性のある箇所で使用が認められている潤滑剤」であったが，現在は非営利のNSF International（National Sanitation Foundation International 国際衛生科学財団）に認証が委譲されている。日本国内では食品機械で使用する潤滑油の安全性に関する規格が存在しないため，唯一の食品グレード潤滑剤である。

分は産膜酵母が生えることがある。産膜酵母は酸素の少ない諸味やしょうゆ中ではアルコール発酵するが，結露水で食塩濃度が薄まった表面では一般的に「かび」と言われる膜を生成しながら生育する。産膜酵母は有毒ではないが，悪臭を発するために製品としての価値を著しく落としてしまう。対策としては，タンクのヘッドスペースに窒素ガスを封入したり，表面に紫外線ランプを当てたりすることが有効である。古来からの方法で，表面を撹拌することも有効であるが，アルコールの飛散や色が黒くなってしまうことに留意したい。

⑧　しょうゆの圧搾は古来より布を使っているが，現在でもほとんどのしょうゆ工場において，濾布（ろふ）と呼ばれるナイロン製の布を使用している。濾布は加温した重曹水などでタンパク質の汚れを取り除くと同時に殺菌し，乾燥後，再び使用される。正しく管理していれば，有害菌に汚染されることもなく問題は少ない。圧搾工程は濾過工程でもあり，上流工程で起こった物理的危害の原因となりうる異物を除去する役割がある。ストレーナー同様，穴が空いていないか日頃から管理することが求められる。

圧搾をするときに油圧を使って圧縮するが，そのときのオイル漏れには気を付けたい。本来であれば，H1グレードのオイルを使用すべきであるが，まだあまり普及していないと考えられる。従がって，圧搾機の濾布のプレス部分付近からのオイル漏れについては，日常管理として監視すべきである。

⑨　しょうゆ油分離の工程において大豆由来の油が分離される。油分離層において二層に分離した下層から大部分の油分を除去したしょうゆが得られるが，同時に親油性の異物やしょうゆより軽い異物が同時に取り除かれる。この工程は連続作業であり，油分離層の洗浄がされないことが問題となる。劣化したしょうゆの固化した部分を定期的に取り除く作業が望まれる。

⑩　圧搾されたしょうゆは生濾過をすることによって，しょうゆ油や工程中に混入した異物を除去することができる。生濾過には珪藻土（セライト（Celite®））を使用するが，セライトが漏れて次工程に流れることがある。珪藻土は加工助剤であり，原料表示にないものなので，通常滓引きや膜処理で確実に取り除かれることが望まれる。

⑪　減塩しょうゆは通常通り作ったしょうゆを最終的にイオン交換膜で脱塩したり，濃く仕込んだしょうゆを水で薄めたりして製造する。通常濃口しょうゆの半分程度の食塩濃度しかないために，濃口しょうゆに比べて微生物耐性が極めて低い。このため減塩しょうゆにはアルコールや酸味料を添加して微生物耐性を調整している。したがって脱塩を伴う製造工程は，最も微生物耐性が低く，汚染される危険性をはらんでいる。もっとも一般的な汚染菌は耐塩性乳酸菌（*Lactobacillus rennini*）であり，脱塩機周りに繁殖する可能性が高いので，常に注意を払うべきである。脱塩設備が汚染されないように，毎回イオン交換膜の有機物を十分に洗い流し，過酢酸や次亜塩素酸ナトリウムで殺菌する方法が最も効果的である。

⑫　火入れ工程において醸造工程で増殖した醸造微生物や酵素を加熱変性させ，活性を停止させると同時に沈殿させる。下層に溜まった滓を残して上層のみを次工程に送るが，この工程においても前工程で混入した異物を取り除くことが出来る。

場合によって滓下げ剤を使うこともあるが，これも珪藻土同様，加工助剤であり，最終的に取り除かなければならない。火入れ滓は，通常諸味に添加したのちに圧搾される。

5.2.2　しょうゆを使った調味料の管理事項

① 原料が多様化することによって，原料アレルゲンについて注意をはらう必要がある。

通常アレルゲン原料を使用する工場ではアレルゲンコントロールプログラムを作成し，アレルゲン原料専用の「原料置き場」，「原料容器」，「スコップ」を特定して，色分けなどを実施する（写真2）。またアレルゲン原料を使用した製品からそれ以外の製品への切り替え時は，アレルゲン原料由来の汚れを落とす特別な洗浄を行ったりする。その特定の操作によって，間違いなくアレルゲン原料がコンタミしないことを，あらかじめPCR法やELISA法を用いて検証し，洗浄の効果を確認する。また洗浄方法の導入後も定期的に有効性の確認を行う必要がある。特に動物性原料は油分が多く洗浄に手間取ることがあるので，しっかり洗浄手順を検討すべきである。アレルゲン原料を含む製品を製造したあとの特別洗浄については，毎回，実施日時と担当者の名前の記録を残す必要がある。

② しょうゆの原料がシンプルであるのに対して，しょうゆを含む調味料の原料は，核酸調味料，アミノ酸，糖類など多種多様である。原料に関してはそれぞれのスペックシート（規格書）を用意し，納入ごとにCOA（Certification of analysis，分析証明書）を受け取らなければならない。スペックシートは変更がなくても毎年更新し，最新版管理を心掛けたい。COAは納入毎に確認してスペックシートと合っているかを確認しなければならない。スペックシートには

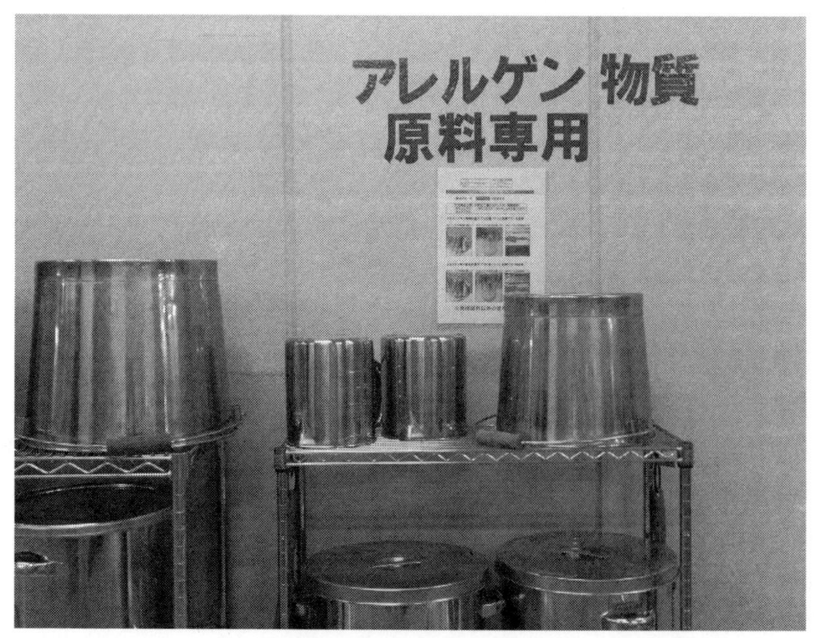

写真2　アルゲンコントロール

その原料の規格値だけではなく，保存方法や品質保証期限，法令関連（食品添加物の添加規準など）の情報も記してもらうよう，サプライヤーに要求すべきである。

原料の数が増えるとそれぞれの賞味期限や品質保証期限，保存温度の問題も増えるので，冷蔵保存する原料や賞味期限の短い原料は使いきりにすることが望ましい。使いかけの原料であっても，アレルゲン管理は徹底しなければならない。

③　液体原料の受け入れタンクや配管がある場合は，その汚染に気を付けたい。特に水分活性の高い液糖は変敗しやすいので，管理方法を決めてしっかり管理しなければならない。しょうゆもカビが生えやすいのでUV殺菌灯などでカビの防止を行うほうが良い。その際UV灯が破損して混入しないようしっかりしたカバーで覆って使用しなければならない。コンテナなどの加工用原料容器に入っているものでも，使いかけの容器の保存には十分気を付けたい。スペックシートに従がって，保存温度と開封後の品質保証期限を確認して保存しなければならない。

洗浄後のリンス水や系内の結露水が原料に混ざると一部だけ水分活性が高くなり，微生物が繁殖しやすくなる。薄まった部分を作らないように十分に注意するとともに，紫外線殺菌などを利用すべきである。

④　原料のトレーサビリティーも重要な問題であるので，原料タンクはロット毎に原料タンクを空にして洗浄することが望ましい。また，受入日が異なっても製造日が同じ場合や，異なる製造ロットの原料が同時に納入されることがあるので，あらかじめサプライヤーには，管理しやすいようにロット情報を要求したほうが良い。

２つ以上のロットが混合した場合でも，しっかり記録を付け，必ずトレースできるように管理しなければならない。原料受け入れタンクの洗浄は新しいロットを受け入れる直前には必ず実施しなければならないが，カビが生えないように洗浄したタンクを空のままにしないことが望ましい場合もある。

⑤　原料の種類が増えると原料間違えなどにも注意する必要がある。指示書やレシピを的確に現場に指示し，それに従がって作業するように徹底すべきである。間違いがないかダブルチェックをできる体制が必要である。また間違いやすそうな名前の原料については，あらかじめリストアップし，作業前にオペレーターに再度注意を促すような指示が望まれる。原料間違いの早期発見のために，在庫管理は出来るだけ小まめに行いたい。製品が出荷されたのちに，原料間違いが発覚すると自主回収に至る場合も考えられる。

⑥　しょうゆは非常に特殊な食品で，微生物汚染，特に食中毒菌による汚染に過度に気を付ける必要がないが，しょうゆ加工品である「めんつゆ」「焼肉のたれ」などは微生物の汚染に弱くなっている。しょうゆを主な製品として扱ってきた工場は，設備やオペレーションについて，全く違った商品として扱わなければならない。設備はもちろんのこと，オペレーターの教育を徹底したい。熱充填については，その意味をしっかり理解した作業者が従事しなければならない。

⑦　充填前や充填時の加熱処理にはプレート式の熱交換器が使われることが多い。熱交換は蒸気

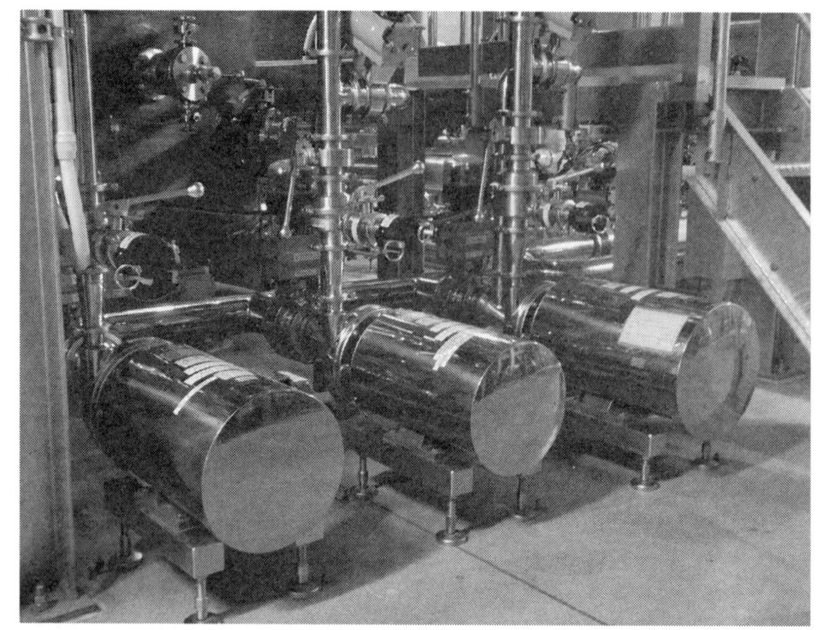

写真3　ポンプ

の圧力の変化によって十分に目標温度に達していない場合があるので，温度変化を常に確認出来るようなシステムにしなければいけない。また熱交換器のプレートの劣化により，製品側に液が流入することもあるので，熱交換器での汚染に気を付けるべきである。

⑧　熱充填を行う場合，熱交換器の排出温度を調整しながら，充填温度をコントロールする。充填ラインのトラブルが起こると，充填機のクッションタンク内で温度が低下して，充填温度が下がってくることがある。そのときは，温度が低下し充填の目標温度に達しない液を熱交換器に戻したり，排出して回収したりする。食中毒菌が生える可能性があるスペックの液の場合，熱充填における充填温度は必ずCCP（Critical Control Point）になる。

⑨　液をロータリーポンプで送液する場合，ポンプ由来の金属片には気を付けるべきである（写真3)。特に液の温度が変化する場合，ローターとハウジングの膨張の度合いが異なり，擦れることがある。ポンプの後にストレーナーを設けたり，異音を発生していないか細かく観察する必要がある。

5.3　考えられる事故事例（社外クレーム）

1）　原料由来の毒素が製品に残る。（カビ毒など）

2）　製造工程中に増殖した微生物またはその毒素が残る。（黄色ぶどう球菌，サルモネラなど）

3）　充填後に微生物が増殖し容器が膨張・破裂する。（アミノ酸分解性乳酸菌）

4）　充填後に微生物が増殖し腐敗する。（乳酸菌・酵母）

5）　CIP 薬剤の残留による不良品。

6）　物理的異物（ボルト，ナット，ガラスの破片）の混入。

7）　原料の間違え，アレルゲン原料の混入。

何れの事例も発生すると製品回収に至る重要な事故になるため，発生させないための仕組み作りが重要である。1)-4）については，HACCP プランに代表される製造工程中の微生物汚染の防止対策が有効である。どの原料または工程でどのような食中毒菌が増殖しうるか危害分析を行なう必要がある。このようなことをしても事故が起こってしまうのは，どこかに分析の漏れがあるか，HACCP プランを確実に実施していなかった可能性が考えられる。

5）については，予め CIP 使用時のライン洗浄条件を十分に検討すること，ダブルチェックなどを行うことにより，決められた作業手順が間違いなく実行されることが重要である。また，pH 試験紙などを用いた洗浄後の確認も有効である。6）については，「出来るだけ使わない，持ち込まない」ことが基本であるが，やむを得ない場合はボルト，ナットの落下予防処置を確実に行うこと，ガラス器具の割れチェック，個数管理を徹底する必要がある。7）については前述の通りである。設備の老朽化により想定していなかった混入事故が起こりうるので，日々の点検を徹底したい。

【その他の事故】

雪印乳業の乳製品による集団食中毒事件

5.4　考えられる工程管理不良（社内クレーム）

1）　初発菌数の多い原料のため殺菌しきれず，最終製品の菌数が高くなる。

2）　処理温度が高く，製造工程中に菌数が増えてしまう。（毒素産生）

3）　処理時間が長く，製造工程中に菌数が増えてしまう。（毒素産生）

4）　充填温度が低く，商業的無菌状態にならない。（充填後の増殖）

5）　充填後の加熱条件が弱く，殺菌が不十分である。（充填後の増殖）

6）　微生物耐性が弱く（ブレンドミス），微生物の増殖を抑えられない。具体的には食塩濃度が低い，アルコール濃度が低い，pH が高いなどがしょうゆを含む調味料ではありうる。

7）　危害対象菌を使って製品設計をしたにも関わらず，それよりも強い菌に汚染される。

8）　原料および中間製品の保存温度が十分低く保たれなかった。（停電など）

9）　殺菌温度が十分保てなかった。（ライン停止により充填温度が下がってしまう。）

10）　タンクに洗浄リンス水が残っており，液が薄まってしまった。（微生物耐性の低下）

11）　ボトルの密閉が不十分であり，熱充填後の冷却で微生物の入った外気を吸い込んでしまった。

12）　洗浄しにくい箇所（行き止まり配管）の洗浄不足による微生物汚染。

13）　脱塩膜，UF 膜などの洗浄不足による微生物汚染。

14）　シャワーボールの汚染によるタンク洗浄不良。

工程管理不良の原因は,「管理方法が徹底されていない」,「管理の目的が理解されていない。」,「設備の不良」などが考えられる。なぜそのような管理が必要なのか,管理不十分な時のどのようなリスクがあるのか,作業者が良く理解する必要がある。1)から6)に関しては社員教育の徹底が必要であり,また設備が正しく作動するか日々確認する必要がある。

HACCPを構築する際に「どのような微生物が生えうるか?」,「その菌をどのようにして殺菌するか?」といったことを確認する必要があるが,添加試験で想定外に菌が死滅せず,増殖したりすることがある。また,病院で発生する抗生物質耐性菌のように,製品の開発段階で増殖しないと考えられた菌が増殖することがある。このような時には,製品設計を見直すことはもちろん,他の類似製品についても製造方法を確認すべきである。

また12)以降の項目は,サニタリーデザインと関係している。いくら洗浄しても効果が見られない場所については,設備を洗浄しやすい構造に改良する必要がある。

5.5 記録から見た問題点

製造記録などは昔から細かく付けていた企業が多いが,それ以外の記録や手順書に関してはISO9001を導入後に導入されたものが多いと思われる。また手順書についても更新がされなかったり,新人教育にも活かされていなかったりするものが多い。

本来要求される手順書は,「作業内容を示すもの」,「承認された作業方法を示すもの」,「作業方法が変更されていないか確認するもの」であり,これを見ながら作業をするものではない。食品衛生審査では審査官が作業手順書を見て,「製造方法の確認」,「作業方法自体に間違いがないか」,「作業方法に正しく従がって作業しているか」確認する。また関連する作業記録がある場合,作業方法通りに記録が残されているか確認する。

しかし審査の時に作業方法通り作業が成されているにも関わらず,その効果が得られていない場合,その作業方法について見直しを迫られることがある。具体的には,マスターサニテーションリストに「週一回清掃を行う」と記されており,実施記録の欄には週一回の記録が記され,従業員の作業態度からその作業も適正に清掃がされていたと考えられた場合,「作業方法(または頻度)が適正でない」と判断される場合がある。そのときは作業頻度を週一回から,週二回に変更を要求させられたり,清掃の手段に見直しを要求されたりするかもしれない。

【関連手順書,記録】

1) 作業手順書
2) マスターサニテーションリスト
(日々の清掃以外の定期的な清掃の予定表と実行記録)
3) 作業記録

【その他の記録】

1) 原料の分析証明書(COA)は適切に受領,保管されているか?(COA)
2) 原料輸送中の温度は正しく保たれていたか?(輸送温度記録)

3）　ブレンドされた原料は正しかったか？（ブレンド指示書，作業記録）

4）　加熱温度は正しかったか？（ブレンド指示書，温度記録用紙）

5）　手順書どおりに記録作業記録が残されているか？（手順書，作業記録）

5.6　その他の注意点

1）　耐塩性乳酸菌の生育は非常に遅く，出荷時の微生物試験で検出されなくても，実際には汚染されている場合がある。また製造後クレームが起こるくらいに生育するのに，1ヶ月から最長１年以上経過する場合もある。

2）　カビ付けをした鰹ぶしのカビが，抽出後も生き残って，ブレンド後に製品中で生育することがある。

3）　サニタリーデザイン：「タンクがきれいに洗えていない。」，「部屋の隅にホコリがたまっている。」などの指摘事項をサニテーション不足として指摘される場合がある。しかし，実際にはサニタリーデザインになっておらず，このような不適合を全て現場の責任にするのは間違った判断である。これらはメインテナンス（設備管理）の問題であり，洗浄や清掃がしにくい構造あるいは出来ない構造になっていることが問題である。間違った判断で，洗浄，清掃を強化しても，状況が好転することはない。

4）　正しい判断と再発防止：食品衛生上の不適合が発見された場合，その発生原因について調査し，再発防止策を打つ必要がある。例えば，ある装置の洗浄が不十分であったため，規格値を越える汚染があった場合，なぜ洗浄が不十分であったか，フィッシュボーンや5Whyなどで原因追求をしたりする。フィッシュボーンは4Mと言われる人（Man），機械（Machine），方法（Method），原料（Material）などを調査すると漏れが少ない。

①　人；教育不足，体調不十分，体力不足など

②　機械；サニタリーデザインでない，洗浄機器の不調など

③　方法；洗浄方法が不適切，洗浄手順が不適切，洗浄道具が不適切など

④　原料；洗浄水が汚い，原料持込の汚染など

例えば，原料間違いが起こったとき，たまたまその作業を行なった従業員が入社１年目であった場合，「人；教育不足」を原因としやすい。教育不足と判断した場合，間違った製品の作業指示書について何度も何度も説明して，原料について再教育をすることが再発防止と考えるかもしれない。ところが続けてまた原料間違いが起こり，そのたびに「人；教育不足」を原因としていたため，従業員への原料配合について再度教育を行った。

その後，審査が入り，第三者の審査官がこれらの不適合について詳しく調査したところ，「作業指示書の間違い」や「当日書き直された作業指示書」が存在していることに気がついた。審査官はこれら一連の原料間違いは，「作業の伝達方法に問題がある」と判断し，「方法；情報伝達が不適切」と結論付けた。作業手順書を見やすく改善し，作業指示書を作業前に作業者全員で確認するようにしたところ，原料間違いが起こらなくなった。

上記の例のように，不適合の原因について間違った判断をすると手間と時間をかけて再発防止に取り組んでもなかなか成果が得られないことが分かる。正しい結論に導くには，一人だけの判断ではなく，グループで話合い，本当の原因について見つけ出す必要があることが判る。

5） 製品設計と製造管理：製品設計をするときには，どんな微生物が製品中で生育可能か見極める必要がある。ほとんどの調味料には食塩が入っており，また酸味料でpHが調整されているため，生育できる菌はある程度限られてくる。その限られた菌をどのようにして殺菌，あるいは生育できないようにするか整理して，製品設計をしなければならない。

例えば，*Clostridium* 属や *Bacillus* 属は芽胞を持つため，加圧した殺菌条件が必要である。充填時に殺菌できない場合は，必ず植菌試験を実施して，液のスペックでこれらの菌の増殖を抑えられることを確認する必要がある。そのため，スペックは風味だけのためでなく，食中毒菌の生育を抑えるためにも非常に重要な役割を果たしていると言える。食塩，pH，アルコールなどは，食中毒菌などが生育しないスペックを守るために，確実に管理しなければならない。

充填前の殺菌や加熱充填はCCP（Critical Control Point）となることが多く，この条件を常に遵守されているか厳しく管理する必要がある。液ごとに *D* 値（菌数を10分の一にするために必要な時間（分））を算出して，温度と時間が確実に取られているか確認することによって食品の安全性が保たれる。

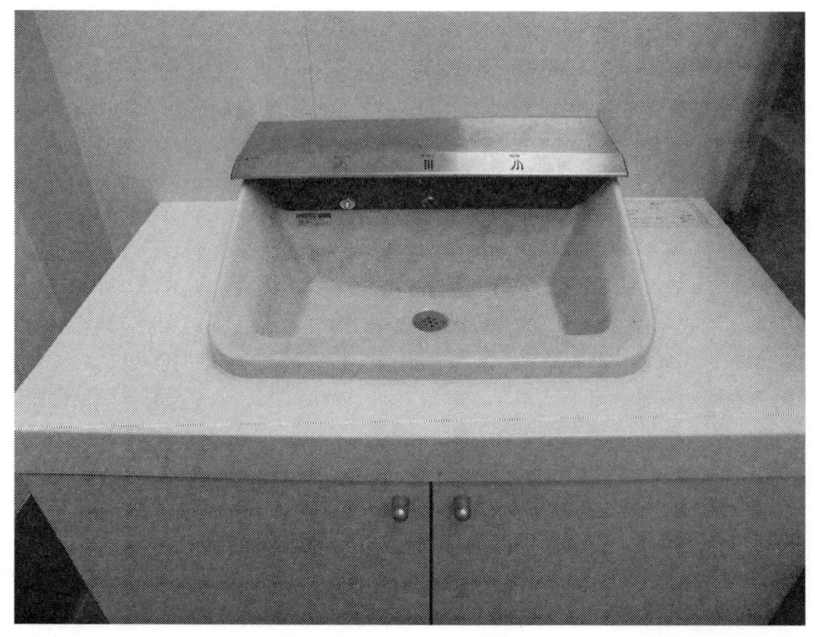

写真4　ハンドフリー手洗い

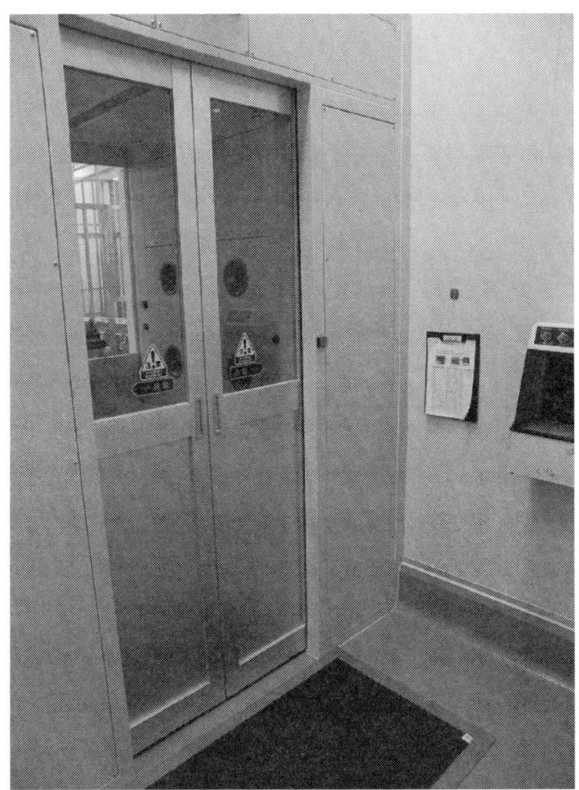

写真 5　エアシャワー

5.7　その他の設備

① 食品原料を直接触れる職場に入る際に，しっかりと手を洗浄しなければならない。蛇口はハンドフリーで，お湯で洗浄が基本である（写真 4)。流しには「手洗い励行」の表示や正しい手の洗い方の表示が必要である。破損しないものや，飛散防止を施した鏡があり，製造エリアに持ち込めるもの，持ち込めないものをリスト化して表示すると分かりやすい。

② エアシャワーや粘着テープによるホコリ取りは日本の食品工場では定番だが，欧米の工場では要求されない（写真 5)。またトイレでの靴の履き替えも日本特有の考え方かもしれない。アメリカでは靴に触ることが不潔と考えられ，トイレで他人の履いた靴を履くことは信じ難いようである。このように，異物混入を防ぐ方法は一様ではなく，いろいろな方法が考えられる。いずれの場合にしてもその方法が合理的であり，異物混入の危険性を少なくしていることが確認されれば，その方法は認められると考えられる。

6　惣菜

間處博子*

6.1　製品の特徴

惣菜の定義は,「そのまま食事として食べられる状態に調理されて販売されるもので家庭，職場，屋外などに持ち帰って，調理加熱されることなく食べられる，日持ちのしない調理食品」(日本惣菜協会の定義より引用）であり，その範囲は多岐にわたる。

製造工程そのものは複雑ではないが，その組合せは幾通りもある。具体的には，加熱調理工程のある製品は，唐揚げやとんかつ，ひじき煮，きんぴらごぼうなどで，これらの加熱調理方法には，煮る・焼く・蒸す・揚げるなどがある。

加熱調理工程のない製品はサラダなどで，複合工程製品には，ポテトサラダ，マカロニサラダなどがある。これらは，ジャガイモやマカロニは茹でるという加熱工程が入るが，最終製品としてはきゅうりやレタスなどの生鮮野菜が原料として入る。最終製品に生鮮品が入っているかいないかで，微生物コントロール上では大きく変わるため，その観点からの分類も重要である。

また，製造工程上の分類では，原料メーカーで調理加熱された物を，カット，盛り付けるだけの商品もある（図1)。

包装形態は，トレー盛りで，消費期限をつけた日配品が主流である。保存温度は，10℃以下の冷蔵品や常温品などが主流である。

製造工程の特徴は，装置産業ではなく，人による作業が多いことである。

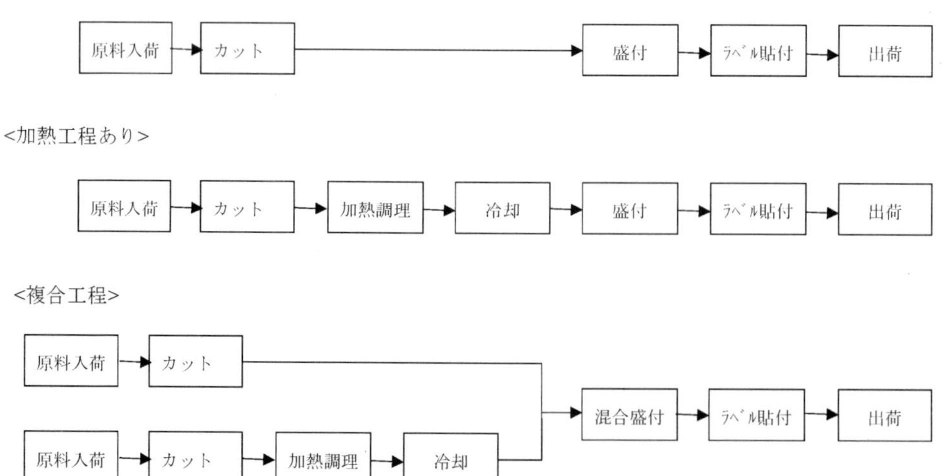

図1　製造フロー図

*　Hiroko Madokoro　イオンフードサプライ㈱　南関東センター　センター長

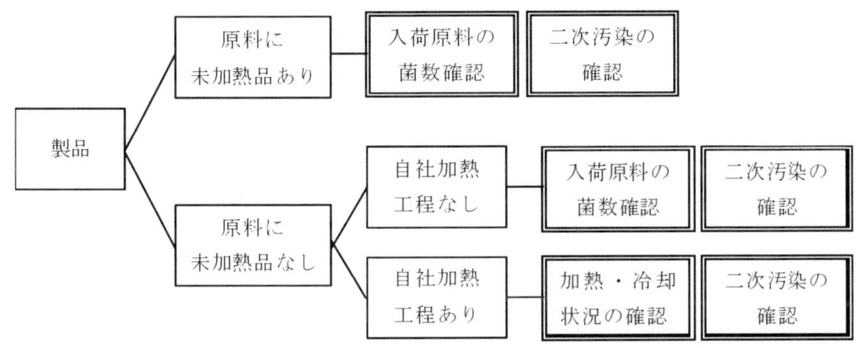

図2　製品特徴別の菌数コントロールポイント

6.2　ポイントとなる管理事項

食中毒防止（菌数コントロール），異物混入防止，表示間違い，アレルゲンコントロールの観点からポイントとなる管理事項を整理する。

6.2.1　菌数コントロールポイント

惣菜は，製品種類が多岐にわたることから，菌数コントロールを行う上で重要なのは，まず製品特徴毎に分類することである。これは製品の特徴によって，菌数管理ポイントが異なるからである（図2)。以下，その際注意する点について述べる。

(1)　製品に未加熱品（野菜などの生鮮原料）が入っているか

製品に未加熱品（野菜などの生鮮原料）が入っていると，その製品の菌数は，生鮮原料の菌数に大きく影響を受ける。

(2)　製造工程に加熱工程があるか

加熱工程があれば，原料菌数の影響よりも加熱状況や冷却状況，その後の二次汚染の影響を大きく受ける。加熱工程がなければ，原料由来の菌数とその後の工程での二次汚染の影響を受ける。

(3)　加熱・冷却工程がある場合は，加熱・冷却状況の確認

自社工程に加熱・冷却工程がある場合は，加熱・冷却工程直後の菌数確認を行い，設定している加熱・冷却条件の効果が設計通りであるかの確認をする必要がある。

- 加熱温度は達しているか。加熱時間は満たしているか。出来上がり加熱品の品温は基準以上か。
- 加熱後から冷却までの滞留時間はないか。冷却開始時品温は，基準以下になっていないか。
- 冷却後品温は基準以下か。

(4)　製造環境，製造機器，作業者からの二次汚染はないか。

二次汚染で考える必要があるのは，製造環境からの汚染，製造機械，器具からの汚染，作業者の手を介した汚染である。

製造環境からの汚染をコントロールするには，施設ハード面での対応と，運用ソフト面での対応が必要である。施設ハード面に不具合がある場合は，その不具合を改善するか，運用ソフト面でリカバーし，トータルとしてあるべき製造環境を確保するかである。

ハード面では，ゾーニングや清潔区の陽圧コントロール，床のドライ化，施設温度管理，結露対応などを講じる必要がある。

作業者の手を介した汚染は，手袋の交換ルール，アルコール消毒の頻度を決める必要がある。作業者の手が，二次汚染の源になっていないか。（未加熱品を触った手で，加熱品を触るようなことがないかなど）これは，作業分担の確認や定期的に作業者の作業中の手指検査を行うことで，コントロールする必要がある。製造機械，器具からの汚染をコントロールするには，サニテーション体制の構築が必要である。以下のようなサニテーション管理体制の構築は，食品の微生物コントロール上重要である。

① 科学的根拠に基づいた洗浄マニュアルの作成

単に洗えば良いという訳ではなく，どの洗剤をどの濃度で，どの道具を使って，どの箇所を，どう洗えば，あるべき状態になるのかをデータを取って確認し，洗浄マニュアルを作成する。これを行わないとマニュアル通り行ってもあるべき洗浄効果が得られないという結果になる。

② 洗浄マニュアルの教育と実施

洗浄効果判定が悪くなる時に多いのが，作業者が切り替わった時である。洗浄の目的，道具，頻度，方法については，作業従事前に作業者に教育することが重要である。みようみまねで作業させたり，洗浄方法のアレンジを許すと洗浄効果判定の結果は安定しない。

③ 洗浄マニュアルの実施と効果判定

立派なマニュアルがあっても日々の洗浄がその通りに行われ，あるべき洗浄効果を得られなければ意味はない。洗浄毎にその結果があるべき基準を満たしているのかの確認が必要で，もし満たしていなければ再洗浄する。これを繰り返すことで，洗浄効果判定は安定する（図3）。

この体制をとるには，迅速性に優れた洗浄効果判定方法を選ぶ必要がある。一般的によく行われている拭き取り検査（一般生菌数測定）では，結果判定に時間がかかりすぎ，培養2日後に洗浄効果判定結果がわかっても，次の製造はすでに開始しており，迅速性の面で洗浄効果判定方法

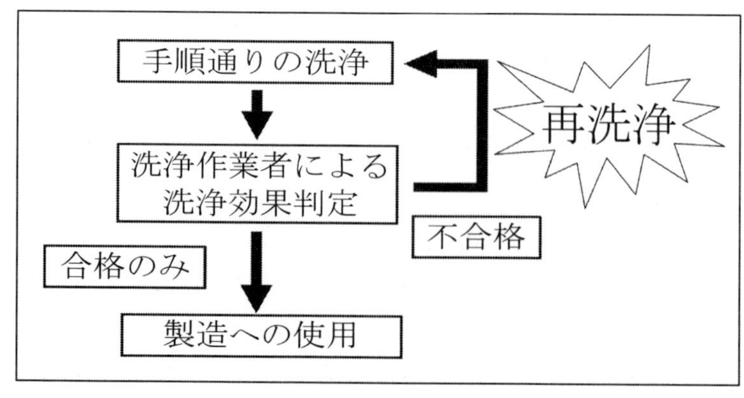

図3 洗浄効果判定フロー

	測定対象	迅速性	客観性	簡便性	コスト
一般生菌数 拭き取り検査	微生物	× ２日間	○ 数値化	× 要設備	×
ATP 測定	ATP 微生物 食品由来	○ 10 秒	○ 数値化	△ 要機器	×
タンパク判定	タンパク 残渣	○	△ 色判定	○	△
目視判定	汚れ	○	× 残渣有無	○	○

図４　洗浄効果判定の比較

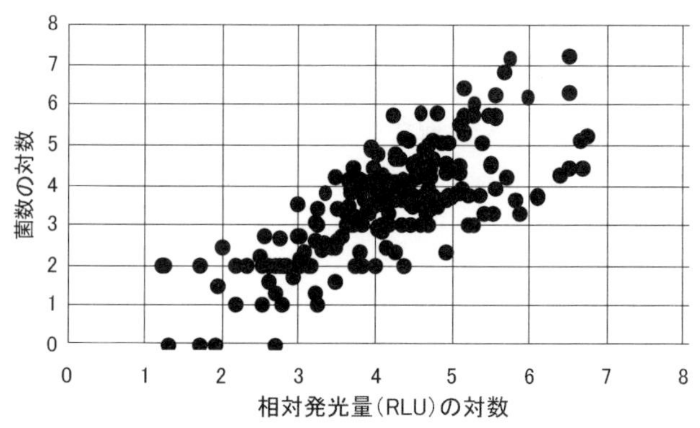

図５　ATP と一般生菌数との関係

としては向かない。

④　**洗浄効果判定方法の選定**

洗浄効果判定には色々な方法があるが，正確性よりも迅速性と簡便性に優れた洗浄効果判定方法を選択することが望ましい（図４）。

また自社で製造している製品特徴を踏まえた上で選択する必要がある。洗浄物の汚れがタンパク質中心であれば，ATP 測定やタンパク判定が向いている。ATP 測定とタンパク判定の大きな違いは，ATP 測定は微生物の測定も推測出来る点である。図５からもわかるように，ATP 測定は，一般生菌数のみを測定しているものではないので，きれいな相関関係にはならないが，ATP 量が増えると一般生菌数量も増え，汚れと微生物の合算状況を確認することが出来る。汚れだけではなく，微生物の確認も行うことが出来る点が大きなメリットである。

⑤　**検証としての拭き取り微生物検査**

迅速性の高い洗浄効果判定方法を用いたサニテーション管理体制が効果的に機能しているかの

検証として，定期的な拭き取り検査（一般生菌数測定）を行い，効果確認して是正していく必要がある。

6.2.2　異物混入防止管理ポイント

人由来の異物混入を防止する為には，身だしなみのルールを明確にすることは必須である。特に，受け入れ時の教育はもちろん，定期的な教育でルール徹底を維持する必要がある。指摘と指導の繰り返しになりやすい部分は，あるべき状態になるように根本的改善をすることも必要である。

例えば，加工場への異物持ち込みをなくす場合であれば，作業着のポケットをなくしてしまう。髪の毛のはみ出し防止には，インナーや帽子のフィット性を高くするなどである。指摘するだけでなく，誰でも簡単にあるべき状態に出来るようにする為にはどうすべきかを考え，根本的改善を図ることがルール徹底の近道となることが多い。

ゾーニング管理の徹底も大きな管理ポイントになる。清潔区，準清潔区，汚染区にわけ，それぞれのエリアで何の作業をどの服装で行うのか決め，一般的に外を流通している物は汚れているとして，原料の通い箱やダンボール箱は，清潔区には持ち込まない管理をする。清潔区内に異物混入原因となる物を持ち込まないという観点で，ルールを作成する必要がある。衛生的な作業環境の確保には，5S（整理・整頓・清掃・清潔・躾）の徹底が必要最低限の要件となる。

6.2.3　表示間違い管理ポイント

(1)　表示作成

原料メーカーからの原料仕様書を基に，その担保確認をしながら表示内容を作成する。仕様書上で産地トレースや添加物表示のモレ，アレルゲン表示のモレがないかの確認が必要である。

(2)　製造現場

商品仕様書どおりの製造と原料の識別表示による誤使用の防止が重要で，誰が見てもわかる識別表示の徹底は必須である。

6.2.4　アレルゲンコンタミネーション防止の管理ポイント

製造工程でのアレルゲンのコンタミネーションを防止するには，まず，各アイテムの製品仕様書から含まれるアレルゲンを確認し，製造ラインでの製造順番をアレルゲンの少ない順にすることから始まる。

製造ライン上で異なるアレルゲンの製品を製造する場合は，切替時の洗浄が必要となる。この切替時の洗浄も，どの程度まで行うのかを科学的データに基づいて決定する必要がある。

上記いずれのポイントにおいても，惣菜は，人海戦術による製造が主流であることから，作業者へのルールの徹底が管理ポイントとなる。商品事故が起きた場合には，まずルールの有無の確認から行うことが具体的な対策を講じる上で重要である。特に，ルールをつくる場合は，ヒューマンエラーの概念を導入しないとルールと現状が大きく乖離することが起こりやすくなる（図6）。

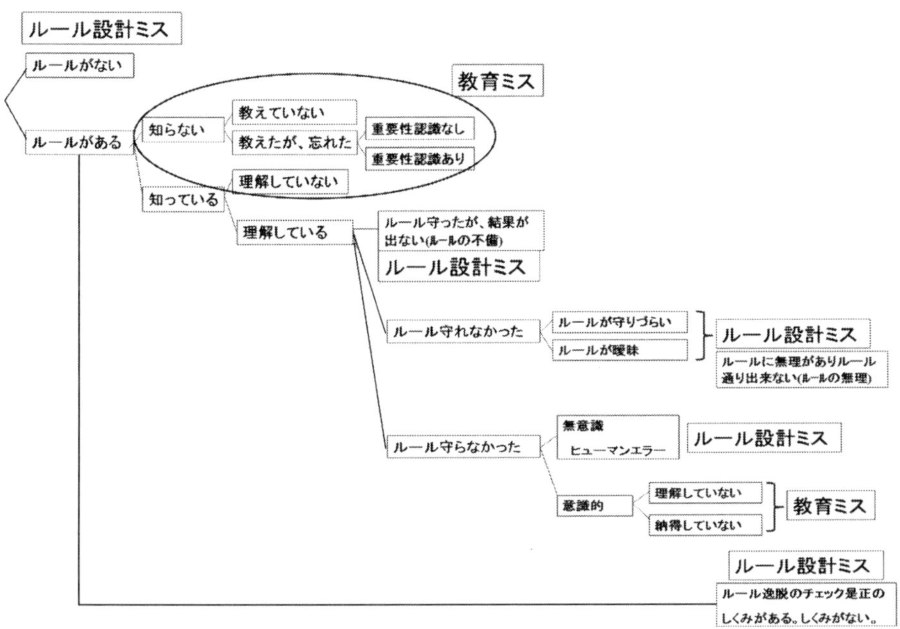

図６　ルール逸脱要因

6.3　考えられる事故事例（社外クレーム）

6.3.1　食中毒

原料由来による腸炎ビブリオ，サルモネラなどの食中毒発生，人由来による黄色ブドウ球菌などの食中毒の発生に加え，近年はO157やノロウィルスなどについても想定される。

管理ポイントは，加熱工程管理と二次汚染防止である。冷蔵品は，その品温管理がポイントである。

6.3.2　異物混入

ビニール片などの軟質異物，金属片などの硬質異物，毛髪，虫などの不快異物，薬品などの液体異物の混入が想定される。また近年，異物混入は過失から故意によるものまで想定し，フードディフェンスの概念ももつ必要がある。

具体的には，製造工程に従事する人が多いことから，特に毛髪混入が想定される。新規採用者が増える時期は，特に注意が必要である。

金属片に関しては，針金など金属探知機での検出が難しい物は，加工場での使用禁止，持ち込み禁止で制御する。特に金ザルや金たわしは使用しないか，使用する場合はその取扱に注意する。

機械部品の欠けに関しては，稼働前点検を実施し，使用前に不具合が発見出来る体制にする必要がある。排除装置としては，金属探知機の設置が一般的だが，X線異物検出機との併用も近年よくみられる。

ビニールシートや原料外装，手袋の切れ端などの軟質異物については，二次汚染防止や異物混入防止として食材をビニールシートで覆うことがあるが，その取り扱いを誤ると（引っ張ったり，機械に挟んだり）破れることがある。

原料外装袋は，原料中身取り出し時に，その外装の切れ端が混入することがある。袋の切り方を決め，注意する必要がある。

手袋片は，カット工程で手袋の指先余り部分をカットしてしまうことがあり，作業者が気づかない場合もあるので，定期的に指先の状態を確認することも必要である。

虫の混入については，内部発生と外部侵入に区分される。主に内部発生は，チョウバエなど，外部侵入はユスリカなどが多く，まずは虫の同定検査をして虫を特定して具体的な対策を構じることが重要である。

薬品などの混入防止管理では，加工場でよく使用されるアルコール，次亜塩酸Na，洗剤などの識別表示の徹底が重要である。誤使用のないように，一目で誰でもわかるように色別管理を行うことも有効である。

6.3.3 表示間違い

製品中身と表示内容の不一致による表示間違いが想定される。内容的には，期限日の間違い，内容量の間違い，使用原料の間違いによる原材料名，添加物名の間違いなどである。使用原料を間違えると産地表示も違ってくる。

特に，アレルゲンの表示間違いは生命にかかわる重大事故につながるので細心の注意が必要である。ラベル貼付時に，異なるラベルを貼付する単純ミスも想定され，ラベル貼付前のラベルチェック体制は必要である。

6.3.4 官能クレーム

味に関するクレームは，原材料の配合間違い，投入順番違い（分離して混ざらない）などが想定される。異臭に関するクレームは，生鮮原料の鮮度劣化による異臭発生，温度管理不良による腐敗臭発生が想定される。

また加工場などの改装工事時は，塗料などからの移染も起きやすいので，事前に塗料内容を確認することや換気の徹底，製造場所変更などの検討が必要である。

6.4 考えられる工程管理不良

6.4.1 基準外の原料の入荷

温度管理の必要な原料は，その温度が守られた状態で入荷しているかを入荷時に品温測定して確認する必要がある。

また，生鮮原料の場合は鮮度感の確認が重要になり，特に野菜は，変色やくされ，しおれ感などの確認，肉類はドリップや変色などの確認が必要である。生鮮品はその産地が指定産地のものであるかの確認も必要である。

加工品原料は，期限間近，期限切れのものが入荷していないかの確認が必要である。在庫管理上でも使用限度日を設け，期限切れ原料の使用にならない管理が必要である。

また，類似原料の誤入荷がないかを品名や一括表示内容で確認することも最終製品の添加物やアレルゲンの表示間違いを防止する上でのリスクヘッジとして必要である。

6.4.2　加熱工程での不具合

加熱・冷却工程は，CCP工程として管理され，加熱後の品温確認や冷却後の品温確認が行われているが，注意しないといけないのが，加熱後冷却までに時間がかかり緩慢冷却になってしまうことである。これは，加熱から冷却までの滞留時間管理や冷却開始前の品温基準設定などによって管理する必要がある。

6.4.3　類似原料の誤使用

規格違いなどの類似原料が複数ある場合は，識別表示を徹底し，使用前確認をしないと誤使用することが想定される。目視による事前確認が主流であるが，ヒューマンエラー防止の為に原料バーコードによるスキャン照合などを行って防止しているところもある。

6.4.4　冷凍・冷蔵品の加工場での滞留

要冷蔵品については，加工場温度が15℃前後の場合は，加工場での滞留による品温上昇が懸念される。滞留時間を測定したり，時間測定が困難な場合は，代替目安を設けて品温上昇防止に努める必要がある。定期的な品温測定も必要である。

6.4.5　盛付時の量目不足

間違えやすいのは，風袋引きモレにより，資材の重量を内容量に加味してしまうことや，はかりの計測部分に不要な負荷がかかり，内容量よりも重く表示してしまうことなどの不具合が想定される。

また，製品の内容量変更や期間限定の増量キャンペーン実施時などの作業者の勘違いによる誤盛付も起きやすい。作業前の作業指示の徹底が必要である。

6.5　記録から見た問題点

記録は，適正作業していることを検証するデータとして，また第三者に適正に作業している証拠として必要である。よって，その記録には信憑性，正確性が求められる。

惣菜の製造は，人による作業が多いことから，機械による自動記録よりも，人による記録取りが多く，そのことから，書きモレ・書き間違いなどのヒューマンエラーによる記録ミスをどう防ぐのかがポイントになる。

また，何でも記録すると決めることは簡単だが，何をどこまで記録するのか，それで何を証明するのかということを考えなければならない。やみくもに何でも記録すれば良いということではなく，意味ある記録をミスなく，労力少なく取ることがポイントである。

例えば，身だしなみチェックは，髪の毛はみ出していないか，爪は伸びていないか，などの設問に対して自己申告で○印を入れていく方法を採用している工場が多いが，自己申告である以上，実際の状態は第三者にはわからないし，判断基準がぶれていることも想定される。専任のチェック者を常時設置すればよいが，それも難しい場合がある。

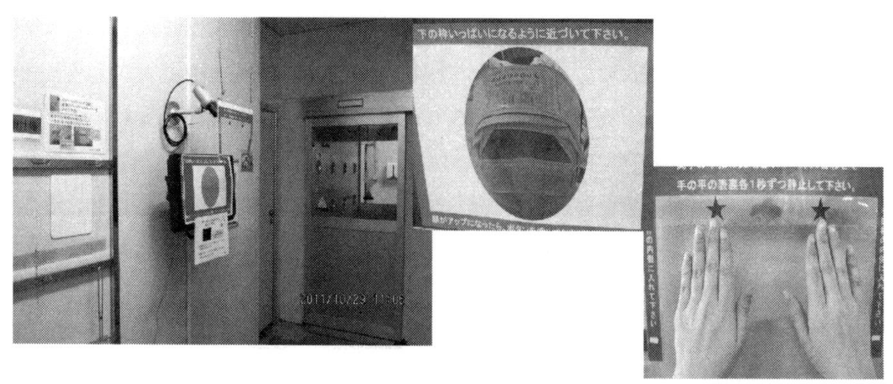

写真1　入室チェック状況（例）

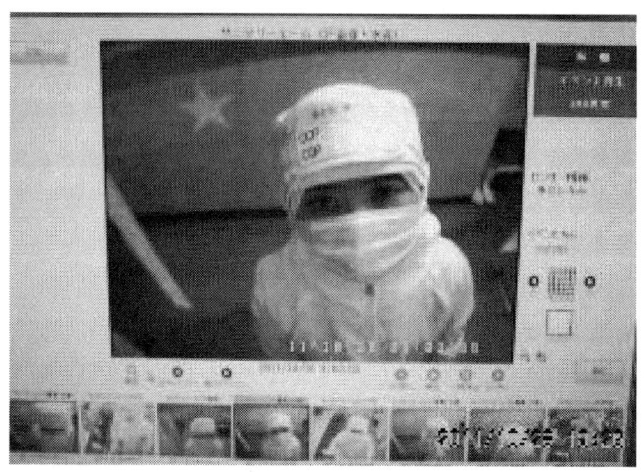

写真2　映像による身だしなみ記録（例）

解決策の一例としては，記録を映像化することがある。これにより記録モレ，記録ミスを防ぎ，作業者の負担をかけずに，リアルタイムに記録取りをすることが出来る。紙の削減にもつながるので，記録の自動化は検討する価値がある。例として，入室管理の記録の映像化を導入している工場もある（写真1，2)。

入室前に作業者は，カメラに向かう。顔のアップを取ることで，髪の毛のはみ出し，マスクの着用状況を確認出来る。次に手をかざしてもらうことで，爪ののびや指定絆創膏の有無などをチェックすることが出来る。品質管理担当は，別の場所でリアルタイムに内容確認出来るし，後からでも映像確認出来る。工場が複数ある場合でも，一元管理することが出来る。作業者ひとりひとりに対して記録が残るので，各個人別の身だしなみ確認を映像で確認することが出来，具体的な教育指導にも使用出来る。

記録取り状況は，ヒューマンエラーによる記録ミスを想定した記録検証の体制や自動記録の場合の測定器の校正など，正確で信憑性の高い適正記録が取れる体制をつくることが重要である。

7　冷凍食品・チルド食品

長尾宣秀*

この項では冷凍食品，チルド食品のうち，主に調理加工された食品の衛生管理について述べる。

7.1　製品の特徴

日本冷凍食品協会の定義では，冷凍食品は前処理（不可食部の除去，調理など）が施され，最大氷結晶生成帯（0～－5℃）を速やかに通過するように急速凍結され，容器・包装に入れ，定められた表示がされ，製造から販売までの各段階を通じて，常に－18℃以下に保存されている食品となっている。食品衛生法での冷凍食品には，調理冷凍食品，ブランチング処理された冷凍野菜，切り身・むき身にされた鮮魚介類（生かきを除く），パン，和洋菓子，加糖した果実などが含まれる。また，日本農林規格の分類（調理冷凍食品）では，フライ類，シュウマイ，ぎょうざ，春巻，ハンバーグ，ミートボール，米飯類などが該当する。

冷凍食品の衛生上の特徴としては，－18℃以下の凍結状態に製品を保存することにより微生物の増殖を停止させ，適切な包装で細菌の二次汚染を防止することにより凍結前の品質を長期間保持できることである。ただし，冷凍することによって微生物の増殖は阻止されても生残した細菌のほとんどは死滅せず，製造直後の状態を保持し続けている。また，使用する原材料に含まれる細菌の種類は多種多様であり，様々な製品群の工程における微生物制御という点では幅広い知識が要求される。更に，調理解凍後でも生残する可能性の高いセレウス菌などの芽胞を形成する食中毒細菌や，製造工程で増殖することにより毒素を産生する黄色ブドウ球菌などについては，製造段階での管理に特に注意が必要となる。

冷凍食品の中では調理冷凍食品が最も生産量が多い。調理冷凍食品は農林畜水産物，またその加工品，更に，高度に加工された一般食品など使用する原材料の種類が多種多様であり，製品の種類も多いことから製造プロセスが非常に複雑である。更に，製造に使用する機器の種類も多岐にわたるため，衛生管理上，微生物を制御する工程，管理項目が非常に多くなる。製品を衛生的に製造し，喫食時の衛生的危害を低減させるためには，①原材料に存在する微生物の把握と低減，②製造工程中の微生物増殖と二次汚染の防止，③施設・設備，機械・器具，従業員など製造環境からの二次汚染防止について十分検討する必要がある。これらの危害要因に対応するため，HACCP手法を活用して「原材料の受入基準」，「製造工程管理基準」，「製品規格」などの規格基準を策定するとともに，「施設・設備および機械・器具の衛生と保守」，「食品の衛生的取扱い」，「従業員の衛生管理と教育」などの衛生管理基準を定めて運用する。また，日々の生産では各工程の管理基準に従って製造し，実施状況を適切な頻度で点検・記録し，基準から逸脱が発生した場合には，その工程と製品について改善措置を実施することが重要となる。

＊　Nobuhide Nagao　味の素冷凍食品㈱　品質管理部　品質技術グループ　グループ長

図1にポテトコロッケの製造工程概略図を示す。

チルド食品は低温により食品を変質させる酵素の活性や微生物の増殖を抑制し，品質を保持した食品群で，通常の流通において一般に下限は食品の凍結点（0～－5℃），上限は有害微生物の増殖限界温度である5～10℃とされており，10～0℃（一部－5℃）の温度帯で流通・貯蔵される食品と考えられる。従って，冷凍食品のように微生物の増殖を停止させた状態ではなく，中温細菌の増殖はほぼ停止するが，低温細菌はある程度増殖が抑制されても停止することはない。時間経過とともに低温細菌が増殖し食品の腐敗が発生するため，品質を保持するためには製造段階における衛生管理の徹底，及び，流通段階における一貫した低温（10℃以下）管理と賞味期間管理が重要となる。

調理加工されたチルド食品は，調理冷凍食品同様多種多様な原材料を使用し，複雑な製造工程を持つため，低温細菌の増殖抑制，二次汚染の防止を含めた冷凍食品以上の微生物制御が求め ら

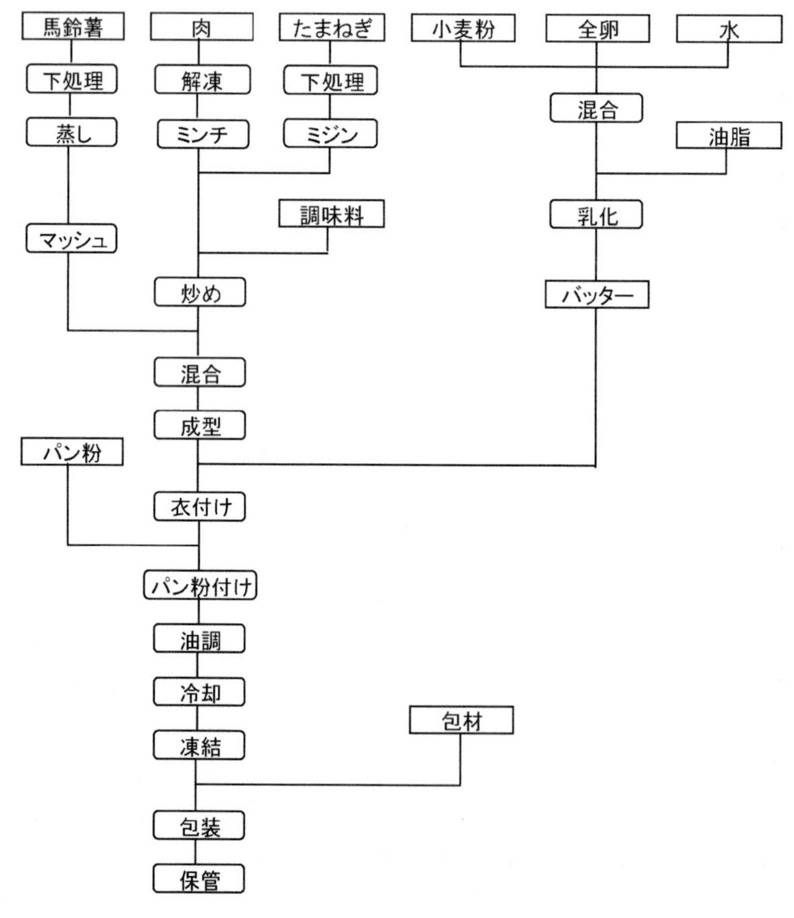

図1　ポテトコロッケ製造工程図

れる。原材料由来の初発菌数を基準値以下で可能な限り低く抑え，工程中の細菌増殖を防止するための温度と時間の管理，工程及び従業員など製造環境からの二次汚染，特に加熱後の二次汚染防止がポイントとなる。衛生管理基準の策定に際しては，原材料，工程条件，作業環境などの科学的データを裏付けにして効果的な微生物制御のための基準を策定する。

また，品質保持のためにグリシン，酢酸ナトリウムなどの日持ち向上剤が使用されたり，腐敗細菌には好気性菌が多いことから，真空包装，不活性ガス置換，脱酸素剤などで微生物の増殖を抑える方法もとられている。

以下，主に調理冷凍食品の事例について紹介する。

7.2　ポイントとなる管理事項

7.2.1　原材料の衛生管理

冷凍食品，チルド食品には多種多様な原材料が使用される。原材料の衛生的な品質は初発菌数によって大きく左右されるため，原材料の受入れに当たっては製品毎に使用原材料の受入れ基準を設定し，必要に応じて受入れロット毎に検査を行い，微生物の管理レベルを把握しておくことが重要である。原材料毎の生菌数，大腸菌群を把握しておくことはもとより，例えば，ムキエビ，鶏肉などには黄色ブドウ球菌，鶏肉・豚肉などにはサルモネラが汚染している場合が多く，これらの食中毒菌を検出する可能性が高い原料は製造段階での取り扱いに特に注意が必要である。また，セレウス菌に汚染した原料や野菜加工（乾燥）品，香辛料などは芽胞形成菌数が10の3乗を超える場合があり，文献等を参考にして定期的な検査を実施することが望ましい。原料の微生物受入れ基準の例を表1に示す。

原材料の品質については，納入業者（製造業者）毎に製造工程，管理状況が異なることから，原材料の選定には衛生管理面以外の項目を含めたGMP自社基準として点検表を作成し，それを基にした継続的な点検や指導に取り組んでいく必要がある。また，取り引き開始前には事前確認として品質契約書（例えば原材料品質規格保証書）を締結し内容を確認する。更に，できる限り

表1　原料の微生物受入れ基準（例）

	生菌数 (/g)	好気性芽胞数 (/g)	大腸菌群 (/g)	大腸菌 (/g)	サルモネラ (/25g)	黄色ブドウ球菌 (/0.1g)
原料肉	1.0×10^6	—	—	—	陰性（目標値）	陰性（目標値）
冷凍ムキエビ	1.0×10^6	—	—	—	—	陰性（目標値）
タマネギ・キャベツ	1.0×10^5	—	—	—	—	陰性
小麦粉	1.0×10^4	1.0×10^3	—	—	—	陰性
全卵	1.0×10^4	—	陰性	陰性	陰性	陰性
パン粉	1.0×10^4	1.0×10^3	陰性	陰性	陰性	陰性
調味料・香辛料	1.0×10^4	1.0×10^3	陰性	陰性	陰性	陰性

注）好気性芽胞数は，70℃で20分間，80℃で10分間などの実際の製造条件を考慮した加熱条件で測定することが自主衛生管理として有効である。

原料メーカーの製造工程を自ら確認し，原材料リスクを分析して危害となる要素を排除する仕組みを作っておくことは非常に重要なことである。原材料毎のリスクレベルに応じて一覧表を作成し，年毎の点検計画を策定のうえ，定期的に訪問して製造状況を確認することが望ましい。

また，原料保管にあっては冷凍原料，冷蔵原料，乾燥原料に区分してそれぞれ適切な温度条件で保管する。原料のうち魚介類，畜肉類，野菜類などには特定病原菌が存在する場合があるため区分して保管し，交差汚染を防止する。

7.2.2　製造工程の衛生管理

(1)　原材料由来の微生物対策

原材料は多種多様であることから購入する原料の荷姿も様々で，流通段階でいろいろな条件を経て納品される場合があり，ペーパーバッグ，段ボール，コンテナ，大型容器などの外装に付着してくる塵埃，異物（虫，石など）を製造工程に持ち込ませない対策が必要となる。塵埃，異物は微生物を持ち込むことにもつながることから，開梱場所を確保し，外装を除去する，埃を吸引する，あるいはアルコールタオルで拭き取るなど，原料に含まれない微生物を製造工程で付着，増殖させない工夫が重要である。

生鮮野菜などの原材料は天然物であるため土壌由来微生物の影響を受けやすく，使用時に洗浄するときは高圧シャワー式などのフレッシュ水を使用し，除去した微生物が再付着しないような設備を工夫して洗浄する。

畜肉，生鮮魚介類などの原材料を処理する機械・器具類は，動物油脂やタンパク質の汚れが機器の隙間に侵入し，時間の経過とともに微生物が増殖して細菌汚染の原因となることが多い。原材料を処理する機械・器具の衛生管理は，洗浄，殺菌を適切な頻度，手順で行うことが重要であり，特に連続運転で稼動する工場では，工程の洗浄に長時間かけることができないことから，機械・器具類は分解しやすく，洗浄・殺菌が容易に行える構造であることが要求される。長時間の連続運転を行う場合は，汚染微生物の種類，作業環境（温度など）から細菌増殖の可能性を検討し，適切な頻度を定めて中間洗浄を行うことが必要となる。例えば，4〜7時間に1回は生産を停止し，機器の洗浄，殺菌を実施する。作業台などは2時間に1回程度洗浄，殺菌を行う。

原材料に黄色ブドウ球菌等の食中毒菌の存在が予測され，フライ製品などのバッタリングに二次汚染が考えられる場合は，時間経過とともに黄色ブドウ球菌が増殖して毒素（エンテロトキシン）を産生する可能性が考えられる。バッター（衣）液の温度は10℃以下に保持することが望ましいが，21℃以下の場合は12時間以内，21℃を超える場合は工程条件を考慮の上，科学的データを基に定期的にバッター液を廃棄し，設備の洗浄殺菌を行うことが必要である。

また，セレウス菌に汚染された原材料を使用し，中具の混合工程や充填工程で設備の一部に滞留（ポンプ内，充填ノズルの隙間など）が考えられる場合には，生産中でのセレウス菌の増殖，二次汚染が推測される。セレウス菌は芽胞を形成する細菌であることから，製造工程で増殖した場合，加熱工程でセレウス菌が死滅せず生残し，結果的に製品検査で生菌数不合格を発生させることがある。しかもセレウス菌は比較的低温で増殖する食中毒細菌であることから，製造規格内

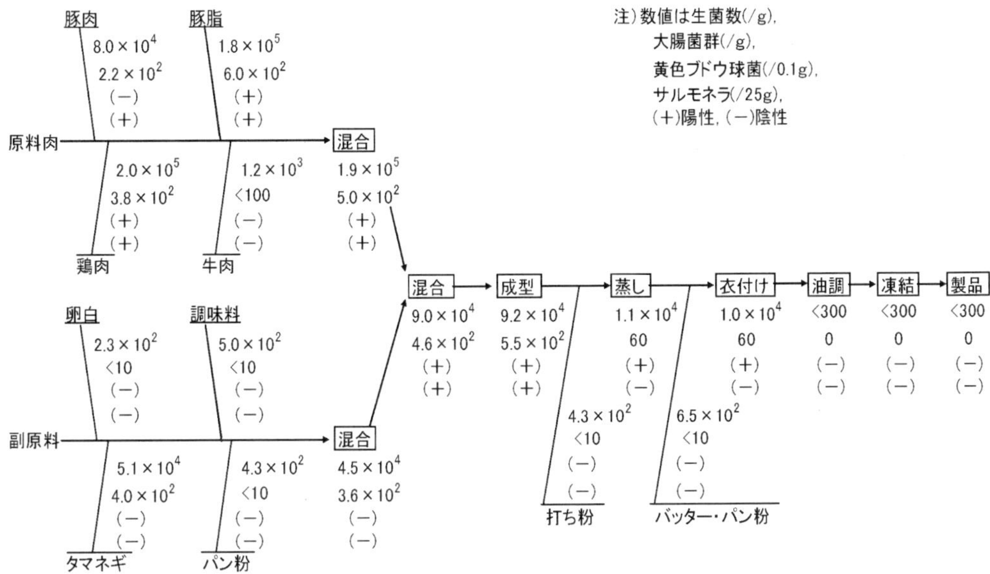

図２　メンチカツ（凍結前加熱済）製造工程の微生物の消長（例）

で残存しても調理解凍後の保存方法によっては，喫食前にセレウス菌の増殖の可能性が考えられる。調理解凍後，喫食までに時間経過が想定される製品では，原料由来セレウス菌の追跡調査を実施し，定期的に確認しておくことが望ましい。

冷凍食品の最終製品検査の場合，定められた方法で細菌検査を行い，基準に合致していることを確認して出荷するが，各製造工程における微生物汚染状況の変化を調査し，原料並びに工程中の細菌汚染状況を確認するとともに，食中毒菌の検出箇所や生菌数の多い工程については汚染源を追跡し，必要に応じて改善措置をとることが重要である。汚染原因を究明して対策を立てる場合は，製造工程特性要因図を作成し，工程順にチェックする方法が参考になる。メンチカツ（凍結前加熱済）製造工程の微生物消長例を図２に示す。

(2)　工程・設備由来の微生物対策

原材料や中間品などの貯蔵に使用するタンク類は部分的に洗浄不足になる箇所があり，洗い残しや温度差による結露の発生により微生物が増殖して水滴などの落下により原材料を汚染することがある。このような場合には，通気口を設けたり保温加熱して乾燥させることやスプレーボールでシャワーリングにより洗浄を行うなどの対応が必要となる。

液体の輸送に使用する配管は，長時間使用すると配管内にスケールや汚れが付着しやすい。また，先端を蓋などで塞いでいる枝配管は残液や残渣が溜まりやすく，細菌が増殖して腐敗することがある。配管由来の汚染を防止するためには，洗浄しやすく，且つ分解しやすい構造であること，枝配管ではなくストレート配管にしてできるだけ傾斜をつける。配管の繋ぎ部分は定期的に分解洗浄を行う。また，冷蔵温度帯の具材などを搬送する場合は配管に結露が発生する。結露が製品に混入しないように断熱管や受け皿を設置することにより微生物の二次汚染を防止する。

配管やタンクなどによく取り付けるバルブ類は構造的に液溜まりのできやすいもの，洗浄しにくいものがある。ボールバルブはパッキンによりバルブのケースとボールの間に隙間ができるが，この隙間に洗浄水，残渣などが溜まり腐敗することがある。このようなバルブの汚染防止策としては，容易に分解洗浄可能なサニタリー式のドレン抜きのあるボールバルブ，あるいはバタフライバルブに交換する。また，バルブ類にはパッキンがあり，経年劣化により磨耗して汚れが付着し，細菌汚染の原因となる，あるいは劣化による欠損が発生し異物混入の原因となることから，定期的な点検，更新が必要である。

その他には，液送用サニタリーポンプ（シャフト軸やパッキン），三方・二方コック（パッキン部やネジ部），混合機の羽裏・シャフトの軸受け，計器やセンサーの接続部（液溜まりがある場合あり）なども汚れが発生し易いため，洗浄時の留意すべきポイントとなる。成型機，充填機なども含めて，製造機器の洗浄不足は微生物汚染の原因になるとともにアレルゲンのコンタミネーションを防ぐ意味でもしっかり残渣除去，除菌することが重要である。また，タンパク質による汚れが著しい場合は，アルカリ洗剤でのタンパク除去も必要になり，機械の構造上分解し難い箇所は特に注意が必要である。

加熱以降の工程では，製品に直接影響する二次汚染，主に一般生菌数，大腸菌群が問題となる。加熱後は冷却工程に移されるが，連続した製造ラインの場合，冷却設備の入口が汚染源となりやすい。設備周辺が部分的に増殖に適した温度で維持されるため，洗浄時などの飛散により二次汚染した，あるいは洗い残した大腸菌群が連続生産中に増殖し，ライン上の製品及び次工程を汚染する可能性があるからである。連続式の冷却工程（設備）では，増殖に適した温度域の設備・箇所に注意が必要である。

また，連続式の生産工程では搬送コンベアーを使用するが，ベルトコンベアーは裏面が洗浄しにくく，例えば跳ね揚げ式のコンベアーで洗浄しやすくすることや，コンベアーガイド部分に溜まりが発生しないような工夫が必要である。ネットコンベアーでは多数の樹脂類を使用するが，経年劣化により亀裂が入り，大腸菌群などの汚染源になることがある。スパイラルフリーザーでは入口，出口に洗浄しにくい箇所があるので，洗浄時に残さを残さないように十分注意する。フレーム，樹脂レールなども定期的に拭き取り検査を行い，一般生菌数，大腸菌群，グラム陰性菌数などの汚染状況を確認することが大切である。

休日明けの生産開始に当たっては，場内の温度の影響で微生物が増殖する場合があるため，機器類は使用前の確認を含めて洗浄，殺菌を行う。衛生害虫などの発生リスクも考慮のうえ対処方法を手順化しておくほうがよい。

⑶ 人由来の微生物対策

衛生面では原料由来の食中毒菌，芽胞形成菌を中心に，あらゆる場所に汚染源が潜んでいると考えて十分な作業手順，標準書などのマニュアルを作成する。そして，個々の従業員に対し，基本的な微生物知識を含めた十分な品質教育を繰り返し実施し，衛生作業不適による製品不合格が発生しないように管理することが求められる。

工程・設備などの洗浄については，洗浄不足，殺菌不足がないことを目視で確認し，記録し，拭き取り検査などで検証する。また，製造開始前には目視確認や臭いのチェックを行い，洗浄の妥当性を確認する。

作業者からの汚染としては黄色ブドウ球菌の汚染が考えられるため，必ず手袋を着用し，作業条件によって手袋の洗浄，殺菌の頻度を決めて手洗いを励行する。人に由来する病原菌や腸内細菌（大腸菌など），更にはノロウイルスなどを含めた衛生教育も定期的に実施することが必要である。

7.2.3　機器の洗浄方法

食品製造機器の洗浄の基本は以下のとおりである。①使用後可能な限り速やかに，残渣が乾かないうちに温水または流水で洗い流す，②汚れの物性，性状に合わせて最適な洗浄剤を使用する（化学的エネルギーの活用），③洗剤の化学的エネルギーを利用してブラシにより圧力を加え，汚れを擦り落とす（物理的エネルギーの活用），④残液溜まりに注意して温水で仕上げ洗い（すすぎ）を行う，⑤洗浄後は必要に応じて殺菌し，水溜りができないように保管し乾燥させる。アルコールペーパーで拭き取るか，95％以上のアルコールを噴霧して置換させてもよい。

洗浄剤は付着物の物性や性状に合わせて最適な洗浄剤を使用することが必要で，アルカリ洗剤はタンパク汚れや油落とし，酸性洗剤は無機質汚れなど，pHによって大きく効果が変化する。また，発泡やジェルタイプを使用することで付着時間を長くし，複雑な形状の機械を洗浄しやすくすることも有効である。洗浄剤，殺菌剤の使用に当たってはMSDS（Material Safety Data Sheet：指定化学物質等の情報）を入手し使用時の安全性を確認するとともに，管理責任者を決めて施錠保管し，使用時は小分けして1日毎に重量管理を行い，使用記録を残して誤使用防止を図ることが望ましい。人的安全性のための使用方法，保護具着用方法などの手順書の作成も必要である。

7.3　考えられる事故事例（社外クレーム）

社外クレームとしては，冷凍食品であることから温度変化などによる品質不良や包装不良もあるが，異物混入として提起されることが最も多い。異物（原材料由来の夾雑物含む）としては毛髪が最も頻度が高く提起される。毛髪に関しては原材料由来にも十分注意が必要であるが，調理冷凍食品の製造工程では各工程で人が介することが多く，作業中に落下混入するものと考えられる。毛髪の混入を防ぐ方法としては，毛髪のはみ出ないヘアーネットや帽子の着用，エアーシャワーの活用，粘着ローラー掛けなどが挙げられる。工程の床面をチェックすると毛髪の落下状況がわかり，対策に活用できる。粘着ローラー掛けは非常に重要であり，覆いかぶさる作業，激しく身体を動かす作業，温度，湿度の高い環境などでは服装が乱れ易く，作業中のローラー掛け頻度を上げることが重要である。

また，キューティクル（小皮紋理）や髄質などの特徴から分析した結果，ペットと思われる毛

＜小皮紋理：人の頭髪＞

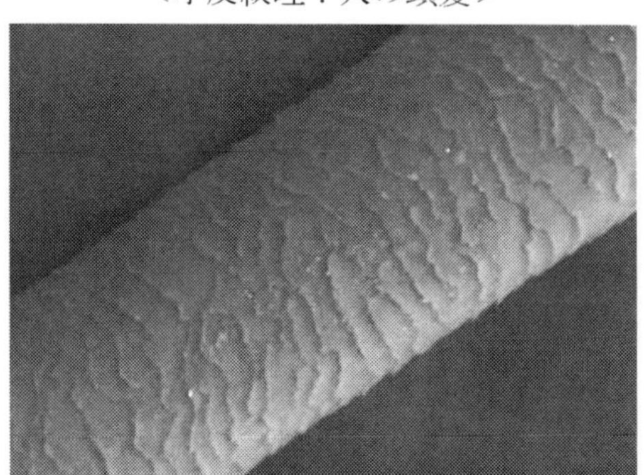

＜小皮紋理：猫＞

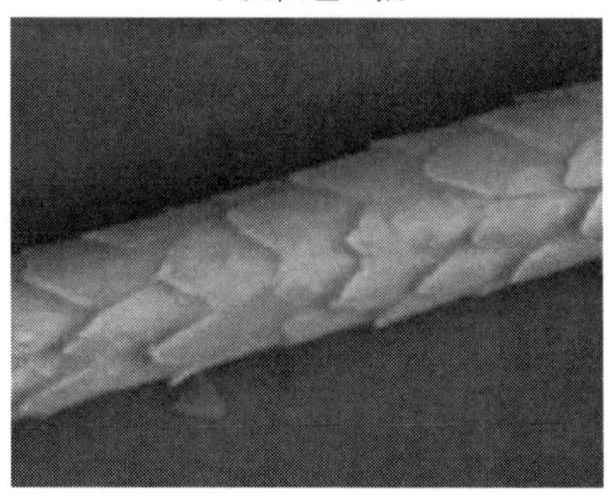

写真1　人と猫の小皮紋理の比較

＜髄質：人の頭髪＞

（中心部の細く黒い部分が髄質で断続状態）

＜髄質：猫＞

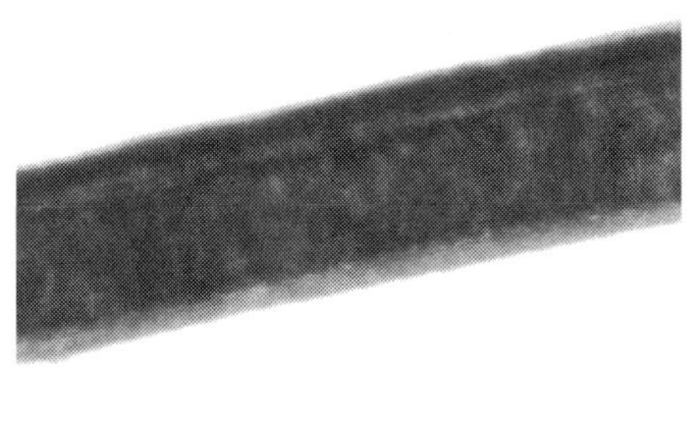

（動物毛の髄質は毛幹幅の半分以上を占める）

写真2　人と猫の髄質の比較

を検出することもあり，下着のローラー掛けも重要であることがわかる。毛髪（毛）対策は，日々洗髪しブラッシングを行い，粘着ローラーをしっかり掛けて工場内に持ち込む本数を減らし，作業中に発生した抜け毛は高い頻度で取り切ることがクレーム低減に繋がる。眉毛，まつ毛も混入の可能性が十分あるので，テープなどで抜け毛を除去し，作業中には顔をこすらないこともポイントとなる。走査電子顕微鏡及び光学顕微鏡での人と猫の小皮紋理と髄質例を写真1，2に示す。

毛髪の次にはプラスチック類のクレームが多い。工場内で使用しているプラスチック製品の破片，削れくず，パッキン，フィルム片などが混入することがある。Oリングなどは成分によってX線異物検出機で除去できる場合もあるが大きさに限界があり，また，多くのプラスチックはX線異物検出機で検出できないことが多い。容器・器具などは可能であればステンレス製に変更し，樹脂ローラー，パッキンなどは経年劣化による破損が考えられるため定期的にチェックを行い，交換頻度を決めて管理することが必要である。

畜肉原料を使用する場合は，硬骨，軟骨，獣毛がクレームとして提起されることがあり，対策として原料メーカーを定期的に回訪し，加工方法のチェックや管理状況を確認し，必要に応じて骨の残りやすい部分，付着しやすい部分の検品方法などの指導を行う。製造工程では骨に特化したX線異物検出機を設置することも有効である。一般に豚毛は人毛と区別がつかないと言われているが，分析の経験を重ねることである程度の判別は可能と思われる。

工程由来で発生する重要クレームに虫混入がある。工程内で発生するチョウバエは床の亀裂や溝の隙間，排水溝などの湿潤な環境で発生しやすく，シバンムシ類は小麦粉などの原料粉が滞留する隙間や粉だまりに発生することがある。また，ユスリカなどは工場周辺で大量発生し，壁や屋根の隙間から侵入してクレームになることもある。防虫対策に関しては，専門業者の評価を参考にして捕虫器やトラップで定期的にモニタリングを実施し，工場内の発生源を絶ち，外部（屋根の隙間，床下，廃水管など）からの侵入を防止することが重要である。発生状況によっては業者と相談のうえ安全対策を考慮し殺虫処理を実施する。工場外周で発生するゴキブリやネズミについても専門業者と協力し，定期モニタリングで状況を把握して工場内に侵入させない対策も重要である。

その他異物対策として，洗浄ブラシ，タワシ，タオル，スポンジなどの衛生用具は員数管理とともに消耗状態で交換頻度を決め，使用後は洗浄し，乾燥させる。ワイヤーブラシ，スチールウールは原則使用しないなど，用具自身が異物混入クレームにならないように十分注意する。

7.4　考えられる工程管理不良（社内クレーム）

牛乳などのCIP洗浄を行う工程では，フィルターや煮込み釜投入出口のバルブにセレウス菌が残渣とともに生残する場合がある。配管のつなぎや逆止弁など含めてCIPで洗いきれない箇所は定期的に分解洗浄を行う。

セレウス菌に汚染された原料やマッシュポテトなどの芽胞形成菌の多い原料を使用し，製品特性上十分な冷却をせずに使用する場合は，温度と時間の関係で増殖が予測される。あらかじめデータを取って時間管理を行うことが必要である。バッター液でも同様に，黄色ブドウ球菌などの二次汚染が考えられる場合は温度と時間の管理が必要となる。

加熱後の工程では洗浄，殺菌不足による生菌数，大腸菌群の二次汚染の問題がある。重点監視ポイントを設定し，頻度を決めて各工程の拭き取り検査を行い，衛生状態の監視を日々行う必要がある。前述のような機器のほか，フリーザーの出入口では結露による二次汚染が考えられる。フリーザーはグラム陰性菌が菌叢になりやすいため，定期的な洗浄・殺菌が必要である。

工程で発生するトラブルについては，設備・機器のセット不良による磨耗，削れ，パッキンの破損などがある。セットミスをさせない，わかりやすい手順書作成と教育訓練が重要であり，設備・機器では異音がしないか，パッキンは具漏れがないかなど，運転開始直後の点検がポイントとなる。

金属検出機，X線異物検出機の取扱いについては原理，原則を十分理解し，設定以上の検出物が確実に系外へ排出できる状態を生産終了まで維持しなければならない。また，排出品の再混入を防止できる手順を周知しておく必要がある。排出品はライン周辺に置けない環境（カバーは斜めにするなど）が望ましい。

7.5　記録から見た問題点（記録をどう読み取るか）

製品の品質を担保するためには，製造の各工程で基準・ルールを設定しなければならない。まず，基準・ルールが適切であるかどうか，過不足がないかどうかの確認が必要である。設定した基準・ルールは製造時にどのような状況にあるかを記録しなければならない。記録は問題発生時に製造工程の管理状態を証明する。記録により各工程の管理状態を評価し，更に実施状況の傾向を把握することで，品質の維持向上の調整操作，見直しに役立てることができる。基準について逸脱があった場合でも，記録を追跡することで製品の範囲を特定し，迅速で明確な修正を行うことが可能となる。

記録は，HACCP管理手順に準じて「いつ」「誰が」「どこで」「何を」「どのように」行うか，事前に決めておく必要があり，さらに，基準を逸脱した時にどのように改善措置を行うかという手順もCCPのみならず定めておくことが望ましい。一般的には作業担当者から報告を受けて，製造責任者あるいは品質管理責任者が判断し指示を行うことになる。

記録の例としてコロッケをフライする場合，フライヤーの設定温度，油温の測定値，フライ時間，一定時間毎のコロッケの中心温度を測定後，直ちに記録する（記録者名も記録する）。もし間違った記入をした場合は，手順に決めた方法（二重線など）で記録を消し，その横に正しい値と修正者名を記入する。フライヤーが連続式の場合は，連続的にモニタリングすることが望ましいが，できないときは一定時間毎に記録し，バッチ式であればバッチ毎に記録する。

原料検査結果，製品検査結果，工程の重要管理点，その他ポイントとなる記録は，システム化されたデータ処理をすることにより品質の安定性を確認することができ，工程改善，不良品の低減，更には設計・開発の資料にも活用できる。

文　　献

1)　山本宏樹：『新版　食品冷凍技術』，p.193-206，日本冷凍空調学会（2009）
2)　日本冷凍食品協会：『冷凍食品認定制度のための品質管理の手引き』，p.83，p.84，p.116，日本冷凍食品協会（2008）
3)　井上富士男：『新・食品工場の衛生入門講座』，No.2，p.10-25，No.3，p.4-15，p.22，p.58-60，工学研究社（1997）

8　パン

立道元博*

8.1　製品の特徴

パンとは，一般的に小麦粉に水，酵母，食塩，砂糖，油脂などを加えて作った生地を発酵させた後に焼いたものであるが，レーズン，ナッツなどを生地に練り込んだり，餡，クリーム，ジャムを生地で包んだり，生地の上に乗せて焼くものもある。最近は，焼き上げたパンにチョコクリームやバタークリームを充填またはサンドしたパンも多くなっており，代表的なパンの種類は，食パン，菓子パン，デニッシュペストリー，フランスパンなどがあるが，JAS法の「パン類品質表示基準」に記載されているパンの定義を表1に，また食パンの工程図を図1に示す。

パンは毎日製造，販売される日配品であるが，炭水化物，タンパク質，ビタミン類，ミネラル等を多く含み，水分含量，pH値からも細菌，酵母，カビ等の増殖に適していることから品質の劣化しやすい製品で，消費期限が概ね5日以内の製品が多い。

8.2　ポイントとなる管理事項

近年食生活が豊かになり消費者の嗜好の多様化が進み，商品寿命が短くなった結果，パン工場は365日24時間稼動，多品種少量生産体制で，1日の中で頻繁な製品および製造工程の切り替えにより，微生物汚染や異物混入が発生しやすい状況にある。

表1　パン類の品質表示基準

用　語	定　義
パン類	次に掲げるものをいう。 1　小麦粉又はこれらに穀粉類を加えたものを主原料とし，これにイーストを加えたもの又はこれらに水，食塩，ぶどうなどの果実，野菜，卵及びその加工品，砂糖類，食用油脂，乳及び乳製品などを加えたものを練り合わせ，発酵させたもの（以下「パン生地」という。）を焼いたものであって，水分が10%以上のもの 2　あん，クリーム，ジャム類，食用油脂などをパン生地で包み込み，若しくは折り込み，又はパン生地の上部に乗せたものを焼いたものであって，焼かれたパン生地の水分が10%以上のもの 3　1にあん，ケーキ類，ジャム類，チョコレート，ナッツ，砂糖類，フラーワーペースト類及びマーガリン類並びに食用油脂などをクリーム状に加工したものを詰め，若しくは挟み込み，又は塗布したもの
食パン	パン類の項1又は2に規定するもののうち，パン生地を食パン型（直方体又は円柱状の焼型をいう。）に入れて焼いたものをいう。
菓子パン	パン類の項2に規定するもののうち食パン以外のもの及び同項3に規定するものをいう。
その他のパン	パン類の項1に規定するものであって，食パン以外のものをいう。

* Motohiro Tatemichi　山崎製パン㈱　食品安全衛生管理本部　食品品質管理部　元部長

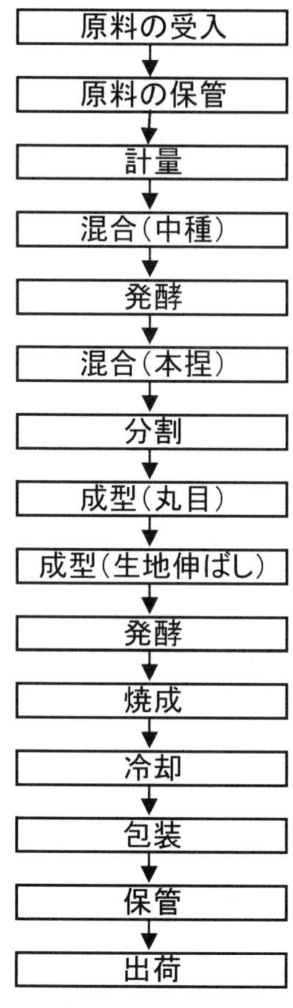

図1　食パンの工程図

パン類の危害要因分析を行うと，工程/製品に関連した潜在的危害は，生物的危害ではブドウ球菌，サルモネラ菌，化学的危害ではアフラトキシン，アレルゲン，洗剤・殺菌剤，有害生物駆除剤，物理的危害では金属，ガラス，硬質プラスチック，石などが考えられるが，工程・製品CCPとして，工程中で探知・除去出来る危険異物は金属探知機による金属だけである（焼きが不十分な製品は出荷されないことから，加熱工程はCCPとして扱われないことが一般的である)。その他の危害は，食品の中から探知・除去出来ないので，GMP（原料受入れプログラム，アレルゲン管理プログラム，微生物管理プログラム，有害生物管理プログラム，清掃管理プログラムなど）で製造環境を整備しながら汚染・混入の未然防止を図ることになる。現在，弊社ではGMPが機能しているか徹底的に現場で判断する「AIB（米国製パン研究所）フードセーフティ（GMP）指導監査システム」を導入し，定期的にJIB（日本パン技術研究所）によるGMP監査を受けている（写真1)。

8.2.1　微生物汚染

製パン工程には後半に焼成工程があり，標準的な食パン，菓子パンの焼成は通常200～230℃

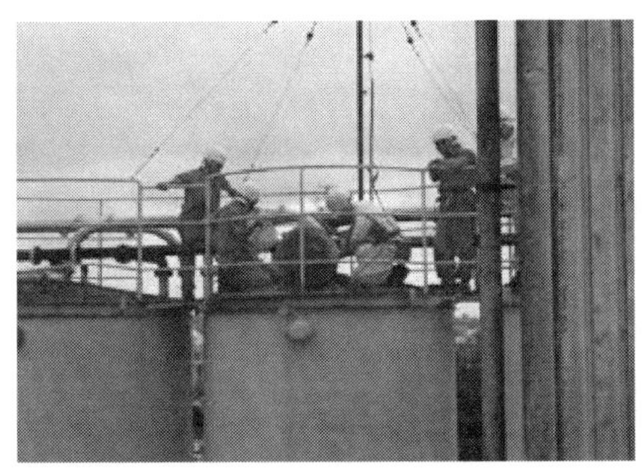

写真1　JIBによるGMP監査　粉サイロ上部ハッチ内の状況確認

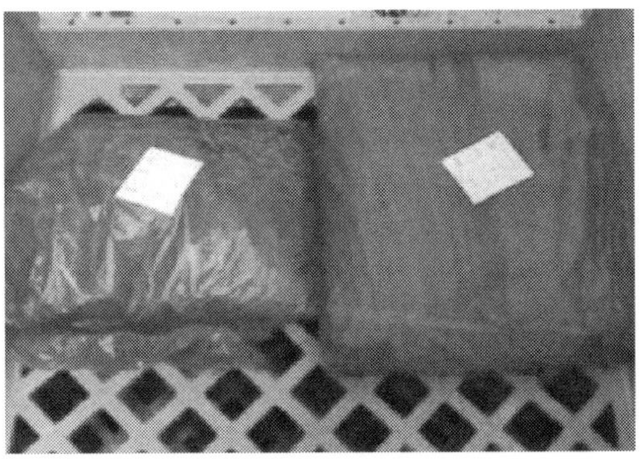

写真2　半製品・仕掛品の識別：日付ラベルの添付，使用期限は要注意原材料管理基準に従う

のオーブンの中で焼かれており，外側の表皮部温度は160℃，内相中心部は98℃前後に達し，焼成時間の10分間はこの温度に維持されているので，焼成直後のパンでは，芽胞菌以外の微生物は完全に死滅していると判断できる。その後の工程から微生物汚染は始まるが，カビは，主に冷却・包装工程で，また，細菌・酵母は主に焼かれたパン生地にジャム類やクリーム類等を充填・サンドする作業（以後二次加工と呼ぶ）で汚染の可能性がある。

[微生物汚染防止に有効に機能したGMPの取り組み事例]

①　要注意原材料の保管・使用基準

生産ラインでは多くの原材料を使用しているが，病原細菌，腐敗細菌が増殖しやすい餡，ジャム類，フラワーペスト類，バタークリーム類，惣菜類などは特に「要注意原材料」として分類し，保管・使用基準を作成して厳重に管理する。要注意原料を現場で使用する場合の注意点としては，開封されたものや容器に小分けされたもの，また仕掛品として使用されたものは「開封日と（科学的根拠に基づいた）使用期限」を表記したラベルを添付して使用期限切れを防止する（写真2）。

②　分解洗浄・殺菌マニュアル（SSOP：衛生標準作業手順書）

二次加工で使用するサンド機，充填機，器具類の分解洗浄・殺菌（加熱殺菌または薬剤殺菌）は毎日実施する。そのため，加熱殺菌は蒸気殺菌庫90℃以上30分以上，アルコール液浸漬殺菌はインジケーターによる濃度53%以上，次亜塩素酸Na液浸漬殺菌はクロール紙による濃度200ppmを確認することを管理基準として取り決め，その内容を文書化し，担当者全員が同じ方法で洗浄殺菌を実施する（写真3）。

③　清掃道具の管理

焼成以後の工程はカビの生育しやすい環境にあるので，カビの栄養源となるパン粉・パン粕の除去を，頻度を決めて，適切な清掃道具を用いて行なう。重要な清掃道具のひとつである圧縮空気には，細菌，カビ，酵母や水が含まれている可能性があるので，食品を汚染しないよう

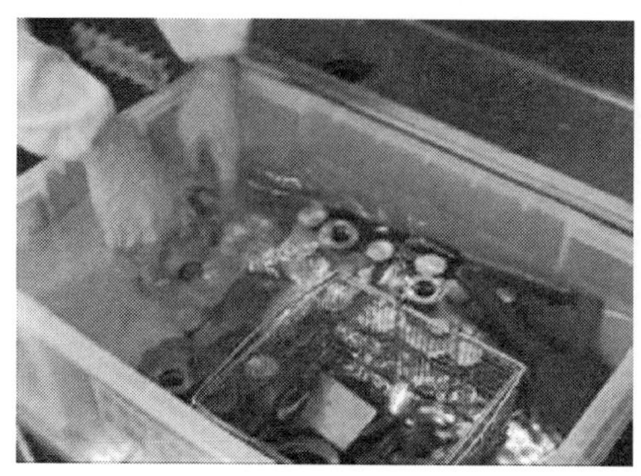

写真3　二次加工の充填機部品のアルコール浸漬殺菌

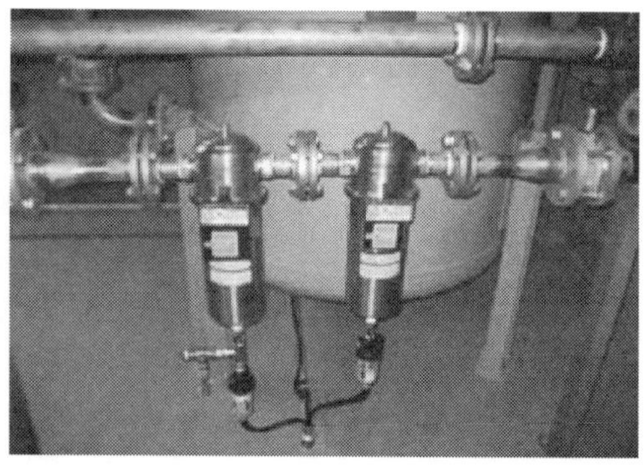

写真4　圧縮空気の高圧エアーフィルター0.01 μ

に圧縮空気設備には高圧エアーフィルター0.01 μを設置する（写真4）。また，細かい部分の清掃ができるように，掃除機の長いノズル，狭いところや細かいところで使えるブラシを準備する。

8.2.2　食物アレルゲン汚染

パン工場でアレルゲンの交差汚染が問題となる食物アレルギー物質は，症例数が多く重篤度が高い，食品衛生法で表示を義務付けている7品目の中で，パンの主原料である小麦を除く，副原料の卵，乳とピーナツクリームなどに使用される落花生である。

[食物アレルゲン汚染防止に有効に機能したGMPの取り組み事例]

①　食物アレルゲン原料の分別保管

食物アレルゲン原料の分別保管は，原料保管場所における食物アレルゲン原料の交差汚染を防止するためには重要であるが，食物アレルゲン原料を分別保管できるよう，あらかじめ保管場所を特定しておく。棚に保管する場合は，取り出す時に原料がこぼれて下段の原料を汚染する可能性があるので，食物アレルゲン原料は最下段に保管する（写真5）。

②　食物アレルゲン原料の計量用器具類の分別

食物アレルゲン原料を計量するスコップを複数の原料間で使い回してしまうと，スコップを介して食物アレルゲンの交差汚染が起こる可能性がある。そのため，交差汚染を防止するため，個々の原料に対して専用の計量スコップを使用する。また，スコップには，手と原料が接触しないように柄（清掃困難な空洞がない形状）のついたスコップを使用する。

③　食物アレルゲン検査

同一ラインで機械設備を共用して「卵使用生地」と「卵未使用生地」を製造する場合は，卵を含む生地から卵を含まない生地に切り替時，共用しているミキサー内部の洗浄を清掃手順書に従って実施する。更に，「卵」を含まない製品を対象に工場食品検査室では定期的に工程検査，また本社中央検査室では毎月市場製品の買付け検査を実施し，「卵未使用製品中の卵アレルゲンコンタミネーション」の有無を確認する（写真6）。

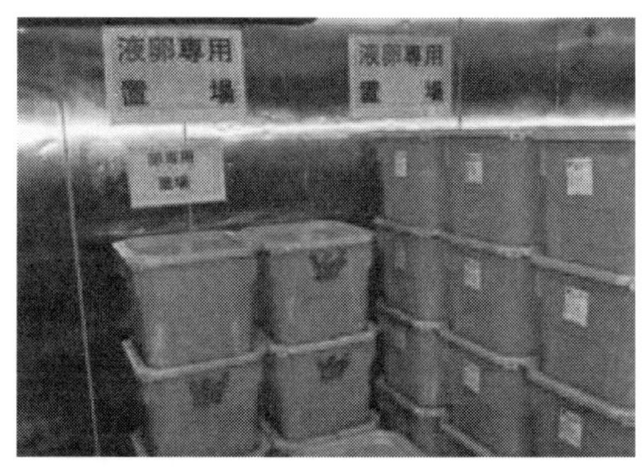

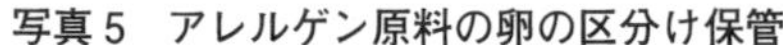
写真5　アレルゲン原料の卵の区分け保管

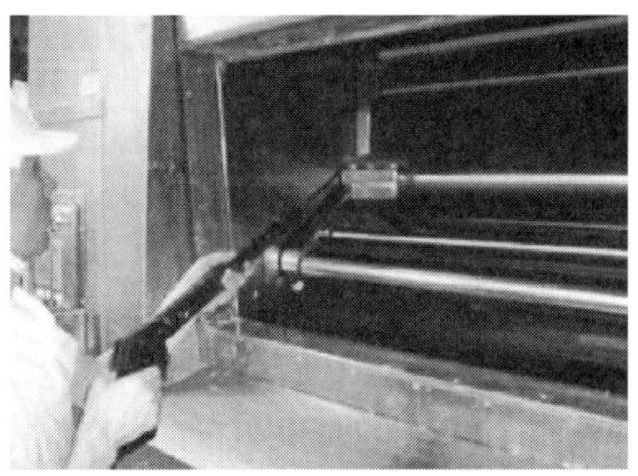
写真6　高圧洗浄機によるミキサー内部の洗浄

8.2.3　異物混入

2000年にパン業界で発生した異物混入騒動の問題点を探っていくと，設備機械の保全，従業員の教育訓練，清掃の方法や手順，有害生物の防除などGMPの整備に不備があったこと，更に，外部（第三者機関）の眼によるGMP監査の仕組みが確立されていなかったことが原因と考える。パン類に異物混入が発生した場合，金属探知機で探知・除去できる金属以外の危険異物のガラス，硬質プラスチック，小石などや不快異物の毛髪類，虫類，ビニール類などは工程中で除去出来ないので，GMPにより未然防止を図る。

[異物混入防止に有効に機能したGMPの取り組み事例]

①　マスタークリーニングスケジュール（清掃計画表）

清掃は「清潔で衛生的な作業環境をつくる」ためには重要な活動であるが，思いつきで工場内を清掃していると，清掃漏れが生じ食品への危害が発生する可能性がある。そのため，全ての設備機械について清掃スケジュールを作成し，美化のための清掃ではなく，油粕，昆虫，錆び，グリスなどの危害を取り除くための，定期的・本格的な清掃を実施する。更に，清掃結果に個人差がなくなり，常に良い状態に維持するための詳細な清掃手順書を作成する（写真7）。

②　クリーニングしやすい施設・設備のデザイン

機械内部に小麦粉が蓄積するデッド・スペースがあると，そこが粉虫（コクヌストモドキ Rust-red flour beetle，カクムネヒラタムシ Flat grain beetle）等の生息場所になり，製品の汚染源になるので，設備機械内部の全ての部分を点検・清掃できるように，点検口，取り外しカバー，カバーのシースルー化等の実施により，設備機械を完全に容易に点検・清掃できるように改善する（写真8）。

③　ガラスの取扱い

ガラスは偶発的な破損により製品に混入すると重大事故が発生する。従って，現場からガラス材質の鏡は撤去。ガラス材質の原料容器，時計，各種ゲージカバーはプラスチック材質（ポリカーボネイト）に変更する。ガラスを使用せざるを得ない蛍光灯などは飛散防止用コーティ

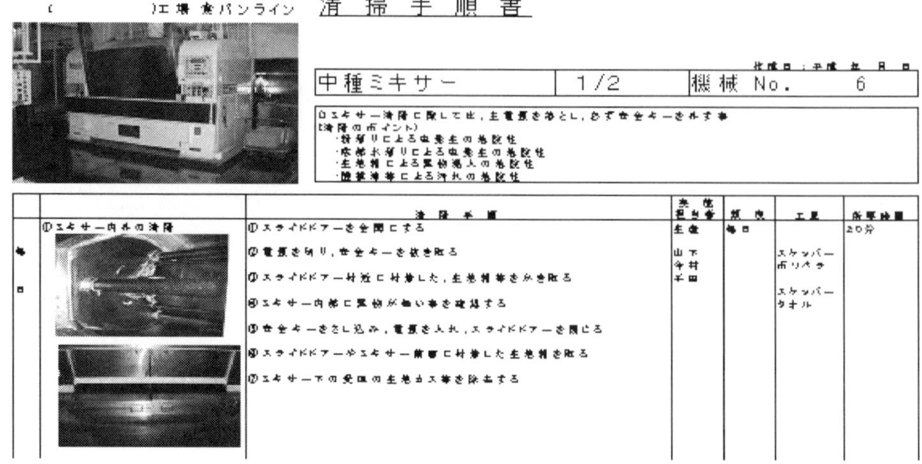

（　　　　）工場 食パンライン　清掃手順書

作成日：平成　年　月　日

中種ミキサー	1/2	機械 No.　6

ロミキサー清掃に際しては，主電源を落とし，必ず安全キーを外す事
(清掃のポイント)
・粉溜りによる虫発生の危険性
・床部水溜りによる虫発生の危険性
・生地屑による異物混入の危険性
・潤滑油等による汚れの危険性

		清掃手順	実施担当者	頻度	工具	所要時間
毎日	①ミキサー内外の清掃	①スライドドアーを全開にする ②電源を切り，安全キーを抜き取る ③スライドドアー付近に付着した，生地屑等をかき取る ④ミキサー内部に異物が無い事を確認する ⑤安全キーをさし込み，電源を入れ，スライドドアーを閉じる ⑥スライドドアーやミキサー前面に付着した生地屑を取る ⑦ミキサー下の受皿の生地カス等を除去する	主任 山下 今村 千田	毎日	スケッパー ポリヘラ スケッパー タオル	20分

写真7　清掃手順書

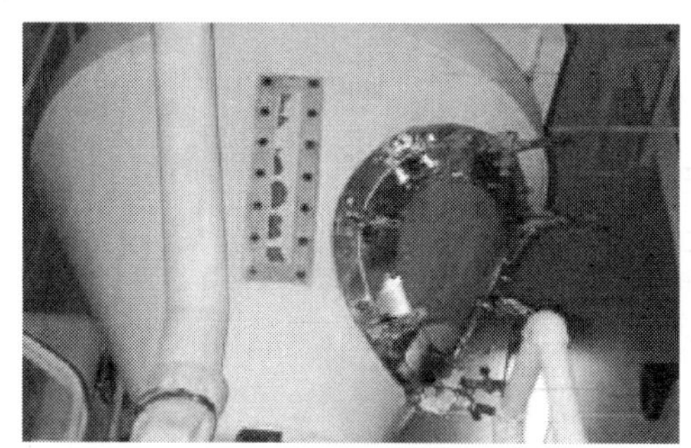

写真8　ホールディングビンに点検口の取り付け

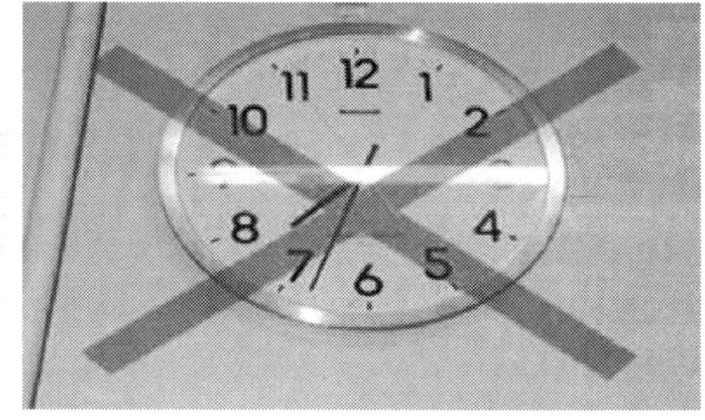

写真9　時計のガラスカバーは撤去

ング（飛散防止フィルム）を施したものに交換し，更に，リストを作成して偶発的な破損が発見できるように月1回の頻度で点検する（写真9）。

④　自主検査（内部監査）

工場の各部門（製造・施設・購買・食品衛生等）からなる自主検査チームを作り，少なくとも月1回は脚立・懐中電灯・工具を携帯し，工場の全体を日常的な目線では見えない，狭い場所，低い場所，高い場所，暗い場所などを，ライトを当てて，通常目の届き難い機械内部や設備の裏側を鏡で見る方法で重点的に検査する。そこで認められた古い粉溜まり，虫の生息，塗装の剥れ，オイルの滴り，ネジ・ボルトの脱落等の問題点は記録として残し，食品安全衛生委員会で協議し改善を図る（写真10）。

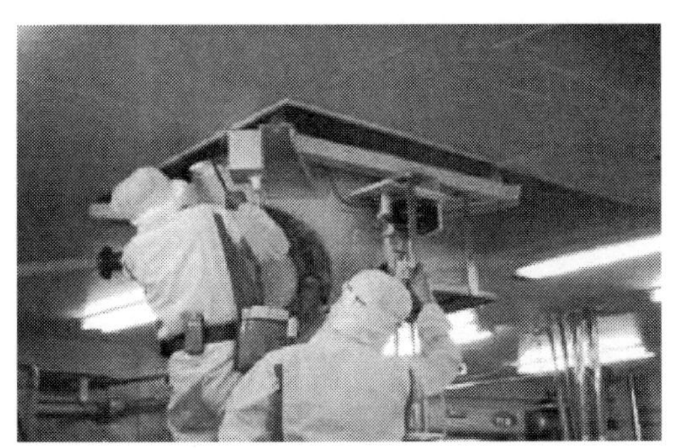

写真10　自主検査：ミキサー上部の点検

8.3　考えられる事故事例（社外クレーム）

パン工場で発生する異物混入クレームは，製造工場の生産設備の規模，生産品目の種類，生産量によって変わってくるが，混入異物は虫類，金属類，油粕類，毛髪類，プラスチック類，石，木片，紙類などが報告されている。ここでは，弊社の過去の異物混入クレームの中で，発生件数が最も多い油粕類（40%），貯穀害虫，衛生害虫，外部飛来虫等発生原因が多岐に渡る虫類（9%），件数は少ないが健康危害の可能性がある金属類（0.2%）について述べる。

8.3.1　油粕類混入

油粕類は製造工程で生成される固形物で，これらはパン生地の原料である小麦粉，油脂，砂糖などの食品成分であるが，製品に混入すると消費者に不快感，不安感を与えクレームとなる。油粕類は総ての生産工程で生成される可能性があるので，発生事例多いミキサー，デバイダー，オバーヘッドプルファーに付着・固化した生地粕や食パン型，菓子パン焼成展板に付着した焼け焦げを「デイリークリーニング（毎日清掃）」と「マスタークリーニング（定期的本格的清掃）」の組み合わせにより取り除いていく。

8.3.2　虫類混入

パン工場の主原料となる穀粒や穀粉を食害する貯穀害虫は虫クレームの約30%を占めており，種類ではコクヌストモドキ，カクムネヒラタムシ，タバコシバンムシ等の発生事例が多い。貯穀害虫は生産機械の内部に溜まった粉溜まりや生地粕溜まりに生息し，一般的に30～35日の周期で卵から成虫まで成長することから，4週間以内のサイクルで清掃により粉や生地粕を取り除くが，機械内部の隙間や亀裂に潜む貯穀害虫の駆除ために，熱殺虫（ヒートトリートメント）を併用することもある（写真11）。

8.3.3　金属類混入

パン工場の生産ラインでは金属異物の混入はあらゆる場所で可能性があるので，金属混入クレームを防止するために総てのラインに金属探知機を導入する。金属探知機には作動履歴が取れるように「履歴機能」を取り付け，作動状況のトレースを可能にした。また，警報と自動排除装置を設置すると共に排除された製品は施錠されたボックス内で適切に管理され，誤出荷されない

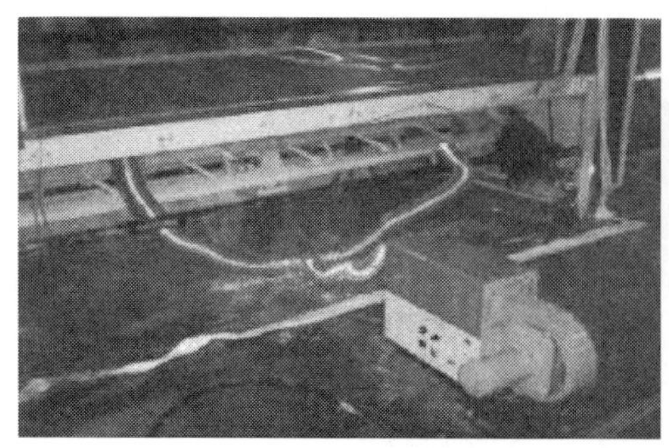

写真11　生産機械の熱殺虫

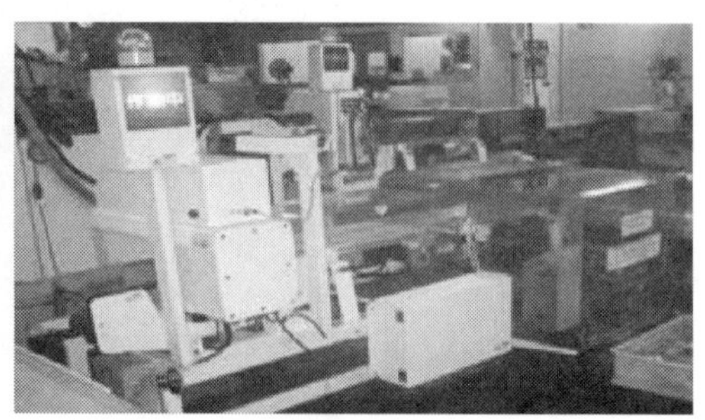

写真12　金属検出機と付設の履歴機能

体制にする（写真12）。

8.4　考えられる工程管理不良（社内クレーム）

パンの生産形態は主に量販店・コンビニエンスストアーなどからの受注生産方式を取っており，受注に基づいて，どのような製品を，何時までに，何個つくるかを決めている。パンは日配品であるので，毎日出荷時間が決められているので，生産段階で製品不良が発生した場合は再生産となり，出荷遅れの原因となる。

8.4.1　オーブンの焼成条件

多品種少量生産体制の中，同じオーブンで形や大きさの違う様々な種類のパンを焼くことになるので，パンの種類によって焼成条件が決められている。小さなパンの後に大きなパンを焼く場合は，焼成温度を上げ焼成時間を長く取らなければならないが，製品切換え時のアイドルタイムの基準が守られなかった場合は，最初にオーブンに入ったパンの焼き色が標準よりも薄くなり，製品不良が発生する可能性がある。

8.4.2　清掃洗浄の管理基準

同一ラインでチョコレート，イチゴ，黒糖，レーズン等色生地を製造する場合は，毎回次工程の製品に「色生地」の混入を防止するために切り替え清掃を実施する。特に前工程の生地が残りやすいミキサー内部については，「生地をヘラで削り落とした後，高圧洗浄機で隅々まで洗浄後，拭き上げ清掃をする」ことを管理基準としているが，基準が守られなかった場合は，次工程の成型で色生地混入の製品不良が発生する可能性がある。

8.5　記録から見た問題点（記録をどう読み取るか）

GMP規定が，製造工程で正しく実施された場合は，製品クレームおよび工程不良は確実に防止できるが，正しく実施されたことの証拠は記録の中に存在する。記録に含まれる情報は，今何が起きているか，今何が問題なのか，変化を読み取る，変化に対応するため貴重な資料となる。

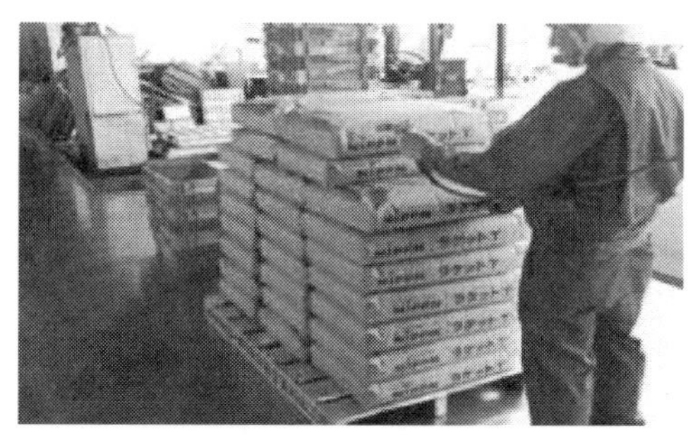

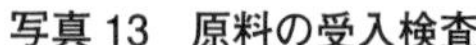

写真13　原料の受入検査

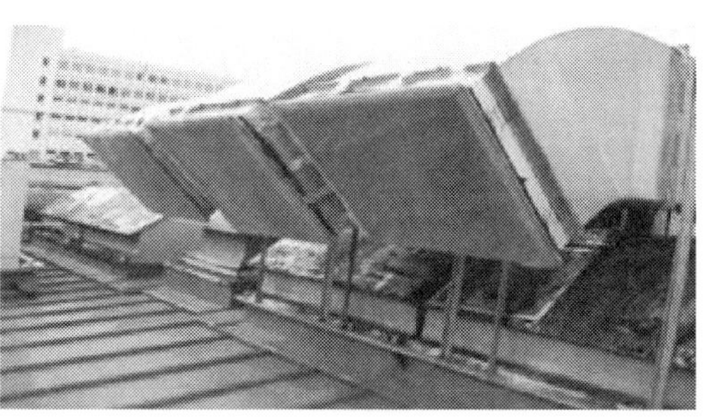

写真14　使用していない排気口には防虫ネットを取り付け虫の侵入を防止

8.5.1　納入原材料の受入検査記録

毎日入荷される原材料がノーチェックであれば，汚染された原材料が工場内に持ち込まれる可能性がある。そのため，総ての入荷される原材料は自社パレットに移し替え，受け入れ毎に外装の付着異物，消費（賞味）期限日，表面温度などの検査を実施し，その状況を記録する。ここで欠陥や原料の表面温度が基準を越えているものが認められれば，原料が汚染されている可能性があるので返品するが，記録は納入業者の評価情報として活用する（写真13）。

8.5.2　冷蔵庫・冷凍庫温度管理記録

原材料，製品を保管している冷蔵庫，冷凍庫が，冷却機の故障などにより長時間にわたり庫内温度の高い状態が続くと，病原細菌の増殖や腐敗細菌による異臭，糸引き等の問題を起こす可能性がある。そのため，庫内温度を一定の頻度で測定・記録し，正常に作動していることを確認する。その時，温度基準（冷蔵庫＝5℃以下，冷凍庫＝－18℃以下）以上の状態がGMP規定の1時間を越えた場合は，保管原料・製品の移動または廃棄等の対応処置を実施する。

8.5.3　ライトトラップ捕獲記録

パン工場には製品出荷口が多くあり，また夜間作業が継続して行われていることから，飛翔昆虫が外部から侵入しやすい状況になっている。そのため，ライトトラップを設置して走光性飛翔昆虫のモニタリングを実施する。粘着テープによる捕獲記録から，ユスリカ等飛翔昆虫が多く捕獲された場合は，出荷口のシャッターやドアの隙間から明かりの漏れや使用しなくなった排気ダクトが侵入経路になっている場合が多い（写真14）。

文　　献

1)　緒方一喜ほか：『食品製造・流通における異物混入防止対策—危機予防から危機対応まで—』，p.28-32，中央法規出版（2003）

2）　木村　進：『製パン技術資料No.534　AIBフードセーフティシステムについて』, p.4-15, ㈳日本パン技術研究所（2001）
3）　井上好文：月刊HACCP, **8**（5）, 47-54（2002）
4）　山縣孝樹ほか：月刊HACCP, **9**（1）, 27-32（2003）
5）　山縣孝樹：月刊HACCP, **13**（5）, 24-31（2007）
6）　山田晴美：月刊食品工場長, No.123, 34-35（2007）
7）　山田晴美：月刊HACCP, **18**（3）, 52-63；**18**（4）, 52-57；**18**（5）, 93-101；**18**（6）, 89-97（2012）

9　清涼飲料

京極伸夫*

9.1　製品の特徴

9.1.1　清涼飲料の種類とその特徴

『食品衛生法』での定義では，清涼飲料とは「乳酸菌飲料，乳及び乳製品を除く酒精分1容量パーセント未満を含有する飲料をいう」とされている。清涼飲料の成分規格，製造基準，保存基準などの内容については，食品・添加物の規格基準及びこれに基づく諸通達に規定されている。

清涼飲料は，日本では一般に「炭酸飲料，果汁飲料，コーヒー飲料，茶系飲料，ミネラルウォーター，豆乳類，野菜飲料，スポーツ飲料，乳性飲料，その他清涼飲料」の様に分類されている[1]。『食品衛生法』では中味特性により製造基準（殺菌方法），保存基準などが定められている。

清涼飲料の製造基準の中で重要となる管理項目としては殺菌方法がある。炭酸・果汁・スポーツ飲料などのpHは2～4，一方，コーヒー・茶系飲料・ミネラルウォーターなどのpHは5～8で低酸性飲料（中性飲料）と呼ばれている。微生物ごとに増殖するpH域が異なるため，製品pH毎に殺菌条件は異なる事になる。

カビ・酵母・一般細菌はあらゆるpHで増殖できるが比較的，耐熱性が弱い。一方，芽胞形成細菌（耐熱性細菌）は，前者に比較して耐熱性が強いため，殺菌強度を高く設定する必要がある。pH4.6以上の低酸性飲料では，食品衛生法の規格基準により，致命的な毒素を産出する耐熱性のボツリヌス菌（*Clostridium botulinum*）を死滅させ得る条件として，120℃，4分以上，またはこれと同等の殺菌効力を有する条件で殺菌する事が義務付けられている。

一般に耐熱性細菌は中性pH域でしか増殖しないものと思われてきたが，酸性pHにて増殖できる耐熱性好酸性菌（*Alicyclobacillus*属菌）が果汁などから検出されている[2]。また，カビでも

表1　清涼飲料の製造基準

<table>
<tr><th rowspan="2">区分</th><th colspan="3">製造基準</th><th rowspan="2">保存基準</th><th rowspan="2">成分規格</th></tr>
<tr><th>原水</th><th colspan="2">殺菌方法</th></tr>
<tr><td>殺菌を要しないもの</td><td>大腸菌群：陰性
一般細菌：
100/ml以下</td><td colspan="2">二酸化炭素圧力が20℃で1.0kgf/cm^2以上で植物又は動物の組織成分を含まない</td><td>なし</td><td>大腸菌群：陰性</td></tr>
<tr><td rowspan="4">殺菌を要するもの</td><td rowspan="4">大腸菌群：陰性
一般細菌：
100/ml以下</td><td>pH4.0未満</td><td>・65℃，10分間加熱同等以上</td><td>なし</td><td>大腸菌群：陰性</td></tr>
<tr><td>pH4.0～4.6未満</td><td>・85℃，30分間加熱同等以上</td><td>なし</td><td>大腸菌群：陰性</td></tr>
<tr><td rowspan="2">pH4.6以上で水分活性が0.94を超えるもの</td><td>・85℃，30分間加熱同等以上</td><td>10℃以下</td><td>大腸菌群：陰性</td></tr>
<tr><td>・120℃，4分間加熱同等以上
・発育しうる微生物を死滅させるのに十分な効力を有する方法</td><td>なし</td><td>大腸菌群：陰性</td></tr>
</table>

* Nobuo Kyogoku　サントリービジネスエキスパート㈱　品質保証本部　品質保証推進部　課長

耐熱性を有するもの（*Byssochlamys* 属など）もあり，殺菌の対象菌となってきている。

9.1.2　清涼飲料の製造工程

代表的な製造工程は，以下の様に類別できる。

①　中味殺菌した調合液を容器に熱間充填（ホットパック）する製造方法

例：缶またはPET容器にホットパックされた飲料（果汁飲料など）

中味液はプレートヒーターなどの熱交換器で規定の温度（通常93℃以上）まで昇温して殺菌し，ボトルにホットパックされた後にキャップを巻締められる。

PET容器の様に，ホットパック充填後に高温殺菌できない場合は，耐熱性細菌を商業的に無菌化できない可能性がある。耐熱性細菌が中味で増殖するリスクのあるPET製品については，以下の常温無菌充填システムで製造される。

②　中味殺菌した調合液を殺菌された容器に常温無菌充填する製造方法

例：PETまたは紙容器に常温無菌充填された飲料（緑茶飲料など）

PET飲料の場合は，中味液は熱交換器で規定の温度まで昇温して殺菌され，その後に常温に冷却されて無菌タンクに送液される。ボトルとキャップはそれぞれ薬剤などで殺菌される。容器を薬剤で殺菌する場合は通常，無菌水にてリンスされる。無菌ルーム（チャンバー）環境内で中味液がボトルに充填され，キャップが巻締められる。

③　調合液を容器に充填後に殺菌する製造方法

例：缶容器の中に充填後にレトルト殺菌された飲料（缶コーヒーなど）

中味液は調合後，遠心分離機やホモジナイザーを通り，缶にホットパックされた後に，レトルト殺菌機で所定の温度，時間で殺菌される。

9.2　ポイントとなる管理事項

9.2.1　清涼飲料の危害原因

清涼飲料水で危害原因となる物質について『食品衛生法』では，以下のように整理されている。（『食品衛生法施行規則：昭和23年7月13日厚生省令第23号』）

9.2.2　清涼飲料の衛生管理

清涼飲料の製造において，衛生管理で注意すべき点は，「生物学的危害」，「化学的危害」，および「物理的危害」の防止が主なものとなる。清涼飲料の製造工場における具体的な事故防止対策としては，GMPを基本として品質管理の徹底を図る事が重要である。

清涼飲料におけるGMPは，衛生的な環境の基に製造する事を目的として定められており，それにより食品の安全性（Safety），健全性（Wholesomeness）を確保することができる[3]。そのためには清涼飲料の製造環境では，

1）　清涼飲料の製造に適した清潔な作業室で，汚染を受けないように，衛生管理基準等に基づいて作業を行う事。

2）　合理的な基準・標準（環境管理，製造・加工基準，モニタリング機器の校正基準，清浄度な

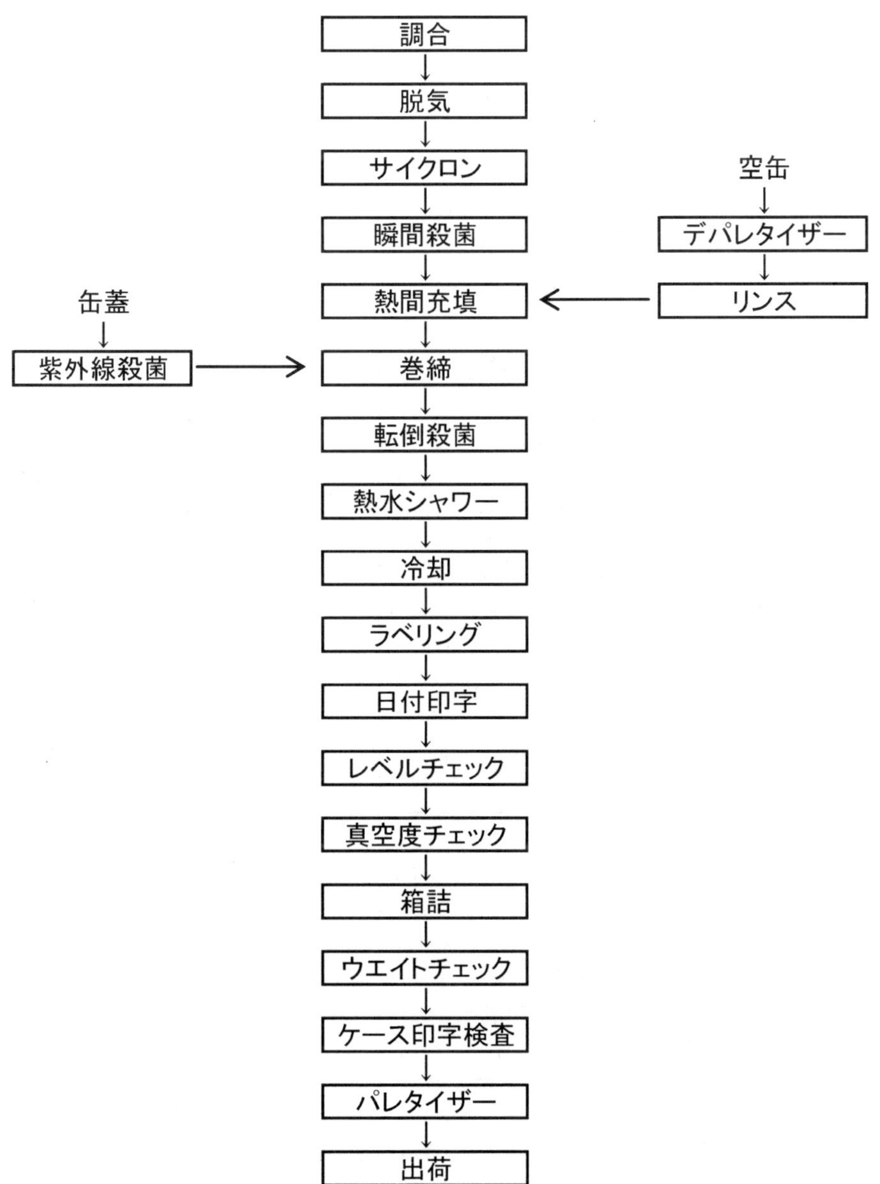

図１　果汁飲料のフローダイアグラムの例（缶入り，熱間充填）

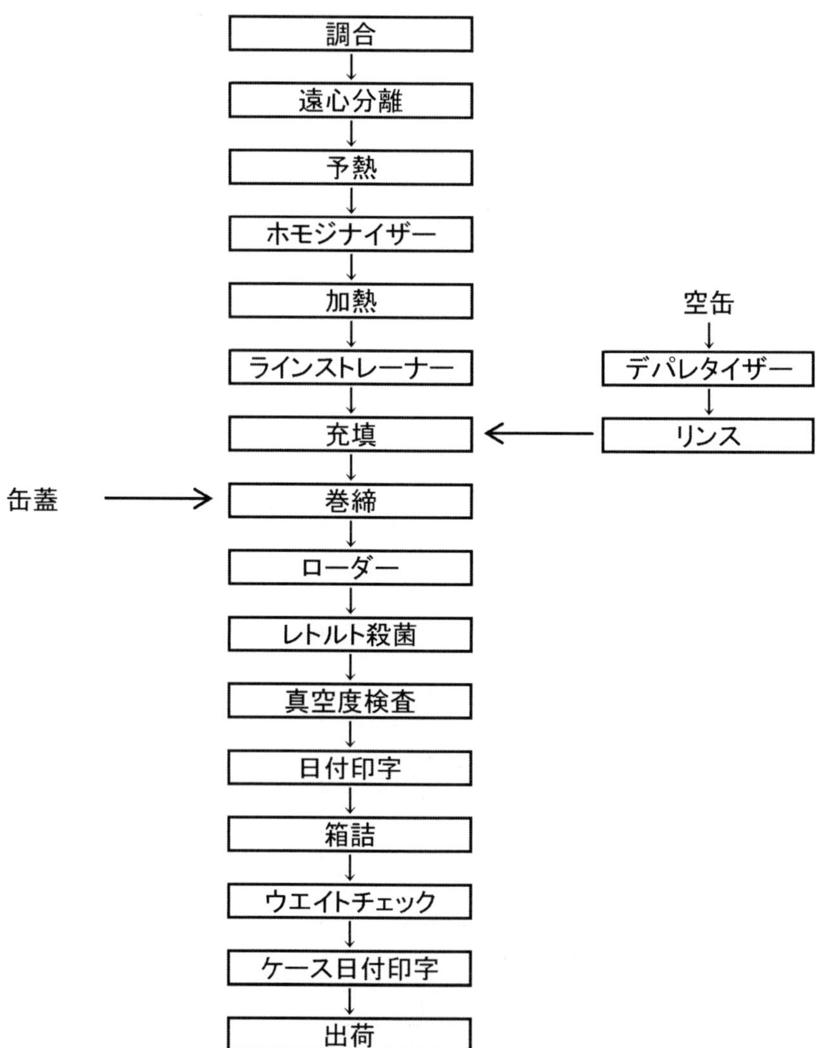

図２　低酸性飲料のフローダイアグラムの例（缶入り，レトルト殺菌）

表２　清涼飲料の危害原因となる物質

（『食品衛生法施行規則：昭和 23 年 7 月 13 日厚生省令第 23 号』）

別表第二（第十三条関係）

食品の区分	食品衛生上の危害の原因となる物質
清涼飲料水	一　異物
	二　エルシニア・エンテロコリチカ
	三　黄色ブドウ球菌
	四　カンピロバクター・ジエジユニ
	五　カンピロバクター・コリ
	六　クロストリジウム属菌
	七　抗菌性物質（化学的合成品（化学的手段により元素又は化合物に分解反応以外の化学的反応を起こさせて得られた物質をいう。以下同じ。）であるものであつて，原材料である乳等（乳及び乳製品の成分規格等に関する省令（昭和二十六年厚生省令第五十二号）に規定する乳等をいう。以下この表において同じ。）又はその加工品に含まれるものに限る。）
	八　抗生物質
	九　殺菌剤
	十　サルモネラ属菌
	十一　重金属及びその化合物（法第十一条第一項の規定により食品の成分につき規格が定められたものであつて，原材料に含まれるものに限る。以下この表において同じ。）
	十二　セレウス菌
	十三　洗浄剤
	十四　添加物（法第十一条第一項の規定により使用の方法につき基準が定められたものに限り，殺菌剤を除く。以下この表において同じ。）
	十五　内寄生虫用剤の成分である物質（その物質が化学的に変化して生成した物質を含み，法第十一条第三項の規定により人の健康を損なうおそれのないことが明らかであるものとして定められた物質を除き，原材料に含まれるものに限る。以下この表において同じ。）
	十六　農薬の成分である物質（その物質が化学的に変化して生成した物質を含み，法第十一条第三項の規定により人の健康を損なうおそれのないことが明らかであるものとして定められた物質を除き，原材料に含まれるものに限る。以下この表において同じ。）
	十七　病原大腸菌
	十八　腐敗微生物
	十九　リステリア・モノサイトゲネス

ど）を定め，それらに従って正確な作業をする事。

3)　製造の各工程で汚染に留意して作業を実施し，正確な作業記録を作成する事。

などの管理を十分に行う事が重要である。

一般に，食品製造・加工における GMP の目的を達成するためには，次の５つの基本原則が示されており，これらの原則に従って，食品工場における製造および品質管理を実施しようとするものである。

1)　工程ごとの確認：原材料，中味液の調合工程，容器への充填工程から最終製品までの安全性の確認

2) 汚染防止：異物（昆虫，パッキン，金属など），異種液（洗剤など），重金属・残留農薬・抗生物質，食中毒菌および食品に品質劣化を起こす原因微生物の付着，混入の防止
3) ダブルチェックによる誤りの防止：マネジャーを含む複数のチェッキングによる過信，誤認の防止
4) 表示の管理：食品の容器・包装についての表示規定
5) 製造工場ごとに安全性証拠記録（品質管理に係わる記録）の保存

事故防止の具体的対策としては，GMPを基本として品質管理の徹底を図る事であり，その重点施策として，以下の事項の徹底を図る必要がある[4)]。

1) 5S活動が徹底されているか
2) 製造に必要な作業手順やルールが作業標準として整備され，製造現場で適切に実施されているか（具体的には，中味用水を含む原材料の品質チェック，中味調合液の品質チェックと保持条件，中味殺菌条件，充填条件，巻締め条件などである）
3) 製造設備は適切な維持・管理がなされているか（サニテーション，設備管理等が作業標準として整備されているか）
4) 温度計や金属検出器等は正確に校正され，使用されているか
5) 施設の防虫・防鼠対策は取られているか

9.3 考えられる事故事例

9.3.1 清涼飲料の事故報告事例

㈶食品産業センターがホームページ（http://www.shokusan-kokuchi.jp/）上に公開している「食品事故情報告知ネット」には，食品企業が公表した食品事故情報が紹介されている。清涼飲料では，「昆虫，毛髪，ガラス片や金属等硬質異物の混入」や「カビ，酵母等の微生物混入」などの事故情報が報告されている。

この他に清涼飲料の事故として近年報告されている事例として，微生物関連では「缶コーヒーのフラットサワー様変敗」などが，化学物質の混入事例としては，「清涼飲料成分と用水中のミネラルとの化学変化による異臭発生」などが紹介されている[5)]。

9.3.2 想定される事故例

清涼飲料にて考えられる事故としては，「生物学的危害」，「化学的危害」および「物理的危害」の観点から以下の様に整理できる。

①「生物学的危害」につながるもの

(1) 微生物変敗の発生（例：酸性飲料PET製品などで，酵母による容器膨張変敗の発生）

原因としては，①中味殺菌条件の不足，②ホット充填製品での充填温度低下や転倒殺菌時間不足などトラブル時の流出，③缶やPET容器のシール不良による外気吸込みなどが考えられる。

(2) フラットサワー様変敗の発生（缶製品でホット販売されるものに認められる事がある。

缶の外概は膨張せずフラットであるが，酸の生成とともにpHが低下する変敗であり，偏性嫌

気性高温性耐熱有芽胞菌の汚染により発生する。原因としては，中味殺菌条件の不足が考えられる。これらの菌が多くの場合，原料の砂糖に由来する事から，糖類を紫外線照射する事で芽胞を殺菌する事が広く行われている。またフラットサワー菌対策として，ショ糖脂肪酸エステルが使用されるようになり，製品の安全性は向上した[6]。

② 「化学的危害」につながるもの

(1) 異種液・異物混入（例：① CIP 工程でのリンス不足による CIP 薬剤の混入，②製造ライン内の難洗浄箇所に滞留した汚れの移行による混入など）

(2) 異種香の混入（例：①調合タンク内への調合室内の雰囲気着香，②洗浄不足による，前回生産液種の配管内着香，③容器内に収着していた異臭着香，④中味用水中のミネラルなどと中味液との化学反応による異臭発生など[5]。

糖質や乳タンパク質を多く含むコーヒー飲料は，飲料製造時に設備に付着する汚れが比較的多いため，適切な洗浄条件を選択する必要がある。CIP においては系内形成された汚れを適切な洗剤にて十分に溶解した後に，リンスにて系外に除去する事が必要である。設備内面が洗浄されてこそ，その後の殺菌工程が正しく効率的に実施される事になる[7]。

③ 「物理的危害」につながるもの

(1) 異物混入（例：虫・鼠糞など生物由来の異物混入）

原因としては①製造ライン内の防虫・防鼠対策不良，②使用途中の原材料の保管不良など。

(2) 異物混入（例：金属，パッキン，ガラスなどの混入）

原因としては①原料からの混入，②製造ラインからの混入。例えば，部品交換等の管理不良など，③ガラス瓶充填ラインでの破瓶時の管理不良など。

9.4 考えられる工程管理不良

9.4.1 工程管理不良が製造トラブルに繋がる事例

① ホットパック PET 製品の例

ペットボトルは耐熱性の制約により，82～86℃で充填している。充填温度の制約から，微生物汚染が高頻度で発生した場合や不適切な工程管理がある場合は微生物汚染に繋がる恐れがある。例えば，果汁飲料での微生物変敗（酵母発酵による瓶底のバックリング）等である。

工程管理不良として想定されるのは以下の点である。

・容器に微生物汚染がある：例えば，キャップやペットボトル搬送ラインが定期洗浄されずに汚染しているなど。

・充填・巻締め後の管理が不十分である：キャップ・ボトルに付着した微生物を殺すためにホット充填および巻締め後に転倒させ，高温の中味を容器に接触させる（転倒殺菌）が，転倒時にキャップ内面部に空気が残っている事によりコールドスポットが存在しているなど。

・充填・巻締めライン停止時に，転倒殺菌前に滞留して中味温度が低下した製品を排除しきれずに流出している。また，充填ラインが再スタートする際に，充填温度が基準値に達温している事を確認せずに生産再開するなど。

・ボトルとキャップとの巻締め条件が不良で，スローリークが発生している，など。

上記の管理不良に対して工場では，作業標準書を整備し，管理強化（キャップ・ボトル搬送ラインの洗浄・管理方法の強化，巻締め後，転倒までの管理強化など）を図る必要がある。

② 無菌充填PET製品の例[8)]

常温無菌充填の設備にはいろいろな種類があり，設備メーカー毎に殺菌方法や微生物保証の考え方は異なる。常温無菌充填システムでは，微生物制御をする項目が多く，プロセスの管理・点検項目が多くなる。

工程管理不良として想定されるのは以下の点である。

・容器の微生物汚染：キャップやペットボトル搬送ラインが定期洗浄されずに汚染している

工程管理としては，汚染微生物を減らし，殺菌負荷を下げる事がポイントとなる。容器からの汚染微生物や，製造工程からの汚染微生物レベルを下げ，商業的に殺菌できる条件を設定する必要がある。

ボトルが工場に搬入された後，殺菌工程にかかるまでは，工程環境からの汚染防止の管理が必要になる。エアー搬送であれば，エアーの無菌性を保証するフィルターの差圧，定期点検・交換などの作業手順が重要となる。

・製造環境の微生物汚染：特に充填・巻締め環境から製品への微生物混入を防ぐための設備・エアー等の殺菌・除菌・維持の条件設定が重要となる。

製造中は，クリーンルーム（チャンバー）内を陽圧に保つための内圧管理とともに，クリーンルーム（チャンバー）であれば0.5 μm 以下の粒子数を計測し，HEPA フィルターの破れを監視する。

環境管理で重要な事は，クリーンルーム（チャンバー）内でトラブルが発生した場合の処置方法である。人が処置するために無菌ブレークさせる事があるが，無菌環境の再立ち上げ方法が作業標準書として明確に決められている事が必要である。

・容器殺菌工程の不良：キャップ・ボトルの殺菌工程の条件管理は特に重要である。殺菌剤の濃度・温度・流量（圧力）確認・測定だけでなく，ノズル1本1本の噴射確認が必要である。殺菌後に無菌リンス水で容器を洗浄するが，リンス水の管理も同様に重要である。

9.4.2 清涼飲料工場の生物学的危害防止対策について

清涼飲料工場の微生物管理の考え方は，以下の3原則とその組み合わせから成り立つ。

① 外部からの汚染防止

原料，用水，容器，工場外気，昆虫，小動物および人により，製造工程内に持ち込まれる微生物を最小限にする。

② 製造工程内における汚染微生物増殖の防止

増殖防止のために管理すべきは，栄養源や水分などである。製造工程での原料・製品液の床等へ落下した際は速やかに洗浄して滞留を最小限にし，製造工程は可能な限りドライ化された状態を保つようにする。

③　**製造工程の洗浄殺菌，滅菌，除菌**

製造設備は生産終了後，サニテーションにより清浄度を保つ。製造に使用された設備は分解洗浄やCIP洗浄した後に，熱水殺菌や塩素などの各種薬品などで殺菌する。

9.5　記録から見た問題点

9.5.1　作業標準の例

清涼飲料の規格基準に適合する製品を継続的に製造するためには，品質管理上必要な手順・ルールを作業標準として確立し，作業標準に沿って製造作業を進め，その結果を製造現場で記録し検証しなければならない[9]。

次の4種類が代表的な作業標準であり，この中でチェックシートが作業の記録となる。

①　**工程品質管理表**

製品または製品群ごとに作成する標準である。製品の中味配合，製造工程と工程ごとの管理項目，管理基準値，モニタリング方法，記録方法等について記載する。即ち，各製品について品質保証上の要件を示したものである。

②　**作業標準書（マニュアル）**

各工程ごと，各作業単位ごとに作成する。作業順序，作業条件，使用材料や部品，使用機械や工具，安全上の遵守事項などを示したものである。

製造における基本的なマニュアルには以下の種類がある。

施設清掃，衛生管理，サニテーション，設備管理（操作手順，点検手順），測定機器管理，使用水管理，製品・原材料取り扱い，試験・検査，薬剤管理，排水・廃棄物管理，異常処置対応（製造で基準値を逸脱した不適合区分に関する処置を定めたもの）

③　**ワンポイント標準**

各作業単位ごとに作成する。対象とする作業について「急所や注意事項」のワンポイントを示したものである。見て分る，分り易い書き方が必要である。

④　**チェックシート**

チェックシートは工程単位又は，作業単位ごとに作成する。各工程，各作業単位間で連動したものであり，製造全体として抜け，漏れのないチェック項目を記載している事が必要である。

工程品質管理表の管理項目，管理基準，モニタリング記録，作業標準書の作業条件などについて実施結果を製造現場で記録し，工程の安定状態を検証し，かつ品質管理上問題のない事を現場で確認するための記録である。設備の停止および再開した際の記録を含む。

9.5.2　記録から見た問題点の確認

万一の事故・お客様からの御指摘に対し，ロットごとに製造条件をさかのぼって確認できるようにするため，チェックシートはトレーサビリティを維持していることが必要である。また，記録は決められた事を正しく実施した事や確認した事の証拠として記録を残すわけであり，記録を確認する際には以下の点に注意する必要がある[10, 11]。

・チェック者が誰か分るようになっているか
・代筆されていないか
・リアルタイムに記録されているか
・チェックシートには基準値が記載され，製造時に記録する実績値と比較できるか
・実績数値を直接記入しているか（レ点，○表示では誤記に繋がる可能性がある）
・現状をよく確認して，ありのままに記録されているか
・誤記は2重線で消し（できればサインか訂正印を捺し）その近くに正しい内容が記録されているか
・転記はされていないか（決められたシートに記入されているか）
・ボールペンや油性ペンで記録され，改竄修正できないか
・チェックシートの記録をマネジャーなどにより検証する体制になっているか

文　　献

1) ㈳全国清涼飲料工業会，㈶日本炭酸飲料検査協会（監）:『ソフトドリンクス』，p.3，光淋（2003）
2) 横田 明ほか（監）:『好熱性好酸性菌』，p.19，建帛社（2004）
3) 尾上洋一ほか:『改定・食品衛生における微生物制御の基本的考え方』，p.105，㈳日本食品衛生協会（1994）
4) ㈳全国清涼飲料工業会:『清涼飲料水の事故の防止とその対策（改定版）』，p.6，㈳全国清涼飲料工業会（2009）
5) ㈳全国トマト工業会:『食品事故防止対策マニュアル』，（別添2-1），㈶食品産業センター（2001）
6) 松野 拓ほか:『食品危害微生物ハンドブック』，p.188，サイエンスフォーラム（1998）
7) 高橋時夫:サイエンスフォーラムセミナー講演要旨（1999）
8) 古谷 啓:月刊フードケミカル，**23**（7），19（2007）
9) ㈳全国トマト工業会:『食品事故防止対策マニュアル』，（参考資料8-1），㈶食品産業センター（2001）
10) 上田 修:防菌防黴，**27**（9），630（1999）
11) 吉武 一:『製造強化のためのGMPとバリデーション』，p.79，シーエムシー出版（2007）

10　豆腐

中村　純*1，竹林祥哲*2

10.1　豆腐の種類

豆腐は豆乳から凝固・成形する工程などの違いにより，五訂増補日本食品分析標準分析表[1]では，木綿豆腐，絹ごし豆腐，ソフト豆腐，充てん豆腐，沖縄豆腐，ゆし豆腐，焼き豆腐に分類されている。それぞれの定義を表1に示した。一方，日本農林規格品質表示基準食品編第6章認証基準○豆腐及び油揚げの認証基準作成準則では，地域食品表示適正化事業における豆腐[2]として，もめん豆腐，きぬごし豆腐，ソフト豆腐，焼き豆腐を挙げ，その用語の定義を定めている。この定義は五訂増補日本食品分析標準分析表[1]と類似している。

10.2　豆腐の特性

10.2.1　豆腐の栄養特性

豆腐は，大豆を主原料とした日本の伝統的な加工食品である。原料大豆を磨砕した「ご」を，タンパク質などの成分が溶出した豆乳とおからに分離し，豆乳に凝固剤を加えて固めたものである。健康への関心が高まるなか，低カロリーで消化吸収に優れているだけでなく，大豆に由来す

表1　豆腐の種類[1]

豆腐の種類	製法概要
木綿豆腐	豆から熱水によりタンパク質その他の可溶性成分を抽出して濾（ろ）過した豆乳に凝固剤を加えて凝固させたものを崩し，上澄を除去して型箱に移し，圧搾，成型したものである。
絹ごし豆腐	豆乳と凝固剤を型箱の中で混合し，全体をゲル状に凝固させたものである。
ソフト豆腐	豆乳に凝固剤を添加して，ゲル状に凝固させたものを型箱に入れ，圧搾，成型したものである。
充てん豆腐	豆乳に凝固剤を添加して容器に注入し，密閉後，再び加熱，凝固させたものである。豆腐の成分組成の特徴は製造方法の違いによるもので，特に，使用する凝固剤の種類の影響が大きく，硫酸カルシウム主体ではカルシウムが，塩化マグネシウム（にがり）主体又は併用ではマグネシウムが高い値を示す[3]。凝固剤としてグルコノデルタラクトンが併用される「絹ごし豆腐」,「ソフト豆腐」及び「充てん豆腐」では，カルシウム，マグネシウムは共に低い値となる[3]。
沖縄豆腐	硬豆腐ともいわれ，水を少な目に使って作った豆乳を，木綿豆腐の作り方で凝固，成型し，堅く絞ったものである。
ゆし豆腐	沖縄独特の豆腐である。豆腐製造時の豆乳に，にがりを加えた際にできるゆらゆらとした軟らかい固まりで，豆乳の凝固物と「ゆ」の混ざった状態で市販されている。従来は凝固させるために海水を用いたが，現在ではにがりを使い，製品に0.5～0.6％程度の食塩を添加している。
焼き豆腐	通常，若干水切りした木綿豆腐に焼き目を付けたものである。

＊1　Atsushi Nakamura　生活協同組合コープさっぽろ　品質管理室　室長

＊2　Yoshinori Takebayashi　生活協同組合コープさっぽろ　石狩食品工場　工場長

るタンパク質，脂質などの基本的栄養成分，アミノ酸バランス，その他の機能性成分からも注目されている食品である。

10.2.2 豆腐の加工特性

豆腐の微生物学的品質としては，充填豆腐，ソフト豆腐，絹ごし豆腐，木綿豆腐，焼き豆腐の順に菌数が高くなり，かつ大腸菌群などの汚染率が高くなる傾向にある。その理由として，①充

表2 豆腐の栄養成分

成分		単位	木綿豆腐	絹ごし豆腐	ソフト豆腐	充填豆腐
エネルギー		kcal	72	56	59	59
水分		g	86.8	89.4	88.9	88.6
タンパク質		g	6.6	4.9	5.1	5.0
脂質		g	4.2	3.0	3.3	3.1
炭水化物		g	1.6	2.0	2.0	2.5
灰分		g	0.8	0.7	0.7	0.8
無機質	ナトリウム	mg	13	7	7	8
	カリウム	mg	140	150	150	200
	カルシウム	mg	120	43	91	28
	マグネシウム	mg	31	44	32	62
	リン	mg	110	81	82	83
	鉄	mg	0.9	0.8	0.7	0.8
	亜鉛	mg	0.8	0.5	0.5	0.6
	銅	mg	0.15	0.15	0.16	0.18
	マンガン	mg	0.38	0.31	0.33	0.43
ビタミン	E（トコフェノール α）	mg	0.2	0.1	0.1	0.3
	E（トコフェノール β）	mg	0.1	Tr	0.1	0.1
	E（トコフェノール γ）	mg	3.1	2.1	2.2	2.4
	E（トコフェノール δ）	mg	1.3	0.3	1.0	0.8
	K	mg	13	12	10	11
	B_1	mg	0.07	0.10	0.07	0.15
	B_2	mg	0.03	0.04	0.03	0.55
	ナイアシン	mg	0.1	0.2	0.1	0.3
	B_6	mg	0.55	0.06	0.07	0.09
	葉酸	mg	12	11	10	23
	パントテン酸	mg	0.02	0.09	0.10	0.12
	C	mg	Tr	Tr	Tr	Tr
脂肪酸	飽和	g	0.74	0.53	0.58	0.55
	一価不飽和	g	0.84	0.60	0.66	0.62
	多価不飽和	g	2.11	1.50	1.65	1.55
食物繊維	水溶性	g	0.1	0.1	0.2	0.2
	不溶性	g	0.3	0.2	0.2	0.1
	総量	g	0.4	0.3	0.4	0.3
食塩相当量		g	0	0	0	0

数値は100g当たりの値。Tr：痕跡，成分項目で分析値「0」の成分の一部（ビタミンAの一部，ビタミンB_{12}，コレステロール）は省略した。

（五訂増補日本食品分析標準分析表）[1)]

填豆腐は包装後に加熱されることから微生物が減少し，菌数が低下できる。②工程が少ない豆腐は，工程での汚染，作業による二次汚染を避けることが出来，製品の菌数が低くなる。しかし，それぞれの種類の豆腐の製造過程において，加熱不足，冷却不足，洗浄不良，包装不良などのトラブルがあれば，これらの原則は崩れ，腐敗・変敗のクレームが発生することもある。しかし，近年は，ホットパックシステムやカット豆腐（絹ごし豆腐，木綿豆腐，焼き豆腐など）は，包装後，加熱殺菌し，その後，冷水で冷却して微生物汚染・増殖を防ぎ，従来に比べて，賞味期限の延長を可能にしている。その中で，豆腐の製造方法は多様化し，また，新しい加熱方法（ジュール加熱など）による加工方法が開発されている。

このように豆腐は，大量生産，装置産業として発展を遂げてきたと言える。従って，従来の衛生管理ではなく，「生産管理の中での品質管理及び衛生管理」あるいは「トータルフーズエンジニアリング（総合的生産管理システムの構築）」の考え方とその工場管理手法が必要になってきている。

10.3　豆腐製造の問題点

図1は豆腐の製造工程の概略で，木綿豆腐，絹ごし豆腐，充填豆腐，ソフト豆腐を包括した工程図を作成したものである。

豆腐における微生物学的品質の問題点の概要を品目別にみると，木綿豆腐では，主にプレス・成型工程以降，絹ごし豆腐・ソフト豆腐では，カット工程以降からその取り扱い，洗浄・冷却が微生物制御の管理ポイントになる。それに対して，充填（包装）豆腐では，容器に豆乳を充填後，ボイル殺菌工程があるため包装不良（シールなど）での冷却水による二次汚染は比較的少なく，冷却不足や流通における温度管理不良で生じる腐敗は，主に原料大豆由来や磨砕・分離工程での洗浄不足などによる耐熱性細菌である場合が多い。

これらの問題点の詳細について以下に述べる。

10.3.1　原料・副原料

豆腐は大豆と水が原料である。その他に豆乳を固める凝固剤と製造中に生じる泡を消す目的で消泡剤が使用される。

⑴　原料大豆

主原料である大豆は，国内産および輸入品が使用される。産地および品種によりタンパク含量に差がある。また，輸入大豆の場合，その輸送は船積みされることから船荷の状況や陸揚げ後の保管期間，保管状態により品質が変化するため，低温での保管が望ましい。一定の品質の原料確保（不良大豆の排除，異物の除去，新大豆と旧大豆との混合など）を目指しつつ，原料特性（豆腐加工適性）に応じた製造条件の管理が行われる。特定産地の大豆や特別な栽培を行った大豆を原料とする場合は，それぞれの原料の分別と生産流通管理が必要となる。

⑵　使用水

豆腐の製造において「水」は大きな影響を与えるもので，最終製品に含まれる水分は9割近くに達する。原料用を含めた製造用水として地下水，伏流水，水道水などが利用されるが，飲用に適し，かつ「おいしい水」が，豆腐の品質向上につながる。また原料用水のpHや硬度は大豆からのタンパク質抽出に影響を与える。

豆腐製造においては，使用される水による汚染の拡散や増殖が考えられるので飲用適の水を使用することが望ましい。

(3) 凝固剤

凝固剤は豆乳の植物性タンパク質を固めるために加えられる食品添加物である。代表的な凝固剤としては，硫酸カルシウム，塩化マグネシウム，グルコノデルタラクトンなどがあり，これらが単体または複合剤として使用される。凝固剤はその成分により，凝固速度，凝固温度，水溶性（水への溶解度）など特性が異なるため，製造する製品に適したものを選択し使用する。凝固剤の添加物表示は，物質名表記であるが，凝固剤又は豆腐用凝固剤の一括名表示が可能である。その場合，用途名（物質名）表記も認められている。さらに凝固剤として「にがり」を用いたものについては，「塩化マグネシウム」と「粗製海水塩化マグネシウム」を使用している場合は，「にがり」と併記することは可能である[6]。豆腐の地域認証基準[2]や京都府の豆腐品質表示基準[4]では凝固剤と表記すると共に名称を表示することになっている。

(4) 消泡剤

豆腐の製造において，大豆に含まれるタンパク質やサポニンの影響により，「ご」や豆乳に泡が発生する。これらの泡の発生は加熱時の温度不均一や製品外観を損ねるなど，製造上，品質上マイナス面があるため，消泡剤を使用する。消泡剤は加工助剤[注]として取り扱われ，表示の義務はない[5]。しかし，豆腐の地域認証基準[2]や京都府の豆腐品質表示基準[4]では消泡剤と表記すると共に名称を表示することになっている。

10.4 製造工程

図1の豆腐製造工程は，大豆から豆乳を作る工程と豆乳を固めて豆腐にする工程に2分される。基本的には，豆乳製造工程までは全ての豆腐では同じである。しかし，特殊な豆腐では，「生ご」を加熱して豆乳とオカラに分離するのではなく，「生ご」を絞って豆乳とオカラに分離する方法もある。この方法では豆乳濃度が低いので，絹ごし豆腐は出来ず，木綿豆腐になる。中部地

注：加工助剤[5]

食品の加工の際に添加される物であって，当該食品の完成前に除去されるもの，当該食品の原材料に起因してその食品中に通常含まれる成分と同じ成分に変えられ，かつ，その成分の量を明らかに増加させるものではないもの，又は当該食品中に含まれる量が少なく，かつ，その成分による影響を当該食品に及ぼさないものをいう。

参考：キャリーオーバー[5]

食品の原材料の製造又は加工の過程において使用され，かつ，当該食品中には当該物が効果を発揮することができる量より少ない量しか含まれていないものをいう。

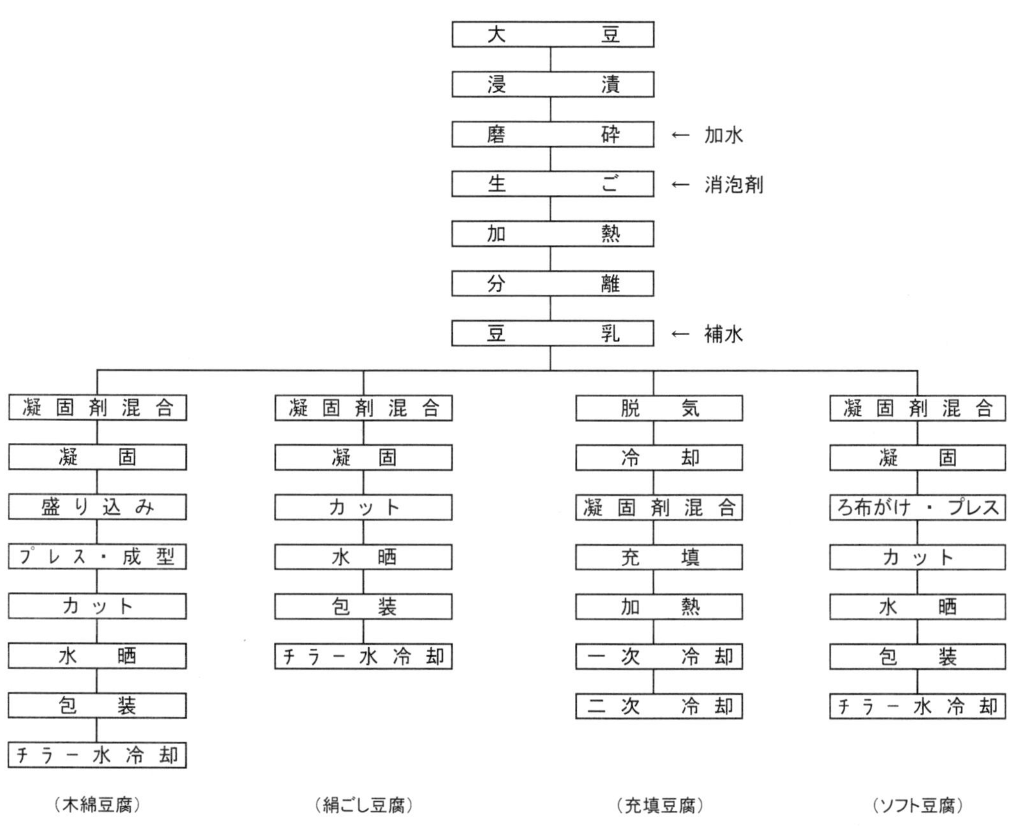

図1　豆腐の製造工程概略

方の白山豆腐の堅豆腐がこの製法である。

10.4.1　大豆から豆乳まで

(1)　大豆の選別と洗浄

原料大豆には割れ豆，虫食い豆など原料として不適なものが含まれている。また小石や砂，草の実，金属片などの夾雑物の混入もある。大豆の表面には土および土壌由来の細菌が付着している。これらの夾雑物を大豆の選別（風量選別）及び洗浄工程で事前にとり除くことが必要である。特に，硬い大豆や硬質異物が混入すると磨砕（グラインダー）機械に影響を及ぼすことがある。

使用大豆については，「丸大豆」，「脱脂大豆」「粉末豆乳」などと記載しなければならない（豆腐の品質表示基準作成準則：昭和58年8月25日58食流第4333号）。また，豆腐の品質基準では，脱脂大豆の使用は10%以内，油揚げの品質基準では，その使用量は20%以内となっている（豆腐及び油揚げの品質表示基準作成準則：昭和48年9月20日48食流第4751号）。

(2)　浸漬

原料大豆を水に浸漬し，吸水させ摩砕工程に備える。吸水量は水温が高ければ早く，低いと遅くなる。また原料大豆により吸水量に差がでる。水温や原料特性に応じて浸漬時間を調整する。

浸漬が必要以上に長くなると微生物増殖の危険や原料大豆の水溶性成分の流出などが懸念されるため注意が必要である。

浸漬工程での問題は，大豆の吸水量は約2.2倍であるが，温度が高ければ，急激に大豆の吸水が進み，2.2倍に達しても浸漬されることがある。特に，夏場は，浸漬温度・時間が豆腐の品質に影響することから浸漬温度と時間の管理は重要である。工場によっては，原料大豆の冷蔵庫保管，冷水浸漬，浸漬水槽のオーバーフロー（ため水方式から流水方式へ）などの対処をすることにより豆腐の品質及び微生物汚染・増殖が軽減される。

(3) 摩砕

浸漬させた大豆をグラインダーで砕く。摩砕時に加水を行い「生ご」の濃度を調整する。この工程で発泡を抑えるために消泡剤を加える場合がある。摩砕後の粒子の大きさは，おからの分離工程や豆乳から凝固させる工程に影響するので適正に管理する。

磨砕工程の洗浄が悪いと，この工程が微生物汚染とその増殖箇所となる。グラインダーの洗浄が重要である。

(4) 加熱

「生ご」を加熱することで，原料大豆由来のたんぱく質を多く溶出させる。同時に原料大豆に付着した土壌由来の微生物の殺菌が行われる。加熱温度と時間の管理が最重要項目である。「生ご」加熱方法は平釜式加熱や加圧式加熱などがある。これらはそれぞれ特徴があるが，一般的に低温加熱（100℃以下）が好まれるようである。この加熱工程で残存する微生物は，基本的には *Bacillus* の芽胞のみとなる。

一方，豆腐の加熱条件は，「食品，食品添加物の規格基準」（昭和34年厚生省告示第340号）のD各条の「○豆腐　1豆腐の製造基準」第3項「豆汁又は豆乳は，沸騰状態で2分間加熱する方法又はこれと同等以上の効力を有する方法により殺菌しなければならない。」及び第6項「包装豆腐（豆乳に凝固剤を添加して容器包装に充てんした後加熱凝固させたものをいう。）は，90℃で40分間加熱する方法又はこれと同等以上の効力を有する方法により殺菌しなければならない。」と規定されている。

(5) 分離

煮釜で加熱された「ご」は，分離機（絞り機）に送られる。分離機で絞られた「ご」は，豆乳とおからに分離される。このときに，豆乳の特性である濃度はBrix計などで，粘性などは豆乳の落下速度や外観観察などによって確認する。

一方，煮釜からの分離工程においては，「ご」はパイプ搬送されることが多い。その搬送パイプの内側に「ご」，「豆乳」の残渣が付着しており，洗浄が悪ければ微生物が増殖し，濃厚汚染の原因になる。分離機，豆乳の濾過工程では，機械類やその部品などの構造が複雑であるので洗浄・殺菌がしにくい状況となる。従ってこの工程での機械類・部品の洗浄・殺菌は微生物管理上重要である。

10.4.2　豆乳から豆腐へ

⑴　豆乳

分離工程では「豆乳」と「オカラ」に分離され，「おから」は惣菜である「うの花」の原料，あるいは，動物飼料や食品増量剤などとして活用される。一方，「豆乳」はそれぞれの豆腐の種類により補水され一定濃度に調整される。

充填豆腐では，脱気され，プレートクーラーなどにより豆乳は冷却される。木綿豆腐，絹ごし豆腐は分離工程で温度の高い状態で凝固剤と混合される。

⑵　凝固剤添加・凝固

豆乳に凝固剤を添加し凝固させる。豆乳の温度，濃度，凝固剤の種類や添加量により，堅さや食感が大きく変化する。凝固剤の効き具合を豆腐の「寄り」や「離水」などから判断し，凝固剤の添加量を調整する。絹ごし豆腐は凝固した状態でカットされ水晒しされる。

⑶　崩し

木綿豆腐の場合は，凝固を終えた豆腐をくずして型に盛り込む。このとき，プレス布を使用することが多い。この布の洗浄あるいは殺菌が不十分な場合，大腸菌群などの微生物汚染が考えられる。

⑷　プレス

木綿豆腐は型に入れられた豆腐生地にプレスをかけ成型する。前述したが，この工程でのプレス布の取り扱いが悪いとプレス後にプレス布が汚染することがある。

⑸　カット

絹ごし豆腐は凝固成型後，木綿豆腐は凝固－崩し－プレス後，成型された豆腐を品目別の大きさにカットする。焼き豆腐は木綿豆腐の表面をバーナーで「焼き目」をつける。

⑹　水晒し

木綿豆腐，絹ごし豆腐，ソフト豆腐は，カット後，水晒しを行う。過去は，晒し・冷却が同時に行われていたことがある。本来，「晒し」とは，豆腐のアク，凝固剤などを水でさらすことにより除去することが目的である。しかし，冷却設備が十分でなかった時期には，晒し後，そのまま，地下水などで冷却し，豆腐の品温を低下させていた。近年は，晒し（約30分前後）後，包装（ホット・パック：約50～55℃前後）し，チラー水で冷却（約60分前後）し，出荷するパターンが多い。

⑺　包装

所定の容器に包装された製品は，日付印字（期限表示）がされ，シールチェック後，金属探知機にて検査を行ない，チラー水冷却される。この工程でのシール不良のチェックが重要管理項目になるであろう。

⑻　チラー水冷却

チラー水冷却で留意することは，冷凍機の能力・冷却水水量と冷却豆腐の投入量と豆腐品温との関係である。この冷却条件を間違えると冷却不足になる。また，豆腐容器のシール不良による微生物汚染，容器からの豆腐成分溶出によるチラー水の汚れ，冷凍機熱交換率の低下などが想定される。

なお，豆腐製造工程では，豆腐をカット後，豆腐を熱水で自動搬送，自動パック包装後，加熱殺菌し，強制チラー冷却して，賞味期間延長を図った，いわゆる「包装後加熱殺菌カット豆腐」がみられる。これらの製品は，包装後の製品に加熱工程を加えることで，工程中での二次汚染微生物を死滅させ保存性を高めることを目的とした製法も開発されている。

10.5　豆腐製造における危害要因

10.5.1　豆腐製造における生物的危害要因

豆腐製造における生物的危害要因は，微生物による製品の汚染である。原料大豆の表面には土壌由来の微生物が付着している可能性がある。浸漬時間が過剰になると微生物の増殖が懸念されるため注意する。原料由来の微生物は「ご」の加熱工程で管理される。蒸煮時間，蒸煮温度が管理基準となる。これらを検証する温度計やタイマーについて，定められた手順で精度確認・校正を行い，正常な作動を確認する。また保存性を高める目的で包装後の製品に加熱殺菌工程を加えている場合には，加熱温度，加熱時間，冷却時間も管理基準となる。

10.5.2　豆腐製造における物理的危害要因

豆腐製造における物理的危害要因は，製造機器に由来する金属異物の混入である。包装後の製品を金属探知機に通過させることにより，金属異物の混入した製品が出荷されることを防止する。金属探知機は，定められた手順で精度確認・校正を行い，正常な作動を確認する。

10.5.3　豆腐製造における化学的危害要因

豆腐製造における化学的危害要因は，原料大豆の残留農薬汚染，製造機器洗剤の残存が考えられる。原料大豆の残留農薬汚染は納入業者に検査証明書の提出を求めることで管理する。洗剤の残留は洗浄マニュアルの遵守により管理する。

10.6　考えられる事故事例（社外クレーム）

10.6.1　異物混入

豆腐製造における異物としては，原料に由来するもの，製造工程で混入するものに大別できる。製造工程で混入するものの多くは，製造環境（従業員，容器フィルム，ライン整理整頓不良，洗浄不良など）から持ち込まれたものが考えられる。

大豆原料に混入していた砂，小石，金属，大豆表面に付着していた土，あるいは原料袋の切れ端などは，原料選別・洗浄工程において大部分が除去される。仮に見過ごされ通過した場合も，その後の豆乳とおからを分離する工程で取り除かれる。しかし，金属などの硬質異物の混入は，磨砕機（グラインダー）を傷つけることがあるので注意が必要である。また，静電気をおびた容器やフィルムなどに毛髪や埃などが付着して工場に搬入されることがある。帯電防止シャワーなどがあるが，実際は注意して目視チェックをする必要があるであろう。

一方製造工程で混入する異物は，製造機器の破損や磨耗，部品脱落などによる金属片，毛髪，ゴムパッキンや布のほつれなど非金属の異物，製造ラインの洗浄・清掃不良により付着した残渣，汚れの類などがある。金属探知機によって検知できるものは排除が可能であるが，それ以外のものは完全に取り除く方法はない。すなわち日常における製造機器・ラインの洗浄・清掃の徹底，および始業時，終業時の機器関係の保守点検により，異物を混入させないことが重要である。

製造環境から持ち込まれたものとしては，作業者の毛髪，作業者が持ち込んだ文房具類ほか私物，工場外部から侵入もしくは工場内で発生した虫などが考えられる。毛髪は作業室入室時のエアシャワーやローラーがけ，帽子，ネット，マスクなど所定のユニフォームの着用により混入を防止する。また作業場への不要物の持ち込みがないよう徹底する。虫は捕虫器を設置し，発生・進入状況を確認する。製品搬出口など外部との出入口に防虫カーテンを設置することも有効である。また残渣が溜まりやすく温度が高い場所は，虫の発生や微生物の増殖が懸念される。そのため十分な清掃が欠かせない。

10.6.2　品質不良

品質不良には下記のことが考えられる。

①　製品そのものの異常（硬さ，味，舌触りなど）

製品が硬すぎる（軟らかすぎる），味がいつもとちがう，舌触り（なめらかさ）がちがうなどの原因については，原料大豆のロット，大豆の端境期，凝固剤や消泡剤の種類変更及び添加量のミス，水晒し不良などの要因が考えられる。

②　量目不足

重量が記載されているものに満たないケースでは，カットの設定ミス，豆腐生地の厚さ設定ミス，さらに販売時における豆腐積み重ねによる離水での量目不足などが考えられる。

③　表示不良

期限表示の誤印字（印字機の設定ミス），印字不良，印字欠落（インクリボンのずれ，フィルム交換時の印字もれ製品通過）などが見られる。これらは作業前確認，作業中定期的チェック（確認）を実施する必要がある。

④　包装不良

シール不良は，一般的にシール機の加熱不良，加熱部分の清掃不良，フィルム圧着異常，ピンホール発生（製品の打撃）などが見られる。特に包装容器表面シール部に水分が付着することによりシールが十分に出来ないことも想定される。また，シール機をスイッチオン後，目的シール温度に達するまでの時間の設定（冬季と夏季では異なる）などの対策も必要であろう。さらに，シール部が１本線シール，ダブルシール，面（ベタ）シールなどによってもシール不良率が異なる。

⑤ 異物混入

金属，プラスチック，毛髪，残渣，虫などの混入の原因は，製造機器の破損，磨耗，脱落，外部からの持込，作業者の毛髪脱落，衣服への付着，製造機器の清掃，洗浄不足，外部からの虫の侵入，作業所内での虫の発生などである。いずれにしても建物構造・設備や製造機械・機器の保守点検管理，5S運動，害虫駆除などについて，PDCAサイクル[注]が機能するような体制作りが必要であろう。

10.7 考えられる工程管理不良

10.7.1 微生物による腐敗・変敗

原料大豆に付着した土壌由来の微生物は「生ご」加熱工程で一部の芽胞細菌（食中毒菌としてセレウス菌の残存が想定される）を除いて殺菌されるが，それ以降の工程における二次汚染を防止する必要がある。ひとつは製造機器の清掃・洗浄不足による微生物の残存とその後の増殖である。加熱された「ご」の絞り機，凝固機，プレス機，切断機などは豆乳残渣が残りやすく微生物の増殖につながる。また水晒しの水槽の洗浄，殺菌と水質の維持も重要である。次に作業者に由来する汚染である。豆乳の凝固以降は，作業者の手指が製品に触れる可能性が高い作業が多い。十分な手洗い，衛生管理がされなければ，作業者の手指からの微生物汚染を起こしてしまう。さらに3つ目はピンホールやシール不良による汚染である。製品の密閉性が保たれていなければ，外部からの汚染にさらされることとなる。最後に温度管理の不備である。加熱工程でも完全に滅菌がされるわけではない。微生物の増殖を防ぐためには速やかな冷却が必要となる。この温度管理が緩慢で冷却が不十分であった場合，微生物の増殖につながり腐敗・変敗の苦情や賞味期限の低下などの原因となる。

豆腐の微生物による腐敗・変敗は，基本的には時間が経過すれば全ての豆腐で起こる。従って，豆乳プラント全体の洗浄・殺菌（特に洗浄）が重要であるが，豆乳プラント（浸漬から豆乳まで）と凝固からチラー冷却までの各工程での生産バランスが重要な管理となる。すなわち，一般的な豆腐製造工程では，浸漬からチラー冷却場での微生物の変遷は，汚染，減少（加熱工程のみ），増殖をある一定レベルで繰り返しており，このバランスが崩れた時（冷却不足，ラインでの仕掛品の滞留など）に腐敗・変敗事故発生の確率が高くなる。従って，受注管理に基づく生産体制（生産管理）が腐敗・変敗事故防止のための有効な手段であると考えられる。

注：PDCAサイクル

PDCAサイクル（Plan-Do-Check-Act Cycle）は，生産管理や品質管理などを円滑に進める手法の一つ。Plan（計画）→ Do（実施・実行）→ Check（点検・評価）→ Act（処置・改善）の4段階を繰り返すことによって継続的に改善を目的とする。

ISOなどでは，PDCAサイクルを継続的に実施（スパイラルアップ：Spiral up）することによりリスク分析を実施し，リスク低減を継続的に図っている。

10.7.2　指定以外の原材料使用

特定産地の大豆や特別な栽培を行った大豆を原料とする場合は，それぞれの原料の分別と生産流通管理が必要となる。この管理を誤ると，実際に使用した原料と製品上の表示に齟齬が生じる。豆腐において大豆の原料原産地表示をおこなう義務はないが，「国産大豆100％使用」などの強調表示をする場合には，原材料の齟齬はJAS法違反を問われる。また遺伝子組み換え大豆，もしくは不分別の大豆を原料とした場合は原料の分別管理と製品への表示義務が発生する。（非遺伝子組み換え大豆の場合は任意表示）さらに，アレルギー表示については，大豆アレルギー患者は豆腐の喫食を避けるが，豆腐製造工場で，豆腐以外の製品を製造する場合，アレルギー物質のラインコンタミネーション（交差汚染）に配慮するか，豆腐以外の製品に「この製品の工場で豆腐を製造しています。」と言ったデメリット表示の検討も必要である。

10.8　記録から見た問題点

豆腐の危害要因である微生物増殖（加熱工程で管理）と金属異物混入（金属探知機による管理）の発生を防止するために，重要管理点の管理水準を決め，監視を行うことは極めて重要である。仮に管理水準を逸脱したときには改善処置を行う。これらの監視状況や，改善処置の実施結果は危害防止が適切に行われているかを第三者が検証するためにも記録される必要がある。一般的に，加熱工程が重要管理点とされるケースが多いが，前述したように，加熱と冷却をセットにした重要管理点の設定が必要である。すなわち，加熱工程での管理基準は○○℃±○℃，○○分±○分，冷却工程での管理基準は10℃以下，到達時間○○分±○分となるであろう。しかし，豆腐の場合，加熱工程後，分離，豆乳保管などの工程があり，さらに，凝固，カット，水晒し，包装，そして，チラー冷却となる。従って，前述の通り，豆腐製造においては，その生産バランスに基づく生産計画が重要管理点であるといえるであろう。

豆腐は原料の種類が大豆，水，凝固剤，消泡剤と比較的少ない。一方，原料大豆の種類，大豆の吸水量（浸漬時間，水温），磨砕工程での加水量，粒子の大きさ，「生ご」の加熱時間と温度，豆乳の濃度，温度，凝固剤の添加量など，豆腐の品質を左右する要素は多い。製品の品質を維持していくためには，定められたマニュアルに基づいた製造管理が不可欠である。判断要素，管理項目が多いため，すべてを記録することは現実的ではないが，HACCPに基づく基本的な記録と一定の範囲の中で重要と思われる一般衛生管理事項（オペレーションPRP：OPRP）の記録を加えることは，製品の品質を安定させるうえでも有意義であるといえる。

最後に，豆腐製造業は飲用適の水を大量に使用すること。その多くは，排水として処理されることから工場排水の管理も生産管理・品質管理などと同様，重要な管理項目である。

文　　献

1) 文部科学省科学技術審議会・資源調査会：『五訂増補日本食品分析標準分析表』(2005)
2) 農林水産省食品流通局：「豆腐の品質表示基準作成準則」，食流第4333号（1983）(改正：食流第402号（1995))
3) 平 春枝ほか：FFIジャーナル，No.188, 49（2000）
4) 京都府：「豆腐類加工食品の品質表示基準」(2001)
5) 「食品衛生法第19条第1項の規定に基づく表示の基準に関する内閣府令」，内閣府令第45号（2011）
6) 食品表示検定協会（編）：『改訂3版 食品表示検定認定テキスト・中級』，p.116，ダイヤモンド・フリードマン社（2013）

11　水産加工

戸波　篤*

11.1　水産加工品について

日本は周囲を海に囲まれた世界有数の漁業生産国で，古くから全国の漁港で水揚げされる水産物を利用して煮干し・節製品・塩干品などの加工品が生産されている。

水産加工品の定義は「水産動植物を主原料（原料割合50％以上）として製造された食用加工品及び生鮮冷凍水産物」（農林水産省生産流通統計より）とされている。水産加工品は下記表1の通り様々な製品があり，その原料や加工方法は多岐に渡っている。

食用として加工されている水産加工品の総生産量は約181万トンで，主に製造されている水産加工品はかまぼこ・ちくわなどのねり製品が約29％と最も多く，続いて冷凍食品，塩干品，塩蔵品，節製品と続いている（図1参照）。

生産量の最も多いねり製品は，北洋で漁獲される助宋タラの他，様々な魚種によって生産されているすり身を原料とするが，その他の水産加工品では，漁獲量が多く供給量の安定している多獲性魚種を主な原料として使用する。代表的な魚種としては，サバ・アジ・イワシなどの青物類，

表1　水産加工品の分類

品目分類		製品例
練り製品	かまぼこ類，やきちくわ	板かまぼこ，さつま揚げ，かに風味かまぼこ
	魚肉ハム・ソーセージ類	魚肉ハム・ソーセージ類
冷凍食品	魚介類	切り身，刺身，たたき，鍋物セット
	水産物調理食品	フライ類，ハンバーグ類，照り焼き
塩干品		丸干し，開きあじ，かれい，くさや
塩蔵品		塩さば，たらこ，いくら・すじこ，かずのこ
素干し品		するめ，身欠にしん，棒だら，えいひれ
煮干品		煮干し，しらす干し，ちりめんじゃこ，干し貝柱
くん製品		スモークサーモン，イカくん製，鯨ベーコン
節製品	節類，けずり節	かつお節，さば節，かつおけずり節等
その他の食用加工品	塩辛類	塩うに，いか塩辛，かつお塩辛
	水産物漬物類	味噌漬け，糠漬け
	調味加工品，乾燥・焙焼加工品	つくだ煮類，みりん干し，さきいか
	その他の調味加工品	からしめんたいこ，あえもの，酢だこ
	その他	食用魚粉，いわしパウダー
寒天		角寒天，細寒天，グラニウル寒天
焼・味付けのり		焼きのり，味付のり
油脂		魚油・肝油・内臓油
飼肥料		身カス，魚粉，フィッシュソリュブル
冷凍水産物		生鮮冷凍水産物，塩蔵凍結品
水産缶詰		水煮，油漬，味付

全国水産加工業協同組合連合会資料（2004年）

＊　Atsushi Tonami　横浜冷凍㈱　東北水産事業部　次長

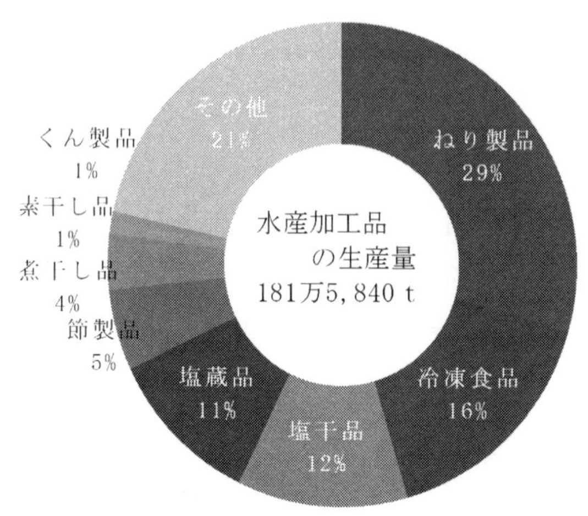

図1　水産加工品の生産量（平成22年度　農林水産省統計資料）

表2　水産加工場に関する統計

従業員数	1～4人	5～9人	10～29人	30～49人	50～99人	100～299人	300人以上
構成比	26.3%	25.4%	30.2%	7.8%	6.3%	3.1%	0.4%

（平成20年度　農林水産省漁業センサス）

カツオ・マグロ類，鮭鱒類，そしてイカ類（スルメイカ，ムラサキイカ等）などが挙げられる。また，日本国内の水産加工場の事業者数は，全国約14,600軒で，その約80%以上が従業員30名未満の小規模事業者が占めている（表2参照）。

なお，かまぼこ類については第5章第13節で取り上げられているので参照されたい。

11.2　水産加工品のポイントとなる管理事項

水産物を加工する場合，原材料が採取される海水や川・池などの生息域水が病原微生物のほか化学物質，農薬などの有害物質に汚染されていることを想定して管理をする必要がある。また，水産物はその原材料の特性から機械化が難しく，従業員の手作業に依存する工程が多いため，従業員や加工器具由来の汚染防止対策も重要な管理事項になる。

水産加工品のポイントとなる管理事項は，工程の各段階におけるハザード原因物質による汚染防止対策と，その増殖を防ぐための温度管理が挙げられるが，水産加工製品の原材料として広く使用されているサバやマグロなどの赤身魚は，ヒスタミンを原因とするアレルギー様食中毒が発生する可能性を考慮する必要がある[1]。

ヒスタミンは，サバやマグロなどの赤身魚に多く含まれているヒスチジンが，脱炭酸酵素を持つヒスタミン生成菌の作用によって生じるものだが，ヒスタミン生成菌は広く自然界に存在する細菌であることから，通常の工程内で完全に除去することは難しい。

表3　東京都で発生したヒスタミン食中毒発生事例

発　生 年月日	患者数	喫食者数	原因食品	原因施設	症状	ヒスタミン検出量（100g当り）
1985.7.14	14	26	シイラのあんかけ	飲食店（一般）	顔面紅潮，発疹，嘔吐，下痢	210mg
1995.1.30	2	10	ワカシの干物	飲食店（一般）	顔面紅潮，嘔吐，下痢	470mg
1998.6.24	23	40	アラ焼魚丼	飲食店（一般）	発疹，頭痛，動悸	40～580mg
2002.10.10	5	17	シイラの照焼	飲食店（一般）	発疹，頭痛，発熱，顔のほてり	27mg，290mg
2004.10.19	6	8	秋刀魚のピリ辛揚げ	飲食店（一般）	頭痛，発熱，発疹，下痢，顔面紅潮	240mg
1990.3.6	29	119	マグロの照焼	飲食店（仕出し）	頭痛，発疹	680mg
1998.4.2	12	304	マグロのフライ	飲食店（仕出し）	顔面紅潮，発疹，動悸	890～1,000mg
2001.4.23	33	906	マグロの照焼	飲食店（仕出し）	顔面紅潮	280mg，410mg
1987.7.4	8	428	イワシの焼物	集団給食（事業所）	発疹，吐き気，嘔吐，下痢	130～190mg
1989.3.17	14	49	カジキマグロの照焼	集団給食（要許可）	顔面紅潮，発疹	98mg
2000.10.18	127	427	イワシの蒲焼	集団給食（要許可）	顔面紅潮，吐き気，嘔吐，発疹	26～530mg
2002.7.30	8	17	カジキマグロのムニエル	集団給食（要許可）	頭痛，発熱，発疹，目の充血	1,000mg
2002.7.30	2	21	カジキマグロのムニエル	集団給食（要許可）	ほてり，発赤，発疹，発熱，頭痛	検出せず
2003.2.27	36	73	カジキの照焼	集団給食（要許可）	頭痛，発疹，下痢，顔面紅潮	34～770mg
2004.7.30	40	85	カジキマグロのピリカラ漬	集団給食（要許可）	頭痛，下痢，発疹，眼の異常，赤み	280mg

（出典：健康危機管理のための食中毒調査マニュアル　東京福祉保健局）

表3は東京都で発生したヒスタミン食中毒発生事例だが，原材料の魚種が明記されていないアラ焼魚丼を除き，他すべての原因食品が赤身魚となっている。

過去のヒスタミンによるアレルギー様食中毒事例から，食品中のヒスタミン濃度が10～20mg/100gを超える場合に食中毒が誘発される可能性が生じると考えられている[2)]。

食品中のヒスタミン基準として，国際的な指標となるコーデックス規格では，ヒスチジン含量が高い魚種を対象に腐敗基準として10mg/100g，衛生及び取扱い基準として20㎎/100gと設定しているが，日本ではヒスタミン含有量についての規制値が設定されていない。

日本においては毎年20件程度（患者数は500名程度）のヒスタミンによるアレルギー様食中

表4　水産加工品のヒスタミン含有実態調査（有害化学物質リスク管理基礎調査事業）

	魚種	分　析 検体数	検査結果 20mg/100g以下	 20mg/100g以上
乾製品（開き）	サバ	34	34	
	サンマ	44	44	
乾燥品（丸干し）	サンマ	26	22	4
燻製品	マグロ	20	20	
	サンマ	20	19	1
缶詰（水煮）	サバ	54	54	
	サンマ	22	22	
缶詰（油漬け）	マグロ	48	48	
調味・加工品 （味噌・粕漬け）	マグロ	78	76	2
	サバ	45	45	
乾燥・焙煎加工品 （味醂干し）	マグロ	22	22	
	サバ	38	38	
	サンマ	32	32	
発酵食品 （糠漬け）	サバ	42	31	11
	サンマ	21	21	
その他		22	22	
合計		568	550	18

（平成22年度　農林水産省）

毒事例が報告（厚生労働省食中毒統計資料より）されているが，店頭で販売または製造中の水産加工品について，平成22年度に農水省が実施したヒスタミン含有実態調査の結果からアレルギー様食中毒が発症する可能性のある20mg/100g以上のヒスタミンが検出されている（表4参照）。しかし，ヒスタミンによるアレルギー様食中毒は重篤化することが少なく，症状も短時間で回復することから，保健所等へ通報することの無い潜在的な事故事例が多数あると見られている。

11.3　代表的な水産加工品による食中毒事故事例

本稿においては，水産加工品として一般的なサバやアジ，マグロなどの赤身魚を原材料とした製品の中でも，食品事故件数が多いと推定されるヒスタミンによるアレルギー様食中毒事故に関し，実際に発生した事例の詳細について記す。

ケースⅠ．「サバ竜田揚げ」が原因食品とされるアレルギー様食中毒事例（A社事故事例）

1）　事故の概要

事故の概要は，表5の通りである。

2）　発生状況及びその対応

発生状況とその対応の概要は表6の通りである。

3）　原因

サバを原因食品として，原料の漁獲，加工，配送，保管，調理，摂食いずれかの工程におい

表5 「サバ竜田揚げ」が原因食品とされるアレルギー様食中毒の概要

	内　容
発生年月日	平成22年9月
摂食数	不明
患者数	約70名（体調不良の申し出人数。通院者は無し）
原因食品	サバ竜田揚げ
原因物質	ヒスタミン
原因施設	不明

表6 発生状況とその対応の概要

発生状況	対　応
事故発生	「サバ竜田揚げ」の購買者より「舌がしびれる感じがした」との連絡が入る
2日後	問題のあったとされる現品を回収し検査。 ヒスタミン数値がアレルギー様症状を発症する可能性のある20mg/100gを超える数値であったため，直ちにメーカーで保管している製品の保存サンプルの検査を実施
4日後	消費者に対し，電話による確認（問題発生等の）を実施 別途検査機関にて，保存サンプルと使用した原材料のサバの検査を実施
7日後	保健所に「自主回収着手報告書」を提出 保健所職員立会の上で，実際の作業工程を再現
11日後	商品の回収に着手

て不適切な温度管理下に置かれたことにより，ヒスタミンが生成されたと推定される。

原因究明のため保健所職員立ち合いで再現調査を実施したが，加工工程及び工場施設における本事例での問題は認められなかった。また，本事例の同一ロットの製品の保存サンプルと使用原材料を検査したが，いずれも基準値を超えるヒスタミンは検出されず，結果的に原因は特定されなかった。

「サバ竜田揚げ」の製造フローは図2の通り。

買付から出荷・配送までの温度調査を行った結果は表7の通りである。

4)　まとめ

以上のことについて，箇条書きにまとめた結果は下記の通りである。

・本事例で同一ロットの製品の保存サンプル2検体及び使用原材料2検体を2つの外部分析機関に依頼し検査した結果，いずれも基準値を超えるヒスタミンは検出されなかった。

・保健所の立ち入り調査では，加工工程及び工場施設における本事例での問題は見当たらず，衛生的な指導は特になかった。

・購買者からの体調不良などの申し出件数は約70件であったが，医師に診断を受け，ヒスタミン中毒と診断された申し出者はいなかった。

・以上の結果から，行政及び企業サイドでの原因は特定されず，またメーカーに対する行政処分などは行われなかった。

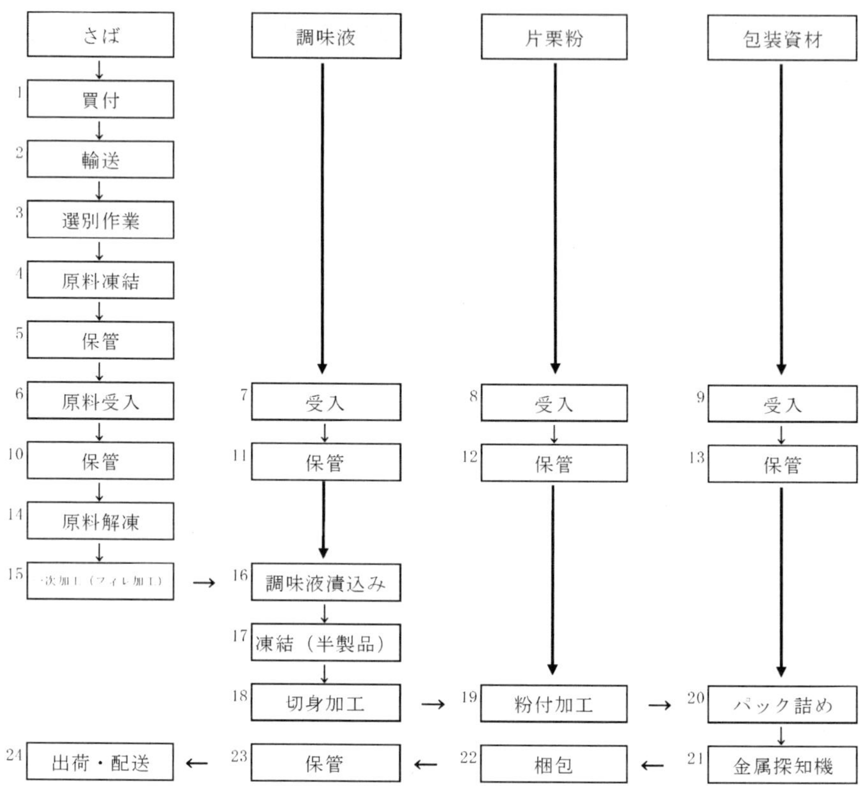

図2　サバ竜田揚げ製造フロー

表7　買付から出荷・配送までの各工程における温度管理表

No.	場所	工程	品温（基準）	管理状態
1	漁港	買付	5℃以下	氷蔵にて港へ搬入
2	冷凍工場	輸送	〃	漁港から冷凍工場まで5分
3	〃	選別作業	10℃以下	魚槽から選別凍結まで2時間以内
4	〃	原料凍結	−25℃以下	8時間以上
5	〃	保管	−20℃以下	
6	加工場	原料受入	−10℃以下	冷凍車にて配送
10	〃	保管	−20℃以下	
14	〃	原料解凍	0℃以下	一晩加工場内で半解凍（室温18℃設定）
15	〃	一次加工（フィレまで）	5℃以下	フィレ終了時点で半解凍状態
16	〃	調味液漬込み	5℃以下	調味液に漬け，チルド庫に一晩保管（−3.5℃～0℃）
17	〃	凍結（半製品）	−45℃以下	トンネルフリーザー（約25分間）
18	〃	切身加工	−10℃以下	冷凍状態にてすべて処理
19	〃	粉付加工	−10℃以下	〃
20	〃	パック詰め	−5℃以下	〃
21	〃	金属探知機	−5℃以下	〃
22	〃	梱包	−5℃以下	〃
23	〃	保管	−25℃以下	製品出荷まで1ヶ月以内
24	〃	出荷・配送	−25℃以下	冷凍車にて配送

5）考察

本事例において原因は特定されなかったが，未然防止対策として加工場おける温度管理の徹底と，原料由来の汚染防止対策を強化した。加工工程においては，調味液漬込み時に温度上昇が起こる可能性がある事から，調味液及びチルド庫の温度チェックとその記録の保存を実施。

また，原料については受入時と解凍時の品質チェックを全てのロットに対して実施すると共に，定期的なヒスタミン検査も合わせて実施している。

本事例では製品出荷から購買者までの各段階での温度管理は，運送便及び販売先における取扱基準に基づいて管理されている事が確認できているが，購買者の段階での管理については不明。適切な管理を即すため，製品の保管及び使用方法について周知する事が必要だが，すべての購買者が適切な管理を行うとの確信を得る事は困難であることから，生産者として製品の顧客への受け渡し時点の安全性を確実に証明するだけの記録を完備する事が重要である。

ケースⅡ．マグロのごまフライが原因食品とされる食中毒事例[3)]

1）事故の概要

事故の概要は，表8の通りである。

表8では，摂食者数512名の内，患者数は279名（発症率：54.5％）となっているが，表3の「東京都で発生したヒスタミン食中毒発生事例」では，喫食者に占める患者数の割合は平均14.2％となっている。ただし，飲食店の8.7％に対して集団給食は21.4％と高い傾向にあるが，本事例の患者数から見た発症率54.5％は相対的に高い数値であると考えられる。

2）原料及び調理過程の概要

原料及び調理過程の概要は表9の通りである。

3）原因

有症者全員が，同日に同じ食材を摂食した直後から数時間以内に，舌の痺れ，かゆみなどのアレルギー様症状を呈していたことや，残品の検査の結果「まぐろのごまフライ」が原因食品であると断定された。

原因究明のため，原材料のキハダマグロの切身加工を行った施設から給食施設で調理までの各過程における温度管理や取扱いの不備について再現試験を実施したが，いずれの工程におい

表8　マグロのごまフライが原因食品とされる食中毒の概要

	内　容
発生年月日	平成21年1月21日
摂食者数	512名
患者数	279名（死者数　0名）発症率：54.5％
原因食品	まぐろごまフライ
原因物質	ヒスタミン
原因施設	集団給食（学校）

表9　原料及び調理過程の概要

日時	時間	原料及び調理過程の概要
1月20日	10：30分頃	原料納品（インドネシア産冷凍キハダマグロ40g　切身加工は国内） 冷凍庫（－21℃）に保管
	15：00分頃	検品（色調に問題を感じたが，最終的には使用を判断）
1月21日	08：00分頃	解凍開始（室温，20℃）
	09：10分頃	調味液漬込み／処理時間約10分
	09：30分頃	衣付け（小麦粉，卵，ゴマ入りパン粉）／処理時間約40分
	10：25分頃	油揚（油温150℃～160℃）／処理時間約30分 放冷　油切りが終了したものから順次食缶（給食運搬用容器）に収納 摂食
	12：30分頃	保健所にアレルギー様食中毒症状を呈している旨連絡が入る。
	15：30分頃	（196名がかゆみ，うち18名が腫れ，湿疹等の症状）

表10　買付から摂食までの各工程における温度管理

No.	場所	工程	品温（基準）	管理状態
1	漁港	買付	不明	
2	冷凍工場	輸送	〃	
3	〃	原料凍結	〃	
4	〃	原料保管	〃	
5	輸入業者	原料受入	〃	
6	卸売業者	原料受入	－60℃	超低冷凍車にて輸送
7	〃	輸送	－15℃，－60℃	冷凍車及び超低温冷凍車にて配送
8	加工業者	原料受入	－24℃	自社冷凍庫
9	〃	加工	－2℃～－24℃	柵取り，切身，凍結，包装
10	〃	輸送	－18℃	冷凍車
11	納入業者	製品受入	－30℃	自社冷凍庫
12	〃	輸送	－26℃以下	冷凍車
13	給食施設	製品受入	－21℃以下	冷凍庫
14	〃	原料解凍	－20℃～－8℃	室温（20℃）にて自然解凍
15	〃	調味付け	－12℃～－4℃	所要時間　約10分
16	〃	衣付け	－10℃～－1℃	所要時間　約40分
17	〃	油揚	150℃～160℃	
18	〃	放冷	37℃～87℃	食缶にて
19	生徒	摂食	室温	調理完了から1時間～2時間

ても適切に低温管理され，ヒスタミンが生成される温度帯にあった状況は認められなかった。また，原材料であるインドネシア産マグロについて，関係自治体の協力を得ながら実施した遡り調査や輸入時の自主検査，加工業者に保管されていたマグロの検査でも問題は無く，結果的にヒスタミンがどの過程で生成されたか特定するには至らなかった。

原料となるマグロの買付から摂食までの温度調査を行った結果は表10の通りである。

上記表10の温度は，事故の再現試験時の計測温度。原材料のマグロに関しては，関係自治体の協力で調査を実施し，各流通過程における温度管理など，取扱いに不備な点は確認されていないが，実測温度については不明。

4）まとめ

以上のことについて，箇条書きにまとめた結果は以下の通りである。

・キープサンプル及び摂食残品を検査した結果，「まぐろのごまフライ」からアレルギー様症状を発症する可能性のある 20mg/100g を超えるヒスタミンが検出された。

・原材料であるインドネシア産マグロの各流通過程における温度管理，輸入時の自主検査，加工業者に保管されていた原料を検査したが，基準値以上のヒスタミンは検出されなかった。

・切身加工をした施設から最終調理の施設までの各過程における温度管理，取扱い方法の不備が無いか再現試験を実施したが，問題は見られなかった。

・各過程において，当該マグロは常に低温に保たれており，長時間にわたりヒスタミンが生成する温度帯にあったという状況は認められなかった。

・本件以外に同じ原料による健康被害の情報は寄せられていない

5）考察

本事例の対策として，食材納入業者に対する食材・製造工場の管理状況の検査結果を求めると共に，食材受入時の検収を強化する事とした。また，調理工程においては食材の解凍方法を定めると共に，検食の徹底と検食結果の記録化をする事とした。

特に本事例のケースでは，調理従事者が検収時に色調不良であるため品質の異常を疑い報告したが，学校を通じて納入業者に現物確認を依頼し，最終的に使用の判断がなされた。

結果的に品質に疑義のある原料が使用されたことになったが，調理従事者の意見が十分に反映されていれば，未然に防止する事ができた可能性があるケースである。

11.4　考えられる管理不良

ケースⅠ及びケースⅡ共に，原料の水揚げから摂食までのいずれかの段階においてヒスタミンが生成される温度帯にあったことがヒスタミン様食中毒の原因であると推定されるが，いずれのケースも原因は特定されていない。しかし，管理上問題の可能性がある事項として，２つの共通事項と，それぞれ１つの特異事項が上げられる。

２つの事故事例に共通する事項として，第１は原材料（サバ，マグロ切身）受入時にすでにヒスタミンが生成されていた可能性と，第２は原材料の解凍，調味工程において不適切な温度帯に置かれた結果，ヒスタミンが生成された可能性が考えられる。

事故後の検査においてアレルギー様食中毒を発症する可能性のあるヒスタミン量が検出されたのは，ケースⅠでは最初に事故報告を受けた購買者から回収した製品からだけで，保管していた製品のサンプルや，使用した原材料のサバからは検出されていない。また，ケースⅡでも摂食残品から基準値を超えるヒスタミンが検出されたが，保存していたマグロ原料からは検出されていない。

使用原材料の品質に関しては，水産物は漁獲した船，日時が同じでも，その後の取扱い方法によって品質に大きな差が出る可能性があり，受入原料の品質基準の設定と基準に基づくチェックを強化すると共に，原材料の品質検査結果を入手する事が必要である。

原材料の解凍，調味工程については，事故後の立入調査時における検査で，共に施設や加工工程，また温度の管理上に問題はなかったとの判断が下されている。

しかし，実際の製造時点における温度記録等は残されていないため，完全に安全であると実証する事は難しい。ヒスタミンが生成される可能性のある工程では，手順をマニュアル化すると共に，適正な温度に管理されていることを実証するための温度記録とその保存が必要である。

特異な事項として，ケースⅠでは調理，喫食は購買者の自宅で行われ，製品出荷から最終購買者段階における使用状況や温度管理に問題があったとしても，すべての家庭を対象にした管理状況の確認を行うことは現実的に困難である。

また，ケースⅡおいては，調理従事者が切身原料受入時に色調不良を感じ報告を行っている。調理従事者及び学校関係者での判断が出来ず，結局納入業者の意見に準じて使用を判断した。つまり，原材料の使用基準や受入検査，問題発生時の明確な手順とルールが定められていなかった。

本稿のける２つの事故事例の未然防止策としては，原材料の受入検査時に担当者毎の判断のブレを出さないため，原料の特性に合わせた品質基準の設定と品質に疑義のある原料が納品された際の手順と権限を明確にする事が必要となる。

製造工程においては，ヒスタミンを生成させない温度基準の設定と，定められた温度帯で製造されている事を確実にするための温度記録が重要な管理項目となる。

また，何らかの問題が発生した際の緊急連絡網と，それぞれの部門の責任者，役割を定めた対応マニュアル等の整備も重要となる。

11.5　記録からみた問題点

水産加工場における品質管理については，「水産加工場品質管理の手引」（社団法人大日本水産会）の他，加工品目別にそれぞれの組合や団体が作成した品質管理マニュアルが公開されている。例えば「イカ加工品製造業における品質管理システム文書化マニュアル」（同）や「魚肉ねり製品のHACCP計画の作成」（全国蒲鉾水産加工業協同組合）などがそれに当たる。

また，各都道府県が独自で作成した品質管理マニュアルなどもあり，そのいずれも食品加工場の品質管理を行う上で必要と思われる事項が網羅されており，すべての水産加工場でそれらマニュアルが活用され，適切に運用されることが望ましい。

本稿においては，水産加工場が最低限守るべき事項をまとめた基本的な管理事項例（筆者作成）を下記（表11～17）に示す。

次に，ケースⅠの「サバ竜田揚げ」の製造フロー（図2）を基に，原材料の受入から製品の出荷・配送まで，安全な製品を製造する上で定めるべき管理基準とその基準の管理文書，そして定められた管理基準を逸脱した場合に予想される危害を下記（表18）に示す。

表11　Ⅰ．品質管理体制／基本的な管理事項

管理項目	確認事項	
営業許可証	適正な営業許可証	有効期限・裏書適合
食品衛生責任者	食品衛生責任者の配置	食品衛生責任者の施設勤務
品質管理体制	品質管理担当者の配置 各担当者名の明記	品質管理体制図【掲示】 経営者の参画・意識
品質方針・管理マニュアル	品質方針の制定	品質管理マニュアルの制定
法令遵守	法令遵守に対する規程	従業員への周知（掲示など）
クレーム対応	クレーム対応手順書・記録 回収ルール・手順の設定	緊急連絡網の周知（掲示など） 頻度の管理と内容分析の実施
細菌検査・運用状況	細菌検査施設の有無 判定基準と逸脱時のルール	外部機関での定期検査 記録の保管
使用原材料（含資材）の管理	受入検査の実施・基準の設定 適切な保管場所，温度記録	基準逸脱時のルール設定 原料規格書，検査証明書の入手・保管
製品の管理	商品規格書作成と適正な表示 製造工程の遵守と温度記録	不適合品処理のルール設定 賞味期限の設定基準根拠

表12　Ⅱ．5Sの実践

管理項目	確認事項	
整　理	不要品の整理状況 廃棄ルール・期限の設定	常時使用品の管理状況 責任者が明確
整　頓	器具・備品類の定置管理 器具・備品・機械類の整備	器具・備品類の定数管理 備品の管理責任者の選任
清　掃	清掃・洗浄・消毒の手順がある 清掃用具の適切な保管	清掃分担が明確にされている 清掃し易い構造・配置
清　潔	清掃状態のチェック（現場） 3Sが日常業務に組込まれ，責任者が明確になっている	「キレイ」に対する認識共有
習慣づけ	5S目標の掲示・周知 改善活動の実施状況（従業員による自主的な活動）	5Sチェックリストの運用

表13　Ⅲ．従業員管理，教育

管理項目	確認事項	
従業員の衛生管理	手洗い手順の掲示 手指の傷，爪，装飾品の確認 身だしなみ基準の設定 入室前の相互確認の実施	適切で衛生的な手洗い設備 姿見・ローラーの設置 消耗品（石けん，ペーパー等）確認 作業中の着衣確認
健康確認	健康状態チェックの実施 健康診断の実施（頻度・記録）	検便の実施（頻度・記録） 就業禁止ルールの設定
社員教育	採用時教育の実施 衛生手順の掲示と実施状況	定期的な衛生教育の実施 教育プログラムの実施と記録

表14　Ⅳ．工場内環境／施設の管理

管理項目	確認事項	
作業場内の環境	室温の管理基準と記録	作業に対する適切な照度
	食品製造に相応しい施設(構造，材質)	適切に管理された製造機械，器具類
	適正な空調・換気システム	空気フィルターのメンテナンス
	適切な排水施設（衛生的で残さい・汚水の滞留が無い）	
工場出入口・原料搬入口 作業区域	適切な入室口（開放，設備）	入室者の把握
	適切な履物区分	入室手順の遵守（現場確認）
	適切な搬入口（開放，隙間，破損）	汚染区と清潔区の区分が明確
	作業し易い構造・機械の配置	トイレは加工場から隔絶

表15　Ⅴ．異物混入／防鼠防虫対策

管理項目	確認事項	
異物混入対策	毛髪混入対策	プラスチック・ガラス・木製品不使用
	金属探知機の管理状況	洗浄液・消毒剤の管理
	持込み禁止ルールの設定	ダンボールの持ち込み管理
	異物の保管，当該ロットの管理	意図的な異物混入防止対策
ネズミ・害虫対策	侵入防止対策（捕虫器等）	モニタリングの実施
	防虫・害虫駆除（専門業者）	工場外周の環境管理

表16　Ⅵ．使用水の管理

管理項目	確認事項	
使用水の適切な管理	商品に直接接触する水は「飲用適の水」である	
	飲用不適の水との誤使用が無いよう明確に区別されている	
受水槽（貯水槽）の管理	法令に基づく定期検査の実施　【水道水：年1回，井水：年2回】	
	異常時のルールがある	フードテロ対策（タンクの施錠等）

表17　Ⅶ．排水／廃棄物の管理

管理項目	確認事項	
適切な排水	十分な能力の排水処理施設	汚水のチェック（記録）
	正しいゴミ・残さいの分別	衛生的な廃棄物置場の管理
正しいゴミ・廃棄物の処理	毎日のゴミの排出	マニフェストの確認
	許認可を受けた廃棄物業者との契約　【許可証の入手】	

本稿にて参考としたヒスタミンによるアレルギー様食中毒事例においては，基本的な管理事項（表11～17）及び管理基準及び管理文書（表18）の管理項目と管理文書（記録），さらには記録に基づく判断（基準）などが重要であると思われた。

ケースⅠの「サバ竜田揚げ」が原因食品とされるアレルギー様食中毒事例においては，図2に示した工程6の受入原料のチェックと工程14～17における温度管理が重要な管理事項として挙げられるが，その概要を下記（表19）にまとめた。

表18　サバ竜田揚げ製造時の管理基準，管理文書及び基準逸脱時に予想される危害（例）

No	フロー	管理基準	管理文書（例）		予測される危害（例）
6	原料受入れ（原料・調味料・粉）	・正しい規格，適席な品質 （鮮度・サイズ等） ・トレーサビリティーの確立 （海域，漁獲日，水揚げ地，凍結場所等）	・原料規格書（産地証明） ・原材料選定基準書 ・成分規格書（調味液，粉）	・受入検査表（官能，温度） ・仕入成約書（条件確認）	・鮮度不良 ・産地，規格，サイズ違い ・未許可添加物，予期せぬアレルゲンの混入
10	冷凍保管	・適切な保管庫（−18℃以下） ・ロット管理（先入れ先出しの徹底）	・温度管理記録 ・納品書	・冷蔵庫の管理手順書 ・ロット管理記録 （入庫・在庫報告書）	・温度上昇による解凍 ・ロット違い
14	原料解凍	・低温清浄水（滅菌海水など）の使用 ・半解凍（±0℃以下）	・水質検査表 ・温度管理記録	・解凍記録（解凍時間） ・ロット管理記録	・環境水（海水等）由来の病原性微生物による汚染 ・温度上昇によるヒスタミン生成／微生物の増殖 ・解凍水由来の汚染／微生物の増殖
15	加工（フィレー）	・規格基準の遵守 ・飲用適水の使用 ・適切な加工器具の使用	・規格基準書 ・水質検査表 ・加工器具管理記録	・加工手順書 ・従業員健康記録 ・加工場衛生管理記録等	・環境水（海水等）由来の病原性微生物による汚染 ・温度上昇によるヒスタミン生成／微生物の増殖 ・洗浄水由来の汚染／内臓の微生物による汚染／包丁の刃こぼれ
16	調味液漬込み	・適切な温度／時間 ・適切な調味液（成分，濃度）	・調味料配合記録 ・浸漬時間管理表 ・温度管理記録	・加工手順書 ・製造記録	・調味液の配合ミスによる不良品 ・温度上昇によるヒスタミン生成／微生物の増殖
17	凍結	・適切な凍結施設 ・完全な凍結（芯温−18℃以下）	・施設基準書 ・温度管理記録		・施設由来の汚染 ・不十分な凍結による，品質劣化
18	加工（切身）	・規格基準の遵守 ・飲用適水の使用 ・適切な加工器具の使用	・規格基準書 ・水質検査表 ・加工器具管理記録	・加工手順書 ・従業員健康記録 ・加工場衛生管理記録等	・環境水（海水等）由来の病原性微生物による汚染 ・温度上昇によるヒスタミン生成／微生物の増殖 ・洗浄水由来の汚染／内臓の微生物による汚染／包丁の刃こぼれ
19	粉付け加工	・適切な温度／時間 ・適切な粉（成分，濃度）	・粉配合記録 ・温度管理記録	・加工手順書 ・浸漬時間管理表 ・製造記録	・粉の配合ミスによる不良品 ・温度上昇によるヒスタミン生成／微生物の増殖 ・異物混入
20	パック詰め	・完全な異物除去　・適切な包装 ・適切な表示 ・適切な重量	・異物チェック記録 ・ラベル確認記録	・ウェイトチェック記録 ・製造記録	・異物混入／表示ミス ・包装不良 ・解凍による品質劣化
21	金属探知機	・テストピース （Fe：1.2mm，Sus：2.0mm）	・金属探知機管理記録 （時間，個数，結果等） ・不良品管理記録	・改善措置記録 ・校正記録	・金属残留による，物理的危害
22	梱包	・完全な異物除去　・適切な包装 ・適切な表示 ・適切な重量	・異物チェック記録 ・梱包管理記録	・ラベル確認記録 ・ウェイトチェック記録	・包装／梱包不良品 ・表示ミス ・作業遅延による解凍
23	冷凍保管	・適切な保管庫（−18℃以下） ・適切なロット	・温度管理記録 ・入庫報告書 ・納品書	・ロット管理記録 ・在庫報告書 ・冷蔵庫の管理手順書	・温度上昇による解凍 ・ロット違い
24	出荷・配送	・衛生的な車両 ・冷凍車での輸送（−18℃以下） ・適切なロット	・温度管理記録 ・出庫通知書 ・納品書，受領書	・車両記録 ・ロット管理記録	・解凍による品質劣化 ・誤出荷 ・輸送中の汚染

表19　ケースⅠにおける主な管理事項及び管理基準と管理文書

No	工程	基本的な管理事項		管理基準及び管理文書	
6	原料受入れ（原料・調味料・粉）	◇細菌検査・運用状況 ◇使用原材料の管理	◇原料搬入口の管理	◇正しい規格，適切な品質（鮮度・サイズ等） ◇トレーサビリティーの確立	
		・細菌検査判定基準 ・検査結果基準逸脱時のルール ・検査結果記録の保管 ・原料規格書の入手，保管 ・原料検査証明書の入手，保管	・原料受入時検査の実施 ・原料受入基準の設定 ・適切な保管場所，温度記録 ・適切な搬入口 ・基準逸脱時のルール設定	・原料（成分）規格書 ・原材料選定基準書 ・品質保証書／産地証明書	・受入検査表（官能，温度） ・仕入成約書（条件確認） ・納品書
14 | 17	加工工程 原料解凍～凍結	◇使用原材料の管理 ◇製品の管理	◇作業場内の環境 ◇使用水の適正な管理	◇低温清浄水による解凍 ◇適切な温度／時間 ◇原料解凍（±0℃以下）	◇適切な加工器具の使用 ◇適切な調味液（成分，濃度） ◇完全な凍結（芯温－18℃以下）
		・不適合品処理のルール設定 ・製造工程の遵守と温度記録 ・適切な製造機械，器具類	・室温の管理基準と記録 ・「飲用適水」の使用	・水質検査表 ・温度管理記録 ・浸漬時間管理表 ・製造記録	・解凍記録（解凍時間） ・ロット管理記録 ・加工手順書 ・加工場衛生管理記録など

食品の安全性が強く求められている中で，工場の規模や加工度の違いによる食品の安全レベルに差がある事は消費者にとって許容されることでは無く，小規模事業者の多い水産加工場においてもGMP（適正製造規範）に準拠した品質管理体制を構築することが求められる。

しかし，総花的な管理では十分に安全である確信を得る事は難しく，効率的で効果的な管理を行うためには，危害発生の可能性の高いポイントの特定と管理基準の設定を行い，危害の防止もしくは低減するため手順と，管理が適正に行われている事を証明する記録化が必要不可欠である。

文　　献

1）藤井建夫：日本食品微生物学会雑誌，**23**，61-71（2006）
2）登田美桜ほか：国立衛研報，No.127　31-38（2009）
3）㈳日本食品衛生協会：『全国食中毒事件録　マグロのごまフライを原因食品とするヒスタミンによる食中毒事例』，p.35-44（2012）

12　缶詰・レトルト食品

森　光國*

缶詰の歴史は，1804年から始まり今日では世界中で水産物，野菜，果実，肉，飲料，調理食品など多種多様な製品がつくられている。一方，レトルト食品は1957年に米陸軍が缶詰に代わる新しい軍隊食として研究を開始し，1967年に陸軍のNatic研究所で耐熱性のあるポリエステル/アルミニウム箔/ポリプロピレンでつくられたパウチが金属缶と同等な機能を有することが証明されたことに始まる。現在世界で約200億食が消費されている。1969年に東洋製罐㈱と大塚化学㈱の共同研究で世界初のレトルトカレーの商業化に成功した。今日ではカレー，各種ソース類，野菜，水産物，各種調理食品，ベビーフード，介護食品などがつくられている。容器にはパウチのほかトレー，カップ，チューブ，缶等の容器が使用されている。レトルト食品はわが国では昭和52年に食品衛生法で「容器包装詰加圧加熱殺菌食品」というカテゴリーに組み入れられている。pH4.6（当初はpH5.5であったが平成9年にpH4.6に変更）を超え，かつ水分活性が0.94を超える容器包装詰加圧加熱殺菌食品にあっては，中心部の温度を120℃で4分間加熱する方法またはこれと同等以上の効力を有する方法で加熱処理することが規定されている。この加熱処理は，公衆衛生上問題になる有芽胞菌で致命的な毒素を産生するA型及びB型ボツリヌス菌（*Clostridium botulinum*）を不活性化するのに必要な温度・時間を意味している。

加熱殺菌後の冷却水は，飲用適の水または遊離残留塩素を1.0ppm以上（有機物と接触すると有効塩素は消失するので安全をみて実際の現場では数ppm）含む水で絶えず換水しながら行うことが規定されている。また容器包装詰加圧加熱殺菌食品は平成9年3月に「総合衛生管理製造過程」の対象として公布され，多くの工場が認証を得ている。

本書のタイトルになっているGMP（Good Manufacturing Practice）については，米国FDAが1969年に全ての食品・飲料工場に対して強制法として公布したのが最初であり，これが世界標準になっている。またFAO/WHO国際食品規格（Codex）でもこのGMPを包括したGeneral Practice of Food Hygiene（衛生規範）の順守を勧告した。英国でもGMP Regulationは強制化されている。

缶詰・レトルト食品は，1973年に米国FDAが「低酸性食品規則」（21CFR Part 113 Thermally Processed Low-acid Foods Packaged in Hermetically Sealed Containers）を公布したが，それは米国に輸入される製品にも適用された。当時日本から多くの缶詰が輸出されていたこともあってこの規則が適用され，実際に対米輸出している工場は，FDA査察官により「GMP」及び「低酸性食品規則」の要件の順守状況について査察を受けた。

わが国にあっては昭和42年に農林水産省食品流通局通達食流第2901号で「缶詰製造流通基準」が，また食流第5272号で「レトルトパウチ食品類製造流通基準」が告示されていたが，平

*　Mitsukuni Mori　元 公益社団法人　日本缶詰協会　専務理事

成9年に「容器包装詰加圧加熱殺菌食品」が「総合衛生管理製造過程」認証制度（任意制度，このなかにHACCPの前提条件としてGMPに相当する「一般的衛生管理プログラム」が規定されている）の対象食品に指定されたのを機に廃止された。それまではわが国の缶詰，レトルト食品のGMPとして業界団体である日本缶詰協会（現在公益社団法人）は「缶・びん詰，レトルト食品　製造流通基準（GMP）マニュアル」なる参考書を編集・出版し「品質管理主任技術者資格認定講習会」のカリキュラムのなかに組み入れ講義を行ってきた経緯がある。その後前記したように「缶詰製造流通基準」などが廃止されたのを機に日本缶詰協会技術委員会が業界の自主基準として「容器詰加熱殺菌食品を適正に製造するためのガイドライン（GMP）マニュアル」を作成し，前記した品質管理主任技術者資格認定講習会で引き続いてそのカリキュラムテキストに採用し，GMPの啓蒙と普及に努めている。

12.1　製品の特徴

缶詰・レトルト食品は加熱によってカビ，酵母，ウイルス，無芽胞細菌はいうまでもなく，有芽胞菌も不活性化された商業的無菌であり，常温流通が可能で空気や光を通さない容器に密封されているためシェルフライフが長い。また調理済みであり，魚缶詰にあっては骨まで軟らかくなっているので内容物は全て食べられ，かつ廃棄物が出ないのも特徴といえる。従って献立に容

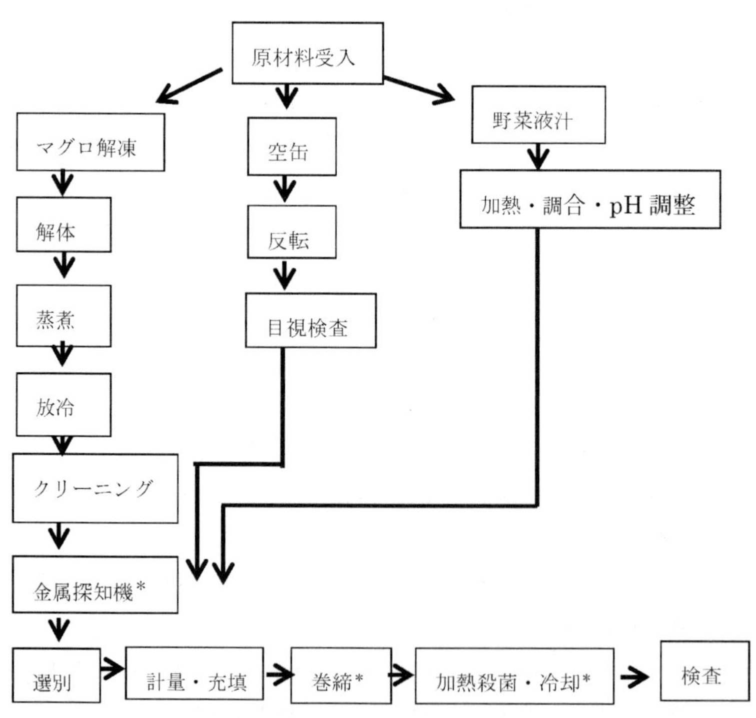

図1　代表的な水産缶詰であるマグロ水煮缶詰のフローダイアグラム
（＊：CCP）

易に利用できるほか，震災への備蓄用としても役立っている。また加熱殺菌によりそのほか骨髄移植や大きな手術を受け体力が低下し，有芽胞菌の影響を受けやすい患者の食事に供することができる。

密封操作は缶詰にあっては二重巻締法により，またレトルト食品にあってはヒートシール法により行われており，いずれも国際的に気密的に密封された容器（Hermetically sealed container）と認定され，長期にわたって気密性が維持されている。このように光，空気が遮断されているので成分の酸化が起こらず，品質の変化が少ないのも特徴である。

製造工程は品目によって多少は異なるが，基本的には原料の調製，充填，密封，加熱殺菌・冷却，箱詰といった工程は共通である。図１に代表的な水産缶詰であるマグロ水煮缶詰の製造工程

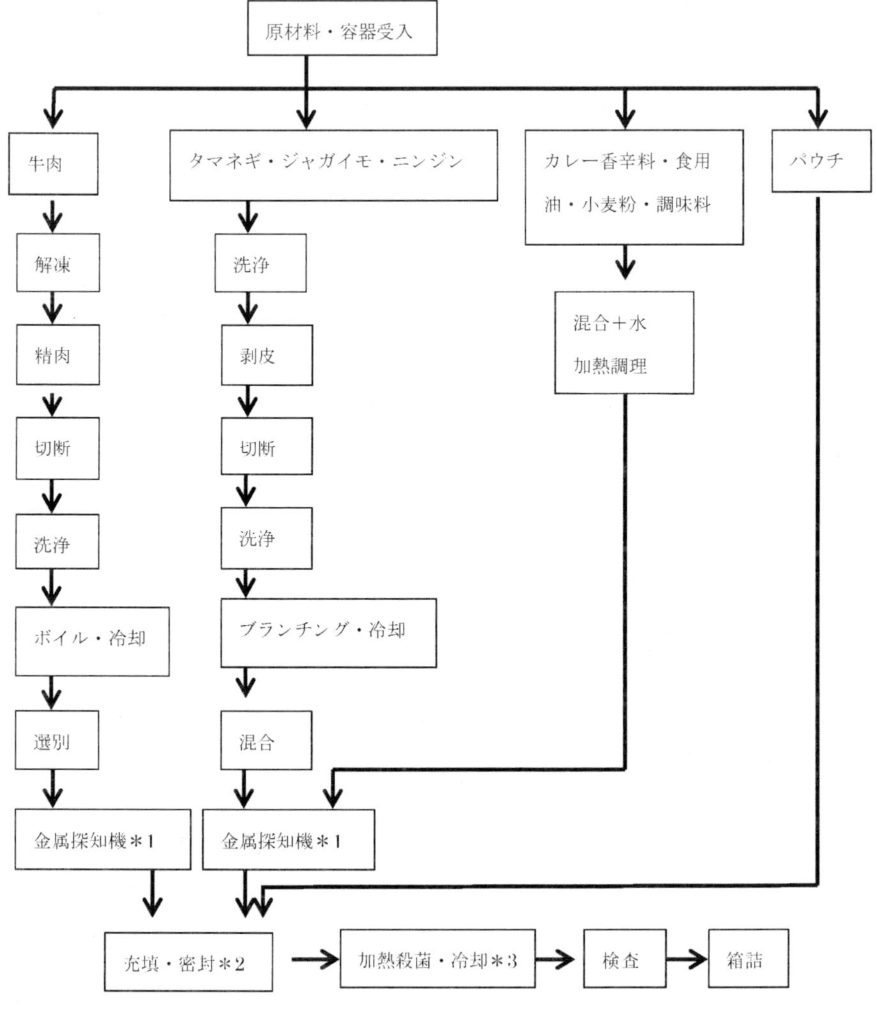

図２　代表的なレトルト食品であるビーフカレーのフローダイアグラム
（＊1，＊2，＊3；CCP）

を，図2に代表的なレトルト食品であるビーフカレーの製造工程を示す。

HACCPにおける重要管理点（CCP）は，金属探知工程，巻締（またはヒートシール），加熱殺菌・冷却の工程である。

12.2 ポイントとなる管理点

12.2.1 マグロ水煮缶詰

(1) 冷凍マグロの解凍・洗浄・解体・蒸煮・クリーニング

流水中で解凍するが，完全解凍すると解凍時間が長過ぎた場合微生物の酵素作用でヒスチジンからヒスタミンを生成する。一定時間に解凍が終了するよう魚体サイズを揃えて解凍するが完全解凍する手前で終了する。解凍を終えたものは清水で洗浄する。その後カッター（帯鋸）で頭尾部を切断しさらに内臓を除去する。金属探知工程で金属片は除去されるが，念のため帯鋸に歯こぼれがないかどうか常に目視検査する。さらに清水で洗浄する。これを蒸煮籠に並べ蒸気で魚体中心部が65℃になるまで蒸煮する。1夜放冷後血合い，骨，変色部等を除去する，いわゆるクリーニングを行う。

サニテーションは解体テーブル，クリーニングテーブル，コンベアなどの食品接触面については作業終了後とくに念入りに洗剤，清水等で清潔に保つよう努めている。これらのテーブルやコンベアにあっては，作業中でも一定時間ごとにアルコール，清水などで清潔にする。蒸煮籠については熱水またはスチームノズルでこびりついている有機物を除去・殺菌している。

床にはマグロの油分や血液などが付着しているので，アルカリ剤で洗浄し最終的には清水で仕上げ洗浄を行う。製造工程で発生する廃棄物は長時間貯留することのないよう工程外に運び出し，微生物が繁殖し交差汚染のないよう努めている。

(2) K値並びにヒスタミンによる鮮度管理

核酸関連物質の比率（K値，核酸関連物質生成比，加熱殺菌しても不変）を鮮度指標にする研究結果から製品の品質管理にK値測定が行われている。一方，品質の劣化指標としてヒスタミンが測定されている。漁獲後の魚体の取り扱いが不適切（温度上昇），過度な解凍，蒸煮不十分などが原因で微生物酵素によってヒスタミンが生成する。ヒスタミンは国際的なガイドラインとして50ppm以下が設定されている。ただマグロは漁獲後急速冷凍されるのでヒスタミンによる事故の発生は極めて稀である。

(3) 蒸煮・放冷

魚体サイズが無選別の場合は，中心温度が所定の温度（65℃）に到達する時間にバラつきを生じるので，魚体サイズを揃えて蒸煮することが必要である。また過度な蒸煮は，肉の褐変を招き品質が劣化するほか歩留りも低下する。蒸煮後は異物混入がないよう清浄な部屋で1夜放冷する。

(4) クリーニング

血合肉，腱，すじ，骨，皮などを手動で除去する。この工程で異物混入や微生物汚染がないよう衛生的な雰囲気のもとで行なわれている。

(5) 充填・巻締

次いで精肉を缶に充填する。この工程はGMPで区分された清浄ゾーンで行われている。巻締の外観検査は1時間ごとに目視検査（裏切れ，足出し，波打ちなどの有無），内部検査（巻締厚さ，巻締幅，カバーフック，ボディフック，内部空隙，フック重合率など）は4時間ごとに巻締部を切断しノギス，巻締用マイクロメーター，プロジェクターなどで所定の寸法になっているかどうか検査されている。巻締は二重巻締機を適正な状態にセットしておけば数時間はその精度が確保されるので，国際的にこの頻度の検査は連続検査と同等であるという共通認識がなされている。この操作は巻締管理主任技術者としての有資格者が行うことが定められている。

(6) 加熱殺菌・冷却

内容物の初温が低すぎないこと，カムアップタイムを15分程度取ること（十分に釜内部の排気を行うため）などに注意する。レトルト内に蒸気導入を開始した時刻，ブリーダーを閉にした時刻，釜の温度が殺菌目標温度に到達した時刻，蒸気導入を停止した時刻，冷却水を導入開始した時刻を記録する。また水銀温度計で得られた釜内部の温度プロファイルを自動記録したチャートを点検した後，必要事項を記入し保管しておく。これらの操作及び記録は，殺菌管理主任技術者としての有資格者が行うこと。

12.2.2 レトルト・ビーフカレー

(1) 香辛料由来の耐熱性菌の初発菌数に注意

とくに香辛料の産地を変更する場合は耐熱性菌に汚染されていることがあるので，受け入れ時に納入先に公的機関による検査証明書を添付することを要求すること。またカレー粉やスパイスにあってはアフラトキシンに汚染されている場合があるので，これについても同様に原料受け入れ時に検査証明書を添付してもらうこと。

(2) 原料野菜，食品接触面等の洗浄

できるだけ工場内に原料に付着している土壌を持ち込まないよう，工場の外で洗浄されているケースが多い。土壌中には耐熱性有芽胞菌が存在するからである。野菜を洗浄する場合は，飲用適の水槽中を撹拌しながら通過させる。できればカウンターフロー（逆流）方式で洗浄するほうが常に新しい水と接触することになり，洗浄効果が向上する。最終的に強い水シャワー中を潜らせ仕上げ洗浄を行う。こうして清浄になった原料を工場に持ち込み衛生的にカットされている。ジャガイモやニンジンでイレギュラーの形のものにあっては，窪み部分は洗浄しにくい上，その部分に耐熱性有芽胞菌が潜む場合がある。こうした部分は人手をかけて丁寧に切除しておくことが必要である。

なお工程内における装置の食品接触面，並びに床などのサニテーションについては，前述のマグロ水煮缶詰の場合と同様である。

(3) 野菜・肉の固形物量

前記したフローダイアグラムのようにビーフカレーの場合，肉や野菜といった固形物に過不足

のないよう別々に計量して適正量が充填されている。固形物量が多すぎると加熱殺菌不足を招くおそれがある。また固形物のサイズにも注意する。固形物量やサイズが熱伝達の律速因子になるからである。

⑷ 充填・密封

充填は缶詰と同様GMPで区分された清浄ゾーンで行われる。ヒートシール法または巻締法（プラスチック缶の場合）で密封されるが，生産開始前にテストしてシール面に水，夾雑物，食品の噛み込みがないこと，最適なシールバーの温度・プレス圧力であることを確認する。直線的にシールされていること，シール切れがないことなどを目視検査して記録する。また熱封かん強度試験，耐圧縮試験を行い，内容物または水の漏れがないなど熱溶融が適正に行われているかどうか確認し記録する。また生産の途中に定期的に試験を行うことが求められている。

⑸ 加熱殺菌・冷却

剛性のある金属缶と違ってレトルトパウチはフレキシブルな容器であるため急激な圧力変化に対しては弱く，外圧と内圧の圧力差が大きい場合にはパウチが破裂することがある。従って加圧加熱・加圧冷却が基本となる。とくに加熱殺菌が終了し冷却に移る際に，釜内の圧力が急激に低下するのに対して，パウチ内の圧力が高いままだと圧力差が大きくなり破袋する。これを防ぐためにコンプレッサーで釜内に空気を送り込み，加圧した状態のもとで冷却水を導入する。もう一つの方法として，釜の圧力とパウチ内の圧力を近似させた状態で等圧加熱・等圧冷却する場合もある。とくに成形容器などの場合は，この方法が容器の変形がなく最適といわれている。これらの操作及び記録は，殺菌管理主任技術者としての有資格者が行うこと。殺菌温度については，マグロ水煮缶詰の場合と同様に水銀温度計と自記温度記録計の温度が一致していなければならない。

12.2.3 その他の注意すべき管理事項

⑴ 微生物の耐性（耐熱性，耐酸性，耐薬剤性）

年間を通じて絶えず加熱を受ける工程，酸の多い食品を製造する工程，薬品などの化学剤が使用される工程などにあっては，微生物はその環境により変異し，さらに耐熱性，耐酸性，耐薬品性を帯びるようになる。従ってこれらの工程の洗浄は念入りに行い，関係する微生物が残留しないようにすることが必要である。

⑵ 洗浄不良に伴う食品接触面にバイオフィルム生成

前項と関係するが，洗浄が不十分な場合，微生物は自ら多糖類及びペプチドを分泌してかさぶたを形成する。このような状態では洗剤及び殺菌剤は微生物に浸透しなくなり微生物によるインライン汚染が起こる。作業終了後ただちに食品接触面を水，温湯，洗剤などで丁寧に洗浄して，バイオフィルム（Biofilm）が形成しないようにすることが不可欠である。

⑶ ファウリング生成

1年を通じてボトルドウオーター，ミネラル・ウオーター，ミルクコーヒーを製造し続けている工場にあっては，ファウリング（Fouling）の問題が起こる。水に含まれているカルシウムやマグネシウムが，また乳に含まれている乳タンパク γ-ラクトグロブリンが熱交換器などの表面にデポジット（こびりつき）を生成し，溶液の流れや熱伝達を低下させたり，場合によっては微生物の棲家になったりする。これらのデポジットを離脱させるのに適した洗剤を選び，丁寧に洗浄することが求められる。飲料工場では自動的に行う CIP 洗浄が実施されているが，定期的に装置を解体してステンレスの食品接触面を目視検査し，デポジットが無いことを確認する必要がある。

⑷　機器類の予防保全

最近の缶詰（とくに飲料）・レトルト食品工場では自動化がすすみ，多くの機器が使用されている。これらの機器が製造過程でトラブルを起こし，仕掛品が製造ラインに滞留すると短時間内に微生物は指数関数的に増殖する。例えば初発菌数が 2,000cfu の場合，世代時間が 20 分の微生物（例えば *E. coli*）にあっては，2 時間後には 128,000cfu にまで増殖する。菌数が多くなるほど殺菌後に生残する可能性が高くなり，場合によっては製品が変敗事故を起こすことになる。

こうしたことのないよう機器類の予防保全（Preventive maintenance）が不可欠である。自社工場で使用されている機器類の使用時間を記録しておき，耐用期限に至る前に部品を交換しておくことが必要である。またちょっとしたトラブルは自社内で解決できるよう機器類のメカニックに精通しておくことが大切である。数時間もラインが停止した場合は，廃棄処分にするなど自社内に滞留時間の限度を設定しておくことが必要である。この分野を学習したい向きは，公的機関 EHEDG（European Hygienic Engineering Design Group）のガイドラインに沿って日頃から訓練しておくことを勧める。

12.3　GMP・サニテーション由来の事故事例

12.3.1　GMP に由来する事故

⑴　牛肉大和煮缶詰の機械油臭

官能評価から明らかに機械油臭が感じられたので，油分を溶媒抽出しケン化後不ケン化区分をヘキサン抽出して水素炎ガスクロマトフラフィー（図 3）で分析した。その結果，事故缶(A)では保持時間が 15 分以降は C_{15}～C_{20} 前後の n-パラフィン類の石油，あるいは重油に近似した炭化水素と思われる。これに対して正常缶(B)では保持時間が 15 分までは事故缶のパターンとほぼ同じであるが，それ以降では事故缶のパターンと大きく異なっている。またイオウ化合物を検出するため FPD 検出器ガスクロマトグラフィーで分析したところ事故缶のものでは多くのイオウ化合物が検出され，石油系物質が含まれていることが判明した。当該工場の現場調査をしたところ，巻締機用の機械油注入機が振動で倒れ，肉詰ライン上にこぼれ，肉詰ラインに混入したことが確認された。GMP では交差汚染が起きないよう製造工程の整理・整頓を要求している。

⑵　サバ味付け缶詰によるアレルギー事故発生

同じ工場で同じ製造日のなかで，或る缶だけでじんま疹を起こすという食中毒事故が発生した。消費者の手元にあった当該試料のヒスタミンを測定したところ 200ppm を超える濃度が検出

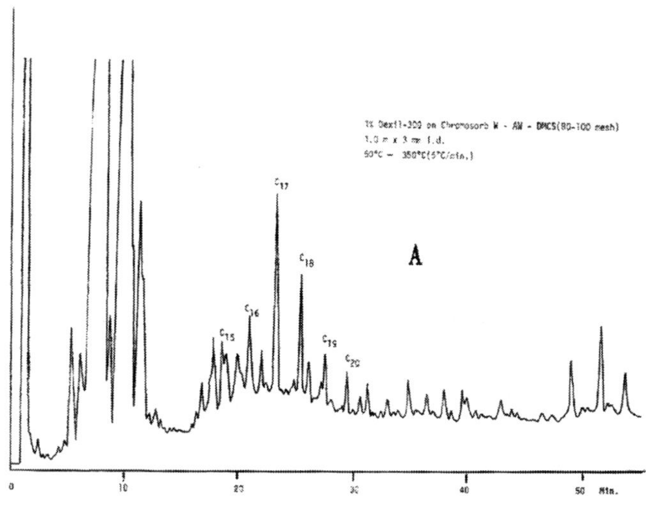

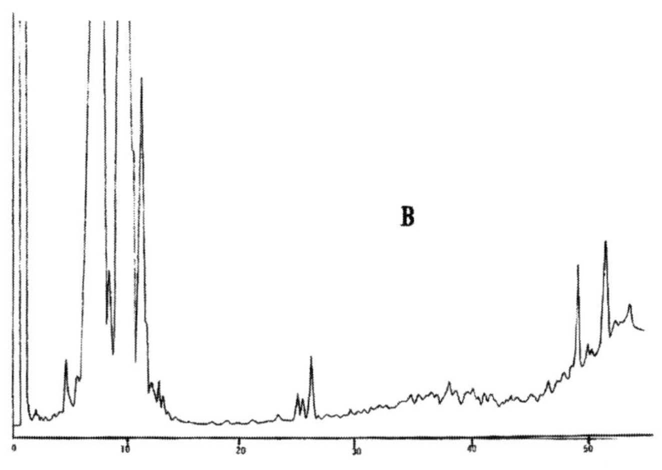

図3　事故缶(A)及び正常缶(B)の油分のガスクロマトグラム（FID）の比較

された。明らかに鮮度不良によって高濃度のヒスタミンが生成されていたことを示すものであった。当該製品の同一ロットのヒスタミンを測定したところ，ほとんどが5ppm以下であった。これらから，おそらく原料魚を氷水で貯蔵中に一部の魚が水面上にせり上がり，大気中に長時間さらされ魚体温度が高くなり，ヒスタミンが生成されたものと推定された。GMPでは原料の保管に注意を払うことを要求している。

(3)　プリン缶詰の変敗事故

製造法及び加熱殺菌条件が同じなのに，変敗率が2〜3％で変敗事故が発生した。変敗原因菌は中温性芽胞菌 *Bacillus subtilis*，*B. licheniformis* であった。工場調査した結果，プリンに使用する凍結卵黄の仕入れ先を変更したということから，当該卵黄の中温性細菌の芽胞数は49～100以上で，異常に高濃度に汚染していることが判明した。変更前の凍結卵黄の菌数は不検出であった。初発菌数が多い副原料を使用した場合は，それまでの加熱殺菌条件では殺菌不足になる可能性がある。副原料を変更する場合は，細菌汚染の有無を前もってチェックしておく必要がある。

⑷　機械の点検ミスによる変敗事故

GMPでは適切な機械装置の保守管理を要求している。近年は食品工業の機械化，自動化は目覚ましく，エンジニアリング技術の養成，保守管理の徹底などが不可欠になっている。とくに保守管理を疎かにすると大きな事故を起こすことがある。

その一例を紹介する。通常缶詰工場では数台のレトルトを用いて加熱殺菌されているが，ときどきそのうちの一つのレトルトでつくられた製品に少量の変敗缶が出た。各レトルトとも構造が同じで，付属している温度計の精度も正常であった。変敗缶が発生したレトルトの内部を精査した結果，冷却水の配管のバルブが不良で，加熱殺菌中にかかわらず冷却水の配管からつねに水滴が落下し，特定の缶の温度上昇を妨げていることが判明した。部品を交換しバルブを閉にした後，水が完全にシャットダウンできていることを確認して操業したところ事故は無くなった。

12.3.2　サニテーションに由来する事故例

⑴　びん詰リンゴジュースのカビ問題

4月末から5月にかけてのゴールデンウィークで休日が8日ほど続くことがある。その際作業終了後十分にラインの洗浄を行ったうえ，休日明けの作業開始時にも十分に洗浄してから製造に入る必要がある。場合によっては製造開始数分後のものは，箱詰ラインから除外するくらいの注意が必要である。5月は気温が高くカビが発生しやすくなる。

或るジュースびん詰工場で充填ノズルの洗浄が不十分だったことから，製造後5分までの製品にカビの菌糸が浮かんでいるものが市販品に発見された。消費者からの苦情で調べたところ，カビ自身は加熱殺菌で死滅していたが，カビの菌糸が混入していること自体衛生的でないことから全ロットの回収にまで発展した。糖分の多いリンゴジュースの飛沫が充填ノズル付近に飛び散り，長期のライン休止中にカビが大量に繁殖したことが原因であった。幸いこのカビはマイコトキシンを生成する種属でないことが判明したので，健康問題にはならなかった。飲料工場ではCIP洗浄が普遍的に行われているが，充填室周辺については手作業で，製造終了後はもちろん作業開始時にも念入りにサニテーションを行うことが必要である。

⑵　冷却水のクロリネーション不十分による変敗事故

サバ水煮缶詰の変敗缶から細菌試験を行った結果，耐熱性が極めて弱い球菌及び芽胞を形成しない桿菌が分離された。冷却時の冷却水の吸い込みによる二次的細菌汚染の可能性の高いことが推察された。製造データを見ると，加熱殺菌はむしろやや過剰に行われていたことが判明した。缶の巻締部を検査したところ，特に問題になるような欠陥はみられなかった。ただし冷却水の残留有効塩素については1回きりしか測定していなかった。これらのことから総合的に考えると，加熱殺菌後二重巻締部の隙間を埋めているシーリングコンパウンドは冷却初期には溶融状態になっており，巻締がほぼ適正であっても加熱殺菌直後にあっては瞬間的に微量の冷却水を吸い込む可能性があるので，冷却水は必ず有効塩素が数ppm残留するようクロリネーションしておくことが必要である。また有機物と接触すると有効塩素は消失してしまうので，冷却水はその都度残留塩素をチェックし，消失している場合は塩素量を追加する必要がある。

12.4 記録から見た問題点

HACCPでは重要管理点（CCP）をいろいろなセンサなどを駆使して，直接あるいは間接に監視されている。缶詰・レトルト食品では各種温度計，サニタリー圧力計，電磁流量計，巻締検査プロジェクター，金属探知機，X線異物混入検査装置などが使用されている。

12.4.1 センサの精度及び定期的精度の検定

前述した各センサの精度を専門機関で定期的に検定し，その記録を保管しておく必要がある。缶詰・レトルト食品で重要管理点である加熱殺菌温度を測定するには，水銀温度計及び測温抵抗体やサーモカップルなどの温度センサが用いられている。

米国FDA（Food & Drug Administration）が1973年に制定した“21CFR Part 113 Thermally Processed Low-acid Foods Packaged in Hermetically Sealed Containers”では，水銀温度計の精度について規定している。2.54cmの長さ当たり8℃の刻みがあり，1目盛が1℃で0.5℃が容易に読み取れることを規定している。またこの温度計をレトルトに取付ける場所と方法についても細かく規定している。また少なくとも年1回は有資格者により精度検定を受けることを義務付けている。この規定が世界標準となっている。

このほか測温抵抗体やサーモカップルなどの温度センサでの測定も可能であるが，水銀温度計での測定値と一致することが求められている。

12.4.2 殺菌温度などの記録

缶詰・レトルト食品のGMP・サニテーションにおいて多くの管理記録がある。これらの記録に異常があってはならない。とくにHACCPにおける重要管理点の記録が適正であることが，殺菌管理，巻締管理の有資格者により検証されなければならない。

例えば加熱殺菌における目標温度が図4のBに示すように，これが達成されていることはもちろん，水銀温度計の指示値と自記温度記録計の温度も一致していなければならない。A及びCは管理限界外である。

このほか重要管理点の記録としては巻締部の目視検査と巻締寸法，ヒートシール部の目視検査とシール強度試験があるが，いずれも管理限界内でなければならない。

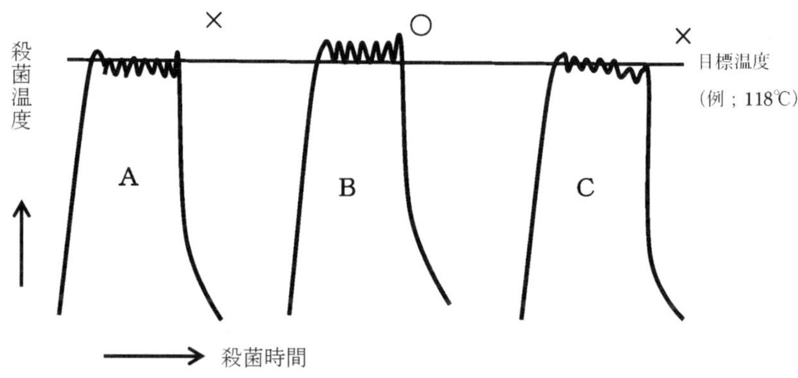

図4　殺菌温度記録計の図形から見た殺菌条件の適・不適
A；目標温度が未達である
B；殺菌目標温度が達成されている
C；殺菌目標温度がバラついて低下傾向

文　　献

FDA　21CFR　Part 110　Current Good Manufacturing Practice in Manufacturing, Packing, or Holding Human Food（1969）

FDA　21CFR　Part 113 Thermally Processed Low-acid Foods Packaged in Hermetically Sealed Containers（1973）

日本缶詰協会（編）：『缶・びん詰，レトルト食品製造流通基準（GMP）マニュアル』，日本缶詰協会（1984）

日本缶詰協会（編）：『容器詰加熱殺菌食品を適正に製造するためのガイドライン（GMP）マニュアル』，日本缶詰協会（2002）

日本缶詰協会（編）：『自主管理のためのHACCP計画マニュアル』，日本缶詰協会（1998）

13　かまぼこ

石内幸典*

魚肉練り製品，いわゆるかまぼこの歴史は古く，古文書に初めて登場するのは，平安時代に版行された類聚雑要抄という巻物である。図1に示すとおり，関白右大臣の祝膳の図が描かれており，そこに現在でいうところの竹輪の図と“蒲鉾”という漢字が載っている。このように蒲鉾は，わが国に非常に古くから続く伝統食品の一つといえる。

一方で，食品衛生法において規格基準が定められており，缶詰製品（高温高圧加熱殺菌製品）を除くと，水産加工品では唯一，総合衛生管理製造過程承認制度の指定品目となっている。

本編では，かまぼこ製品の一般的衛生管理プログラムの一例を紹介することとする。

なお，文中ではかまぼこ製品，魚肉練り製品及び水産練り製品などの用語が用いられるが，法律用語などとしてそのまま使用しているのでご諒承いただきたい。

13.1　製品の特徴

13.1.1　製品分類

かまぼこの一般的な分類方法には，加熱方法や形態によって分けられ，表1のようになる。一

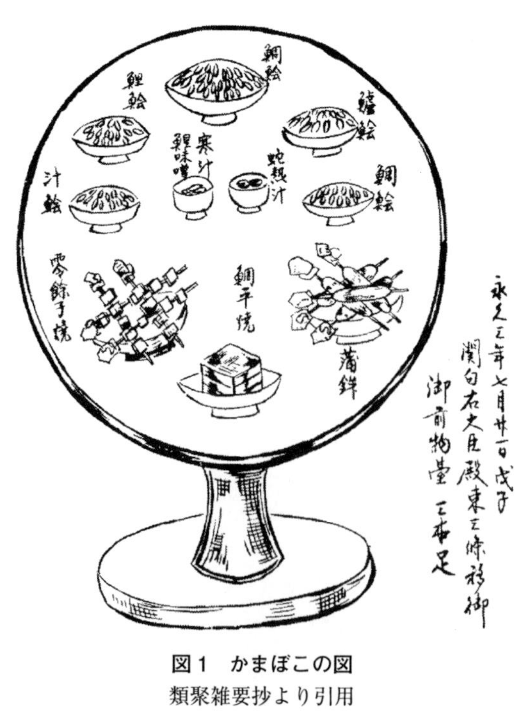

図1　かまぼこの図
類聚雑要抄より引用

＊　Yukinori Ishiuchi　全国蒲鉾水産加工業協同組合連合会　総務課長

般的には加熱方法による分類が使われる。加熱方法には，蒸し，焼き，ゆでおよび揚げがあり，「蒸し」の代表的製品は，板付蒸しかまぼこ，「焼き」はちくわ，笹かまぼこ，焼き抜きかまぼこ，「ゆで」ははんぺん，つみれ，「揚げ」ではさつま揚げがある。また，食品衛生法で規定される魚肉練り製品は，魚肉に食塩を加えたもの，またはこれに調味料を加えたものをすりつぶし成形したものを，加熱することにより凝固させたものと定義されている（表2）。

13.1.2　一般的な製造工程

かまぼこは，魚肉に食塩を加えて擂り潰し，かまぼこの弾力の素である塩溶性タンパク質（ミオシンなど）を溶解させた後に，様々な形態に成型し，種々の加熱方法によりタンパク質を変性

表1　かまぼこの一般的な分類

分類方法	内　訳	主　要　製　品
加熱方法による	蒸煮	板付け，昆布巻，す巻，信田巻，（しんじょう，なると巻）
	焙焼	焼抜（焼通し），ちくわ，笹かまぼこ，なんば焼，伊達巻，梅焼，厚焼
	蒸煮＋焙焼	焼き板，角焼
	湯煮	つみれ，はんぺん，しんじょう，なると巻
	油ちょう	さつまあげ，ゴボウ巻，イカ巻，白天
	くん煙	くん製かまぼこ
	ジュール加熱	
成形方法による	板付け	むしかまぼこ，焼抜，蒸し焼き，小袖
	巻き付け	焼ちくわ，白ちくわ，エソ皮ちくわ
	型焼き	なんば焼，厚焼，梅焼，角焼，伊達巻
	つと巻	す巻，つと巻き
	すだれ巻き	伊達巻，なると巻，すじかまぼこ
	皮巻き	昆布巻，赤巻，信田巻，揚巻，・巻
	生包装	リテーナ成形かまぼこ，ケーシング詰かまぼこ
	細工	切り出し，刷り出し，絞り出し，一つもの

表2　食品衛生法で規定される魚肉練り製品の分類[1)]

区　分	種　類	品　目
魚肉練り製品	魚肉すり身	・生すり身 ・冷凍すり身 （調味すり身を含む。）
	魚肉ハム・ソーセージ	・魚肉ハム ・魚肉ソーセージ
	特殊包装かまぼこ	・リテーナ成形かまぼこ ・ケーシング詰かまぼこ
	その他の練り製品	・上記以外の魚肉練り製品 ・蒸しかまぼこ ・ちくわ ・揚げかまぼこ ・はんぺん，つみれ ・風味かまぼこなど

させることによって，弾力の強い独特の食感を持つ食品で，この弾力のことを業界の専門用語で「足」と呼んでいる。現在のかまぼこは，生鮮魚を原料とし，手作業による伝統的な製造と，冷凍すり身を原料とし，機械化による近代的な製造に大別される。ここでは，冷凍すり身を原料としたかまぼこ製造について，図2に示した蒸しかまぼこの一般的な製造工程に基づいて記述する。

(1) 原材料の受入れ，保管および箱はずし

主原料となる冷凍すり身は，製造会社，魚種や等級毎に受入れられる。受入れの際に目視による包装の破損や賞味期限等の確認及び受入れ書によるロットの確認を行う。併せて，すり身の品質検査などを実施する。受け入れた冷凍すり身は，直ちに冷凍庫（－20℃以下）に受入れごとに区分して保管する。副原料や資材などについても検品ののち，冷蔵，冷凍等の保存条件により

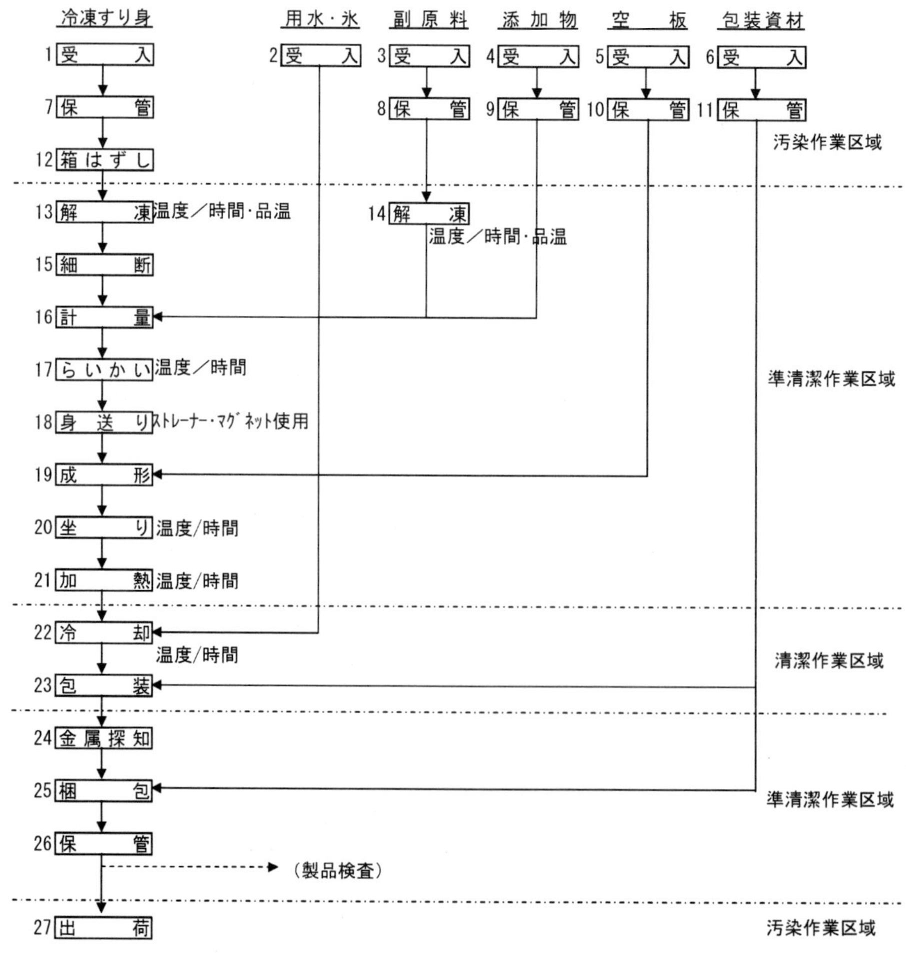

図2 蒸しかまぼこの一般的な製造工程

ロットごとに分類して保存する。

原材料などの使用時には，外装に付着した異物や微生物を加工場内に持ち込まないように，準備室などで決められた条件によって箱はずしを行う。

⑵　解凍，袋はずし

箱はずしを行い，ポリエチレンの内包装となったすり身は，必要数量を解凍室もしくは，解凍装置を用い－5～－10℃まで解凍する。解凍後にポリエチレン袋を決められた方法により取り除く。ポリエチレン袋の破片が最終製品まで移行し異物となるケースがある。

⑶　計量

原料すり身の計量については，すり身１枚の重量が10kgとなっており，枚数により計量する。でんぷん，調味料等の副原料や食品添加物については計量室で一括して計量し，ロットごとに分類し擂潰工程に持ち込まれる。

⑷　擂潰，身送り

半解凍状態（－5～－10℃程度）にした冷凍すり身に，食塩やでんぷんなどの副原料を添加し擂潰する工程である。擂潰（らいかい）は，空擂り，塩擂り，本擂り（仕上げ擂りとも言う）に分類されている。空擂りは，塩擂りを行う前に肉繊維の束をほぐすために行う。塩擂りは，魚肉に対して食塩を2～3％添加し，かまぼこの素となる塩溶性タンパクを溶融させるために行い，塩溶性タンパク質が溶融されると非常に粘稠なものとなる。本擂りは，調味料等を加えて風味を整えるとともに，でんぷんや水を加えて適度な弾力に整える工程である。

これらの工程には主にサイレントカッターが使用される。魚肉は高温で不安定になるので，擂り上がり温度は10℃程度に抑える。このことにより，細菌の増殖もある程度抑制することが出来る。擂潰の終わった調味すり身はポンプにより成形機へ搬送される。この際，ストレイナにより異物を除去する。原材料由来の金属以外の異物はこの工程により除去される。

⑸　成形

板付け，ちくわ，角天，丸天等それぞれの形に成型する。手作業による成型もみられるが，機械によって行われることが多い。手作業による場合には，付け包丁と呼ばれる刃のない包丁が用いられる。

⑹　坐り，加熱

坐りとは，かまぼこを一定温度で一定時間放置し，かまぼこの弾力である網状構造を強化する工程である。これには，5～15℃で１夜放置する低温坐りと，30～40℃で30～60分放置する高温坐りがある。

かまぼこの加熱の基本は，蒸す，焼く，ゆでる，揚げるの４種類ある。蒸しかまぼこでは，加熱数量や製品の特性により85～95℃の蒸気が用いられる。この工程は，微生物危害を取り除くために必要な手段であり，通常，CCPとなる。

⑺　冷却，包装

加熱後のかまぼこを，中心温度を速やかに10℃以下にする。このことにより，製品の保存性も高まる。冷却装置がラインに組み込まれ流れ作業により冷却される場合には，CCPとすることなく一般的衛生管理事項により装置の管理がなされていれば良いが，冷却装置がラインに組みこまれていない場合にはCCPとする場合もある。また，包装までの間に二次汚染が起きないように注意する必要があり，クリーンルーム（クラス10万以下）を使用して包装される場合もある。包装は，単に商品としての見栄えを良くするだけでなく，種々の汚染等から製品を守る役割があり，二次汚染を抑える目的で独立した包装室で行われる場合が多い。包装後，金属探知機や軟X検出器により，異物の混入等検品する。この金属探知工程を，CCPとする場合が多い。

(8) 出荷

包装，梱包後の製品は，出荷伝票により管理され，多くの場合保冷車により出荷先へ搬送される。

13.2 食品衛生法に規定される魚肉練り製品の規格基準

ポイントとなる管理法を述べる前に，食品衛生法に規定される魚肉練り製品の規格・基準について触れておく。魚肉練り製品には次に示す成分規格，製造基準及び保存基準が規定されている。

13.2.1 魚肉練り製品の成分規格

表3には，魚肉練り製品の成分規格のうち，微生物規格を示す。魚肉練り製品では，製造工程による加熱が適正に行われたかどうかの指標菌として，「大腸菌群」が規定されており，加熱後の製品では「陰性」でなければならない。

13.2.2 魚肉練り製品の製造基準

表4には，製造基準のうち加熱殺菌基準を示す。「魚肉ハム・ソーセージ」や「特殊包装かまぼこ」の加熱温度及び加熱時間は，ボツリヌスE型菌を対象として設定されている。多くの魚肉練り製品が含まれる「その他の練り製品」では，75℃以上の加熱を行うことと規定されている。なお，「魚肉すり身」については，かまぼこの原料であり，その製造工程中加熱工程を加えておらず，かまぼことする場合に必ず加熱されることから，魚肉練り製品の成分規格中「大腸菌群陰性」の基準の適用が除外されている。

また，120℃4分加熱のいわゆる高温高圧加熱殺菌，pHを4.6以下に調整したもの，及び水分活性を0.94以下に調整し制菌する方法も基準として規定されている。

13.2.3 魚肉練り製品の保存基準

魚肉ハム・ソーセージ，特殊包装かまぼこでは10℃以下で保存することとされ，高温高圧加熱殺菌製品，pH調整品及び水分活性調整品については，常温で保存することができる。また，魚肉すり身については，本基準中では保存の基準が定められていないが，魚肉すり身の取り扱いに関する基準には，冷蔵および冷凍によって保存を確保することが定められている。

表3　魚肉練り製品の細菌規格[2)]

種　類	細　菌　数	大腸菌群
魚肉すり身	規格なし※1	規格なし※1
魚肉ハム・ソーセージ	—	陰性（倍濃度BGLB）
特殊包装かまぼこ	—	陰性（倍濃度BGLB）
その他の練り製品	—	陰性（倍濃度BGLB）

なお，上記製品規格の他，魚肉練り製品を製造する場合に使用される，砂糖，でんぷん及び香辛料は，その1g当たりの芽胞数が1000以下でなければならない。

※1：魚肉すり身は，その工程中加熱操作を加えていない実態から，魚肉練り製品の成分規格中大腸菌群等の基準の適用が除外されている。

表4　魚肉練り製品の加熱殺菌基準[2)]

種　類	温度測定部位	基　準
魚肉すり身	適用外※2	適用外※2
魚肉ハム・ソーセージ	中心部	80℃，45分間またはこれと同等以上の方法
特殊包装かまぼこ	中心部	80℃，20分間またはこれと同等以上の方法
その他の練り製品	中心部	75℃以上に保って加熱またはこれと同等以上の方法

なお，魚肉ハム，魚肉ソーセージ及び特殊包装かまぼこでは120℃ 4分間加熱を行う場合もあり，pHを4.6以下に調整するか，水分活性を0.94以下に調整し制菌する場合もある。

※2：魚肉すり身は，その工程中加熱操作を加えていない実態から，魚肉練り製品の製造基準中殺菌の基準の適用が除外されている。

13.3　ポイントとなる管理事項

ここでは，かまぼこのHACCPの前提条件となる，一般衛生管理事項のポイントとなる一例について記述する。多くの食品製造で最も大きな問題は，如何に微生物を制御し，最終製品の安全性を確保するかである。そのためには，HACCP管理を行うことはもちろんであるが，その前提となる一般的衛生管理事項の充実は重要なポイントとなる。微生物制御は，殺菌，交差汚染の防止が重要である。

13.3.1　交差汚染の防止

かまぼこ製造において，原料すり身はすり身製造業者から納入されることから，微生物のコントロールが難しく，一般に10^3～10^6/g程度の一般生菌が存在する。

また，魚肉練り製品の変敗は，加熱殺菌前後の包装形態によって大きく異なる。加熱前の被覆包装では，加熱後の二次汚染が抑えられることから原料由来の耐熱性菌によって変敗が引き起こされる。一方，加熱冷却後に被覆包装を行う場合では，原料由来の耐熱性菌と二次汚染による微生物が関与して変敗が引き起こされる。

また，魚肉練り製品の包装形態には，包装の中に空気が存在する含気包装と，空気を取り除いた脱気包装（真空包装）があり，この包装形態により変敗様式及び変敗に関与する微生物が異なっている。魚肉練り製品の変敗事例については，簡易包装（含気包装）魚肉練り製品の変敗様

表5　簡易包装かまぼこの変敗様式と原因微生物[3)]

変敗様式	かまぼこの状態	原因微生物	汚染の原因
典型的なネト	透明な水滴様のネトが表面に発生。	*Leuconostoc mesentersides*	二次汚染
赤いネト	表面に赤色の粘質物が発生し，全体を覆うようになる。	*Serratia marcescens*	二次汚染
その他のネト	表面に乳白色や黄色等様々な色の粘質物が発生する。	*Streptococcus, Micrococcus, Flavobacterium, Achromobacter*	二次汚染
カビの発生	カビが表面に発生し，全体を覆うようになる。	*Penicillium, Aspergillus, Mucor*	二次汚染
かまぼこの褐変	表面の一部が褐色に変化し，表面全体や製品内部にまでかっぺんが進行し，最終的にはかっぺんが全体に広がる。	*Achromobacter brunificans* *Serratia marcescens*	加熱殺菌不足による細菌の生残または二次汚染

表6　特殊包装及び脱気包装かまぼこの変敗様式と原因微生物[3)]

変敗様式	かまぼこの状態	原因微生物	汚染の原因
気泡の発生	小さな気泡が内容物と包装フィルムの間に発生し，水がたまったり突起を生ずる。	*Bacillus polymyxa* *Bacillus licheniformis* *Bacillus coagulans* など	原材料由来
軟化	部分的または全体にかまぼこが軟化する。	*Bacillus subtilis* *Bacillus licheniformis* *Bacillus circulans* など	原材料由来
斑紋の発生	内容物表面が部分的に直径5～10mm程度の円形に褐変する。	*Bacillus licheniformis* *Bacillus sphaericus*	原材料由来
部分的な軟化	かまぼこ内部に斑紋状に部分的に軟化を生じる。	*Bacillus licheniformis*	原材料由来

式については表5，脱気包装製品の変敗様式については表6，魚肉練り製品の変敗事例については表7に示した。

また，魚肉練り製品の代表であるむしかまぼこの原料すり身，及び各製造工程における一般生菌数及び大腸菌群の消長の実例について，図3に示した。このときの加熱殺菌条件は85℃，30分間（製品の中心温度は80～85℃）とした。

冷凍すり身の一般生菌数で1g当たり2.7×10^5，擂潰後のすり身でも2.7×10^4あり，大腸菌群も陽性であったものが，加熱殺菌を行うと<300となっており，適切な加熱殺菌が必要なことが示されている。

これらのことから，交差汚染を防ぐ目的で，原料処理工程，加熱工程及び冷却包装工程を明確に区分し管理することと，各工程間で人の移動が可能な限りない環境を作ることが重要である。

表7　魚肉ねり製品の変敗事例[4)]

種類	変敗様式	主な原因菌	汚染経路
板かまぼこ	褐色斑点	*Bacillus megaterium*	原料，工程由来
		Bacillus cereus	原料，工程由来
	黄色斑点	*Staphylococcus hominis*	二次汚染
	褐変	*Serratia marcescens*	二次汚染
	黄変	*Micrococcus*	二次汚染
		Staphylococcus	二次汚染
		Pseudomonas 属菌	二次汚染
	黒変	*Aspergillus* 属菌	二次汚染
	青変色	*Pseudomonas* 属菌	二次汚染
		乳酸菌	二次汚染
	ネト	*Bacillus subtilis*	原料，工程由来
		Leuconostoc 属菌	二次汚染
	黄色ネト	*Micrococcus* 属菌	二次汚染
	軟化	*Bacillus cereus*	原料，工程由来
		Bacillus subtilis	原料，工程由来
		Bacillus licheniformis	原料，工程由来
		Bacillus polymyxa	原料，工程由来
	カビ	*Penicillium* 属	二次汚染
		Cladosporium 属	二次汚染
		Thrichosporon 属	二次汚染
竹輪	ネト	*Bacillus subtilis*	原料，工程由来
	カビ	*Penicillium* 属	二次汚染
		Mucor 属	二次汚染
		Absidia 属	二次汚染
		Aureobasidium 属	二次汚染
笹かまぼこ	軟化	*Enterococcus faecalis*	二次汚染
揚かまぼこ	褐変	*Bacillus pumilus*	原料，工程由来
		Enterobacter cloacae	二次汚染
	ネト	*Leuconostoc citreum*	二次汚染
	軟化	*Bacillus* 属	原料，工程由来
カニ風味	軟化	*Bacillus cereus*	原料，工程由来
	ネト	*Bacillus subtilis*	原料，工程由来
レトルトおでん	膨張	*Leuconostoc* 属菌	二次汚染
	液の白濁	*Lactobacillus* 属	二次汚染

汚染経路の内，原料，工程由来には二次汚染を含む。

13.3.2　機器類の洗浄

食品製造装置の洗浄・殺菌もまた，食品の汚染を抑制する重要な因子の1つである。

魚肉練り製品の製造機械類は，牛乳や飲料などの製造プラントとは異なり，全工程がパイプラインで繋がっていることはほとんどない。大規模工場等で播潰終了後から成形機への投入までの間がパイプ搬送されているぐらいである。そのほかの工程間の繋ぎには，コンベアーが使われる場合が多い。このため，プラントの入り口から出口までの連続的なライン洗浄は不可能であり，

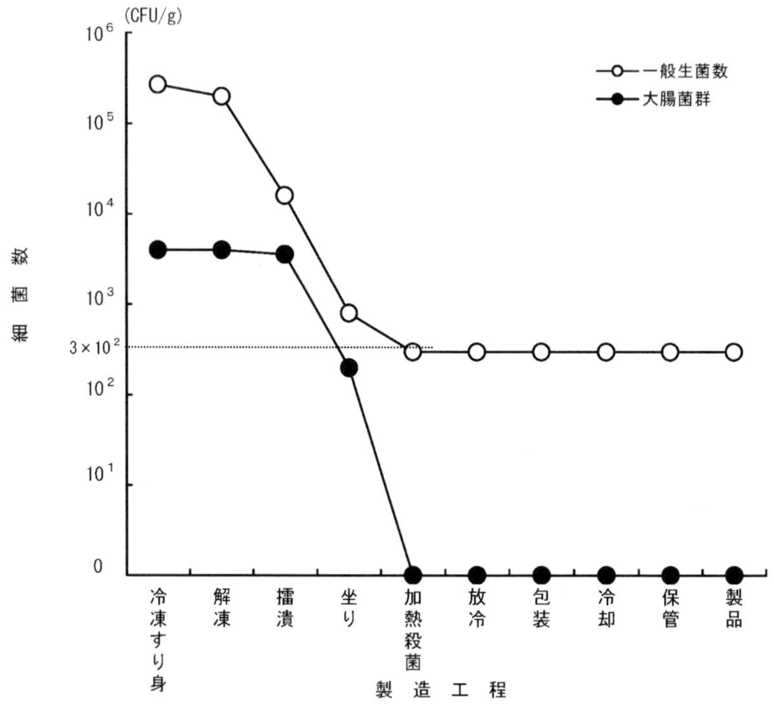

図3　むしかまぼこの製造工程中の細菌の消長[5)]

それぞれの製造機械の分解洗浄や強制冷却機などでは自動洗浄（CIP洗浄など）する場合が多い。

魚肉練り製品工場で問題となる汚れは，タンパク質および脂質による汚れである。特にタンパク質によるものは，魚肉練り製品の製造原理上，魚肉を糊状にするため機器類への付着力が強く，一度付着するとなかなか落としにくくなる厄介なものである。また，加熱工程があることから，タンパク質はさらに強く機器類に付着する。

また，タンパク質汚れの不十分な洗浄による除去不良は，腐敗を起こし往々にして，バイオフィルム（タンパク質が機械壁面に付着し内部に細菌を包み込んで皮膜化した状態で，新たな水分の供給により皮膜内部より細菌が滲み出し，製品を汚染させる）形成を助長する。

魚肉練り製品製造において，洗浄に特に注意する工程としては次の箇所が挙げられる。

①成形工程：成形工程は，成形機により板付け，竹輪，さつま揚げなど様々な形に成形する工程であるが，板付けかまぼこに使われる口金や成形機の型は，複雑な形をしているものが多く，洗浄が難しいため，タンパク質などの残渣が残ることがあり，これらの腐敗により製品の殺菌不足などが引き起こされることがある。

②加熱工程：加熱工程では，蒸気や熱湯を使用する場合には，製造後すぐの段階であればこびり付きなどはあまり見られない。しかし，使用後長時間放置した場合や焙焼機のように乾熱で加熱する装置などでは，こびりつきや焦げ付きが認められ，製品の腐敗や異物の混入クレームなど

の発生要因ともなる。

③冷却工程：加熱後の製品を 10℃以下まで冷却する工程で，包装をかけない製品を冷却する場合と包装をかけた後冷却する場合がある。また，冷却は低温の冷却機を使用し強制的に冷却する場合と，粗熱を取った後冷蔵庫で冷却する場合がある。包装をかけた後急速に冷却する場合には，二次的な汚染が無く，製品の腐敗などで問題の起きることは少ないが，無包装製品を冷却機を使って冷却する場合には，蒸気とともにタンパク質や炭水化物などの微生物の栄養源が飛散し冷却機内部に付着する場合がある。冷却器内部の洗浄不良は，付着した栄養源が水滴の落下などにより製品に付着し，二次汚染を引き起こし，製品の腐敗や変敗の原因となり得る。大規模製造工場では，トンネルフリーザーなどの強制冷却機を使用している場合が多く，CIP 洗浄装置付きのものが多く見られるが，CIP 洗浄や自動洗浄への過信は，大規模な食品事故へ繋がりかねず，定期的な点検や検証が必要である。機器類の洗浄が不十分であれば，汚染が広がる可能性があることから重要な因子となる。

13.4　記録について

記録は無実の証明である。日常の出来事を正確に記録しておくことは，HACCP プランに規定されたとおりに実施されているという証明となり，外部からの査察が入った場合には抗弁の材料ともなる。同時に，HACCP プランを見直す際の有用な資料ともなる。複数の目による記録の点検・見直しは，日常作業における見落としの防止にもつながる。

記録の要件は，いつ，どこで，誰が何について記録したかを明確にし，この記録を責任者によっていつ確認されたのか明確にする必要がある。記録時の注意事項については，

①記入すべき記録が判明した時または，作業が終了した直後にその場で決められて記録用紙にボールペンなど，改ざんが容易にできない方法により記入する。ただし，揚げかまぼこの工程においてボールペンなどを用いて記入を行うと，揚げ油の影響により記録が消滅してしまう。この場合には，鉛筆の使用もやむを得ないが，鉛筆の使用法のマニュアルを作成する必要がある。例えば，記録ごとの芯に有無の確認などや他部署への鉛筆の持ち出しの禁止などである。

②記録の修正は必ず見え消しとする。修正液や消しゴムを使用せずに 2 本線で消して，その直近に新たに記入するとともに，修正者のサインなども付ける。また，責任者の確認後の修正については，必ず再確認をしてもらうこととし，サインを付してもらう。

③測定時間などについては，あらかじめ記録表に記入せずに，測定ごとに記入する。

13.5　おわりに

一般的衛生管理事項や GMP の充実は，HACCP プランを推進していく上で重要であることは言うまでもなく，CCP を減少させる大きな因子となる。しかし，これらを効率的に機能させるためには，人の担う役割が最も重要である。従業員が節度を持って堂々と働ける環境を作ることが，最も重要なことと考える。

文　　献

1) 食品衛生研究会（編）:「魚肉練り製品の製造，取扱等に関する衛生上の指導基準について」（厚生省発衛第134号），『食品衛生関係法規集3』，中央法規出版（2011）
2) 食品衛生研究会（編）:「食品，添加物等の規格基準」（厚生省告示第370号），『食品衛生関係法規集1』，中央法規出版（2011）
3) 岡田稔 ほか（編）:『魚肉ねり製品—理論と応用』，恒星社厚生閣，p.294-296（1974）
4) 藤上朝生：蒲鉾夏期大学テキスト，p.114，全国蒲鉾水産加工業協同組合連合会（2004）
5) 魚肉ねり製品のHACCP研究班（編）:『HACCP：衛生管理計画の作成と実践 魚肉ねり製品実践編』，p.49，中央法規出版（1999）

食品におけるGMP・サニテーション《普及版》　(B1303)

2013年 4月 1日　初　版　第1刷発行
2019年11月11日　普及版　第1刷発行

編　集　藤井建夫，日佐和夫　　Printed in Japan
発行者　辻　賢司
発行所　株式会社シーエムシー出版
東京都千代田区神田錦町 1-17-1
電話 03（3293）7066
大阪市中央区内平野町 1-3-12
電話 06（4794）8234
https://www.cmcbooks.co.jp/

〔印刷　柴川美術印刷株式会社〕

ISBN978-4-7813-1386-3　C3058　¥5400E